全国医学院校高职高专辅导教材

人体解剖学实验指导

主　编　文乐军　刘万胜　闫四平

副主编　（按姓氏笔画排列）

王坤龙　江宇贤　周启良　郑登秀　姜吉良

廖家万

编　者　（按姓氏笔画排列）

文乐军（长沙医学院）

伏　辉（长沙医学院）

邝美英（长沙医学院）

刘万胜（永州职业技术学院医学院）

刘阳名（长沙医学院）

江宇贤（岳阳职业技术学院医学院）

郑登秀（永州职业技术学院医学院）

周启良（长沙医学院）

胡明华（长沙医学院）

闫四平（岳阳职业技术学院医学院）

姜吉良（邵阳医学高等专科学校）

徐四元（长沙医学院）

袁　衡（长沙医学院）

廖家万（井冈山医学高等专科学校）

翟娜娜（黄河科技大学医学院）

潘　波（岳阳职业技术学院医学院）

秘　书　伏　辉　胡明华

绘　图　文飞翔（插图审修）

北京大学医学出版社

RENTI JIEPOUXUE SHIYAN ZHIDAO

图书在版编目（CIP）数据

人体解剖学实验指导/文乐军，刘万胜，闫四平主编．北京：北京大学医学出版社，2005.9（2016.7 重印）

全国医学院校高职高专辅导教材

ISBN 978-7-81071-786-1

Ⅰ.人… Ⅱ.①文… ②刘… ③闫… Ⅲ.人体解剖学—实验—高等学校：技术学校—教学参考资料 Ⅳ.R322-33

中国版本图书馆 CIP 数据核字（2005）第 100118 号

人体解剖学实验指导

主　　编：文乐军　刘万胜　闫四平

出版发行：北京大学医学出版社

地　　址：（100191）北京市海淀区学院路 38 号　北京大学医学部院内

电　　话：发行部 010－82802230；图书邮购 010－82802495

网　　址：http://www.pumpress.com.cn

E-mail：booksale@bjmu.edu.cn

印　　刷：北京瑞达方舟印务有限公司

经　　销：新华书店

责任编辑：张彩虹　　**责任校对：**张　雨　　**责任印制：**张京生

开　　本：787mm×1092mm　1/16　**印张：**11.25　　**字数：**282 千字

版　　次：2005 年 9 月第 1 版　2016 年 7 月第 8 次印刷

书　　号：ISBN 978-7-81071-786-1

定　　价：16.60 元

前　　言

解剖学是一门形态学科，上好实验课至关重要。为方便初学者迅速进入角色，我们编写了《人体解剖学实验指导》，由浅入深地告诉实验者实验中如何入手，怎样根据标本的突出特点，来确定该标本在正常人体上的方位（上下、前后、内侧和外侧）。此点不能马虎，一定要注意掌握。只有这样，在观察标本时才能得心应手，达到事半功倍的效果。在本书中，每次实验内容还指导实验者在哪些标本上去寻找。根据实验室的具体情况，本实验指导会随时提醒实验者究竟是看标本好，还是观察模型为佳或是参考挂图。

本实验指导是以全国医学院校高职高专教材《人体解剖学》一书为蓝本进行编写的。本书系统解剖学课时与局部解剖学课时共计142学时，理论课时与实验课时分配为1∶1，实验次数安排为36次，每次按2学时计算，实验次数基本上按各篇章分配。但对一些解剖学较基础的篇章，则听取了解剖学同仁们的建议，在这些部位适当增加实验次数，如运动系统、内脏学。而对一些在实验室暂时较难充分看到的内容，实验次数维持了以往的安排，如神经系统。此外，为实验方便，个别内容前后进行了小范围的调整，如绪论内容放入运动系统中实验；泌尿生殖系统与男生殖器合并实验；内分泌系统只要求熟悉形态、位置，内容简单，放入神经系统，与传导通路合为一次实验。

当然各兄弟院校可根据学校课时总部署和形态学实验室的具体情况，进行实验次数与实验内容的调整。

在本书中，每次实验课包括了5个内容：①目的要求：主要是针对实验室能完成的教学任务所提出的要求；②实验材料：系指该次实验要完成的教学任务所提供的标本、模型和挂图。实验材料中的挂图序数与教科书上的图序无关，是指由郭光文和王序主编的人民卫生出版社出版的人体解剖学挂图，挂图的序号均采用挂图原序号；③注意事项：是指每次不同实验要注意的方方面面，包括标本的保养、模型的爱护使用以及教学内容的说明等；④实验内容：系指两节课内要完成的教学任务，内容以实验室能看到的为主。各次实验内容也有多有少。内容少的要求实验者自己动手、动脑，以本实验指导为蓝本去寻找、去体会、去记忆，此类多为一些解剖学较基本的内容。内容多的由老师进行引导、示教，帮助同学们完成实验任务，这些多是标本少、模型多的实验；⑤复习思考题：为巩固每次实验课内容，开拓学生们的思路，在实验课后给大家准备了若干习题，除要掌握的基础内容外，还有许多与临床相关的内容，供大家讨论。思考题还包括了填图，其图序与教科书图序类似，如教科书神经系统图序为罗马数字Ⅸ，填图图序神经系统也用罗马数字Ⅸ代表。填图只要求大家在图上有“指线”的部位写出结构名称即可。大多数图不来源于教科书，以提高大家的辨别能力。

本书在编写过程中，得到了各位同道的支持和帮助，在此深表感谢。

限于时间和条件，本书中存在的不妥和错误之处，希望各位同仁、带教老师、同学和读者不吝指教，以便再版时修改。

文乐军　刘万胜　闾四平

2005 年 7 月　　于长沙

正常人体解剖学专用名词中某些难字、罕见字及容易读错的字的发音

汉字及拼音		同音字	汉字及拼音		同音字
轴	zhóu	妯	筋	jīn	金
	zhòu	昼	鞘	qiào	俏
胫	jìng	净	匝	zā	扎
踝	huái	怀	膈	gé	格
腓	féi	肥	睾	gāo	高
髌	bìn	鬓	腋	yè	业
跗	fū	敷（夫）	颊	jiá	夹
跖	zhí	职	咀	jǔ	举
楔	xiē	些	嚼	jué	决
骰	tóu	头	臂	bì	避
骺	hóu	猴	龈	yín	银
廓	kuò	阔	阜	fù	负
韧	rèn	认	腮	sāi	塞
盂	yú	余	釉	yòu	诱
膝	xī	息	黏	nián	年
皱	zhòu	宙	粘	zhān	占
襞	bì	毕	峡	xiá	狭
肘	zhǒu	帚	壅	yōng	拥
髁	kē	颏	穹	qióng	穷
菱	líng	灵	贲	bēn（ì）	奔（毕）
颧	quán	全	喙	huì	会
囟	xìn	信	桡	ráo	饶
嵴（棘）	jí	集	髂	qiǎ	恰
髋	kuān	宽	骼	gé	搁
吮	shǔn	顺	褶	zhě	者
痔	zhì	致	勃	bó	驳
胰	yí	移	络	luò	落
括	kuò	阔	睫	jié	结
蕾	lěi	磊	袢	pàn	判
阑	lán	兰	涎	xián	贤
脾	pí	皮	毗	pí	疲
蒂	dì	第	嗅	xiù	绣
眦	zì	自	砧	zhēn	真
糜	mí	迷	镫	dèng	邓

汉字及拼音		同音字	汉字及拼音		同音字
虹	hóng	洪	屏	píng	评
瞳	tóng	同	橄	gǎn	感
睑	jiǎn	简	榄	lǎn	懒
杓	sháo	勺	绒	róng	荣
厌	yàn	艳	束	shù	术
泌	mì	密	索	suǒ	所
盏	zhǎn	展	胼	pián	便
丸	wán	完	胝	zhī	之
憩	qì	气	趾	zhǐ	只
蔓	màn	曼	骶	dǐ	底
	wàn	万	寰	huán	环
	mán	蛮	肋	lèi	累
颌	hé	河	颞	niè	聂

（袁衡　整理）

填图目录

第一部分　系统解剖学

第二部分　局部解剖学

目　　录

第一部分　系统解剖学

第一篇　运动系统

第二篇　内　脏　学

第三篇　脉　管　学

第四篇　感　觉　器

第五篇　神经系统

第二部分　局部解剖学

第一部分　系统解剖学

第一篇　运　动　系　统

实验一　绪论、骨总论、躯干骨

【目的要求】

1. 掌握解剖学姿势、方位术语和人体的轴、面。
2. 掌握运动系统的组成、功能。
3. 掌握人体骨的总数、分部及各部骨的数目及名称。
4. 掌握骨的形态分类和构造。了解骨的理化性质和骨的表面形态。
5. 掌握躯干骨的组成，椎骨的一般形态及各部椎骨的特征，胸骨的形态、结构与分部及肋骨的一般形态、结构。

【实验材料】

1. 活体示范解剖学姿势和方位术语。
2. 完整骨架、各类散骨（颅盖骨、肱骨、手骨、足骨、椎骨、骶骨、尾骨、胸骨和肋骨等）。
3. 长骨的纵切面、瓶装标本成年或未成年长骨（示骨的构造）。
4. 脱钙骨、煅烧骨、新鲜猪骨。
5. 模型　显示轴、面的模型和各类椎骨、骶骨、尾骨模型。
6. 挂图　图Ⅰ-1 全身骨骼（前面观）、图Ⅰ-2 骨的构造、图Ⅰ-3 脊柱全貌、图Ⅰ-4 各部椎骨的形态、图Ⅰ-5 椎骨的连结、图Ⅰ-6 胸廓（前面观）、图Ⅰ-7 肋骨及肋椎连结。

【注意事项】

1. 在描述人体方位术语时，不论被检查者处在何体位，都要想象是标准姿势，即“解剖学姿势”。
2. 新鲜猪骨、长骨的纵切面，四肢长骨湿标本观察骨的构造；煅烧骨、脱钙骨观察骨的理化性质。
3. 骨架观察人体骨的分部。
4. 于长骨外表观察骨的表面形态。
5. 观察游离骨时，注意摆正方位（上下、前后和内、外侧）。方位以学习者本身为准。

6. 在标本观察中要严肃认真，不要开玩笑，标本不能带出实验室，不能用标本去恐吓同学，不能在骨和模型上写字。

7. 各重要的骨性标志需在活体上触摸。

【实验内容】

一、绪论

1. 每人试作解剖学姿势，相互观察，相互纠正。解剖学姿势的规定为：身体直立，抬头挺胸，两眼平视正前方，两上肢自然下垂于躯干两侧，掌心向前，两下肢并拢，足尖向前。掌心与足尖的方位与立正姿势不同。描述任何人体结构时，均应以此姿势为标准。即使被观察的客体是仰卧位、俯卧位、侧卧位或倒立位，或只是身体的某一器官、某一部分或模型，仍应依人体的解剖学姿势进行描述。

2. 在整体骨架上学习或自身体会解剖学的方位术语：①描述位置高低，近头者为上，近足者为下，有时上、下以颅侧和尾侧代替，如对人脑的描述。②以人体前、后面的相对距离为准，分为前和后，近腹者为前，又称腹侧；近背者为后，又称背侧。③以人体正中面为准，分为内侧和外侧，离正中面近的称内侧；距其远者为外侧。在前臂内、外侧又可称为尺侧和桡侧。在小腿内、外侧可称为胫侧和腓侧。④以中空器官内腔为准，近内腔者为内，远离内腔者为外。内、外与内侧和外侧的定义是明显不同的，初学者一定要理解记忆，不要混淆。⑤以人体皮肤为准，距皮肤近者为浅，远离皮肤而距人体内部中心近者为深。⑥四肢又以肢根部为准，有近侧（近端）和远侧（远端）之分，距肢根部近的称近侧（近端），离肢根部远的为远侧（远端）。如尺骨的鹰嘴在尺骨的近侧（近端），反之尺骨头在尺骨的远侧（远端）；胫骨粗隆于胫骨的近侧（近端），而内踝在胫骨的远侧（远端）。

3. 在已准备好的模型上观察人体的 3 轴和 3 面。

（1）人体的 3 轴：①从前至后穿过人体的水平线，名矢状轴。②从左至右或从右至左穿过人体的水平线，名冠状轴。③自上而下垂直于地平面的轴，名垂直轴。这 3 轴相互垂直，主要用于描述关节的运动（后述）。

（2）人体的 3 面：①按矢状轴的方向将人体纵切成左、右两部分的切面，名矢状面。经过人体正中的矢状面，称正中矢状面。于矢状面上可以描述器官的上下和前后毗邻关系。②按冠状轴方向，将人体分为前、后两部分的纵切面，名冠状面。在冠状面上可以描述器官左右和上下毗邻关系。③将人体分为上、下两部分，与矢状面、冠状面垂直并与地面平行的切面，名水平面，也称横切面。于水平面上可以描述器官的前后和左右的毗邻关系。

在描述器官的切面时，则以器官的长轴为准，与其长轴平行的切面，称纵切面，与长轴垂直的切面，称横切面。但器官的横切面不能称水平面。考虑一下为什么？

二、骨学总论

成人共有 206 块骨，按在人体中的位置分为：

颅骨 29 块（其中含有听小骨 6 块）。

躯干骨 51 块（椎骨 24 块、骶骨 1 块、尾骨 1 块、胸骨 1 块和肋骨 24 块）。

四肢骨包括上肢骨 64 块，下肢骨 62 块。每侧上肢骨包括肩胛骨、锁骨、肱骨、尺骨、桡骨各1块，腕骨8块，掌骨5块，指骨14块。每侧下肢骨包括髋骨、股骨、胫骨、腓骨、髌骨各1块，跗骨7块，跖骨5块，趾骨14块，对照教材中的全身骨骼图和挂图，初步掌握上述各骨在骨架中的位置、名称。

骨的形态多样，基本上可分为长骨、短骨、扁骨和不规则骨4种类型。在骨架或散骨标本上观察各类型骨。

找到位于臂部的肱骨，以它作为长骨的代表进行观察。肱骨呈圆柱形，两端膨大部分叫骨骺，中间细长部分叫骨干。骨干中部附近的内侧有1～2个血管出入的孔（直径约1mm）名滋养孔。长骨位于四肢，四肢骨绝大多数属长骨。

找到腕骨（每侧8块）、跗骨（每侧7块），近似立方形，属短骨。

胸骨（位于胸前壁正中）、颅盖骨扁薄呈板状，属扁骨。

构成脊柱的椎骨外形不规则，属不规则骨。

各类型的其他骨在学习具体骨时再进行观察。

在长骨纵切面标本上观察，可见骨干内有一大空腔，叫髓腔，是长骨的特有结构。外层坚硬致密的骨质，名密质，内部的骨质呈海绵状，名松质。松质由许多骨小梁交织排列而成。骨小梁之间有许多间隙。

各类型骨的表面都有一层密质（其厚度因不同骨或骨的不同部位有很大的差异），密质骨的深面为松质。观察长骨的纵切面，骨干的密质较厚，松质主要分布在骨骺内。

在颅盖（颅的顶部）骨切面上观察，可见颅盖由两层密质、中间夹有一层松质构成。外层密质，名外板；内层密质，名内板；中间的松质，名板障。外板、内板、板障仅在颅盖骨，才这样称呼。

在瓶装的长骨标本上观察，骨的两端都有光滑、颜色白亮（标本陈旧呈紫色）的关节软骨。骨表面（关节软骨除外）都附一层较致密的膜，即骨膜。在湿成人长骨纵切面标本上观察，可见髓腔内充满浅黄色的脂肪组织，叫黄骨髓。而松质的间隙内充满红骨髓——在未经固定的新鲜标本上呈红颜色。

在未成年的瓶装长骨纵切面标本上观察，骺与干骺端之间存在有颜色较白的软骨，名骺软骨。成年后骺软骨完全骨化而形成骺线，于教材骨的X线片或在显示骺线的标本上观察。

观察用硫酸浸泡过的肋骨，骨内无机物均已溶解，留下有机质，骨的外形如旧，质地却柔软，可任意屈折而不断。

观察煅烧骨，骨的有机质均已烧毁，留下无机物，此时外形仍在，但质地却变硬而脆。

三、躯干骨

包括24块椎骨（颈椎7块、胸椎12块、腰椎5块）、1块骶骨（由5块骶椎融合而成）、1块尾骨（由3～4块尾椎融合而成）、1块胸骨和24块肋骨。

（一）椎骨的一般形态

取一个离体胸椎（因其形态比较典型）进行观察。椎骨是不规则骨，可分为两个部分，呈短圆锥体形的，名椎体，位于椎骨的前方。其余部分统称为椎弓，位于椎骨的后方。椎体与椎弓共同围成的孔，名椎孔。所有的椎孔连接起来则为一长管，名椎管，管内容纳脊髓等。

椎弓根短，向前连于椎体的后外侧，向后与椎弓板相续。从侧面来看，椎弓根的下方有一开口向下的深凹陷，叫椎下切迹，椎弓根的上方有椎上切迹，但远不如椎下切迹明显。取两个同类型、大小相近的椎骨，按方位连接起来。从侧面观，上一椎骨的椎下切迹与下一椎骨的椎上切迹共同围成一孔，叫椎间孔。注意不要与椎孔相混淆，椎间孔内有脊神经、血管通过。

两侧椎弓根向后内连椎弓板，椎弓板在中线处会合，构成椎孔的后壁。

椎弓上有7个突起：向后下方伸出的1个突起，叫棘突；向两侧伸出的1对突起，叫横突；向上和向下各伸出1对突起，分别称上关节突和下关节突，后者不如前者明显，上、下关节突上都有关节面。

（二）各部椎骨的主要特征

1. 颈椎　共有7块，找到一个在双侧横突基部各有一小孔的椎骨，这就是颈椎。横突基部的小孔名横突孔，这是颈椎区别于其它椎骨的主要特征。

从一堆椎骨中将有横突孔的椎骨全部选出，颈椎共有7块，除第1颈椎、第2颈椎、第7颈椎某些部位形态特殊外，它们共有的特点是：椎体比较小（与同一个体其他椎骨的椎体相比）；横断面呈椭圆形，第3～7颈椎体上面两侧向上的突起，名椎体钩，与相邻上一椎体下面的两侧唇缘相接，则形成钩椎关节；椎孔较大，呈三角形；第2～6颈椎的棘突分叉，第7颈椎棘突较长，末端不分叉；第6颈椎横突末端的前部较大，叫颈动脉结节。

第1颈椎又名寰椎，对照教材的寰椎图，从颈椎中找到寰椎。其特点是呈环形、无椎体、无棘突、无关节突。

寰椎分为左、右侧块和前、后弓。椎孔两侧是侧块，其外侧有横突和横突孔。侧块的上、下面都有关节面，其中圆形而平的关节面，名下关节面，位于侧块的下面；而呈椭圆形的关节面，名上关节面，位于侧块的上面。前、后弓连于左、右两侧块之间。前弓较短，后面正中的关节面，名齿突凹，后弓较长，其上面前部有椎动脉沟。

第2颈椎，又名枢椎，对照教材的枢椎图，找到枢椎。椎体向上伸出的突起，名齿突，略呈圆锥形，齿突前后有关节面，前关节面与寰椎的齿突凹相关节，后关节面与韧带相接。齿突两侧的关节面称上关节面，与寰椎下关节面相关节。棘突粗大，末端分叉。

第7颈椎，又名隆椎，对照教材的隆椎图，找到隆椎。隆椎棘突长，末端不分叉，厚而圆钝。在颈部中线上往往形成明显的体表隆起，常作为椎骨计数的标志。

2. 胸椎　共有12块，胸椎的主要特点为具有与肋相关节的肋凹，从侧面看，可见椎体两侧面的后部上、下缘各有一肋凹，分别名上肋凹和下肋凹，与肋头相关节。横突伸向后外侧，其末端的前面有肋凹，与肋结节相关节。关节突上的关节面几乎呈额状位。椎孔呈圆形。于整体脊柱上观察，椎体自上而下逐渐增大，椎体横切面呈心形。棘突较长，伸向后下方，相邻椎骨棘突呈叠瓦状排列。

3. 腰椎　共有5块，其特点是椎体较大，椎体横切面呈肾形，椎孔呈三角形（或椭圆形），棘突宽而短，呈板状，水平位伸向后方。

4. 骶骨　成人骶骨由5块骶椎融合而成。对照教材找到骶骨进行观察。此骨略呈三角形，尖向下与尾骨相连接，底朝上，名骶骨底，其前上缘明显向前突出处，名岬。骶骨前面凹陷而光滑为盆面，有4对骶前孔。后面隆凸粗糙不平，在正中线上有骶正中嵴。背面有 4 对骶后孔。骶前、后孔均通骶管。骶管为贯穿骶骨的骨管，骶管上连椎管，其下口在骶骨尖背侧面，名骶管裂孔，呈三角形。经孔两侧向下的突起叫骶角。骶骨两侧的上部有一耳形的关节面，名耳状面，它与髋骨的同名关节面相接。在耳状面的后上方，骨面更为粗糙和高低不平，叫骶粗隆。

5. 尾骨　在成人由 3～4 块退化的尾椎融合成一个尾骨，由于标本中尾骨多已腐烂消失，故请对照教材的尾骨图或模型观察。在体内，它位于骶骨下方。课后摸清它的位置。

（三）肋骨

共有 12 对，除第 1 肋骨外，其他各肋骨结构大致相同。每一肋都是由肋骨和肋软骨组成，我们使用的标本，附在骨表面的软组织及肋骨前端的肋软骨均已腐烂消失。现在仅观察肋骨。在骨架上观察，肋左、右对称，依从上至下的顺序命名。各肋骨都是细长的扁骨，后端接胸椎，前端与肋软骨连结。除了第 11、12 对肋骨外，其余 10 对肋骨的前端都借助肋软骨（骨架上的非骨性部分，代表肋软骨）直接或间接连于胸骨之上。

1. 肋骨的共同点　取一离体肋骨进行观察，肋骨为狭长的弓形骨条，可分为前、后两端和一体，后端略膨大，名肋头，上有一肋头关节面，与上一胸椎的下肋凹和下一胸椎的上肋凹构成肋头关节。紧接肋头的细小部分，名肋颈。在颈和体之间，向后外侧的粗糙隆起，称肋结节。肋结节上有关节面与胸椎横突肋凹相关节。

肋体呈扁条状，有内、外两面，上、下两缘。肋体的后部急转弯向前处，名肋角。观察肋体内面，可见到近下缘处有一浅沟，名肋沟。肋骨前端稍变宽，并且有一粗糙的凹面以与肋软骨相连。

2. 第 1 肋骨　对照骨架找到离体的第 1 肋骨进行观察。第 1 肋骨为短而宽扁、曲度最大的 1 对，无肋角和肋沟，肋结节大而明显，可分为上、下两面及内、外侧缘。在肋体内侧缘上面中部有一个结节，名前斜角肌结节，该结节前、后各有一浅沟，前方的是锁骨下静脉沟，后方的是锁骨下动脉沟。

（四）胸骨

胸骨位于胸前壁正中，是一扁骨。对照骨架找到离体的胸骨，胸骨上端大，下端小，由上至下分为胸骨柄、胸骨体及剑突 3 部分。

胸骨柄和胸骨体并不在同一平面上，两者相接处稍向前突，形成一条横嵴，名胸骨角。胸骨角的两侧是第 2 肋切迹，与第 2 肋软骨相连，胸骨角向后平对第 4 胸椎下缘。胸骨角是一个很重要的骨性标志。

胸骨柄是胸骨最宽和最厚的部分，其上缘有 3 个切迹，正中的浅而宽的切迹，名颈静脉切迹。其两侧为与锁骨相关节的锁切迹。胸骨柄两侧缘的上份有第 1 肋切迹，与第 1 肋软骨相接。

胸骨体的侧缘有与第 2 至第 7 肋软骨相接的肋切迹。

剑突的形态多样，连于胸骨体下端。

躯干骨观察完毕后，试对照骨骼标本，在活体上摸认下列各骨性标志：隆椎棘突、颈静脉切迹、胸骨角。课后触摸的有骶角、尾骨尖、剑突、第 2～8 肋。

【复习思考题】

1. 当病人仰卧时，描述眼、耳、口、鼻相互之间的位置关系。

2. 骨按照形态可分为哪几类？它们各有哪些特点？

3. 叙述骨的构造。

4. 少年时为什么骨易变形？老年人易骨折？

5. 椎骨可分为哪几类？一般形态结构特点是什么？你怎样从一堆椎骨内将各类椎骨分开，根据是什么？

6. 填图　图绪-1、图Ⅰ-1、图Ⅰ-2、图Ⅰ-3、图Ⅰ-4、图Ⅰ-5、图Ⅰ-6。

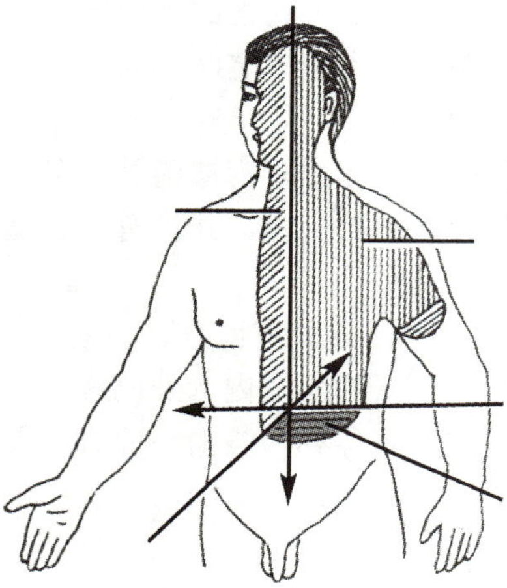

图绪-1　人体轴和面

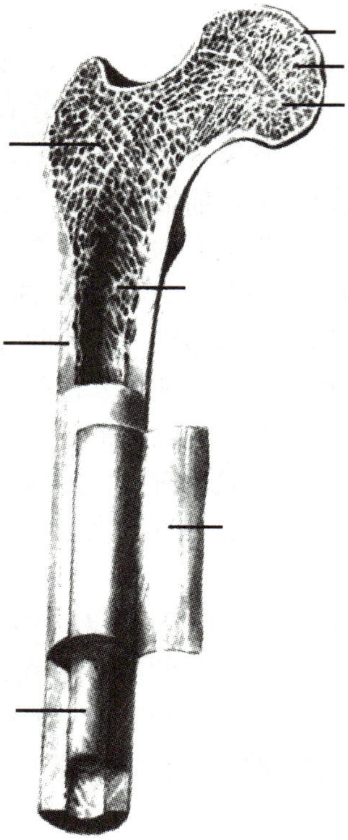

图Ⅰ-2　骨的构造

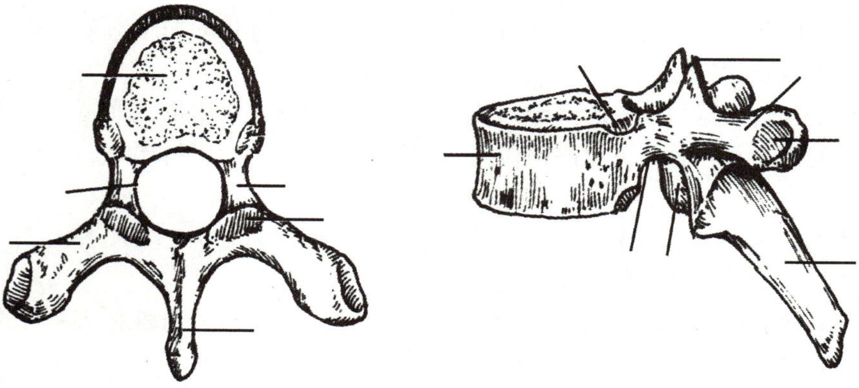

图Ⅰ-3　胸椎

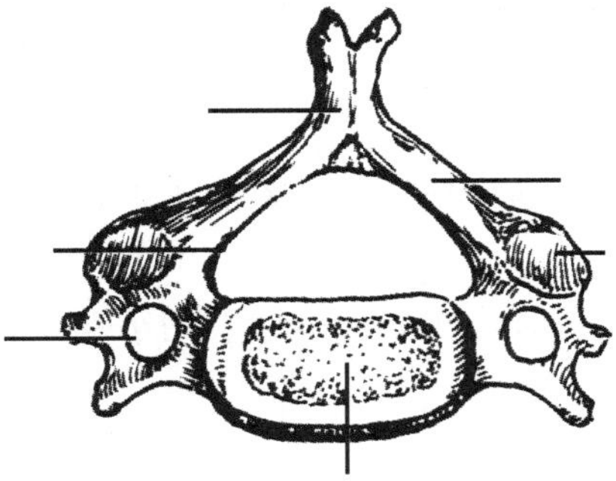

图Ⅰ-4　颈椎

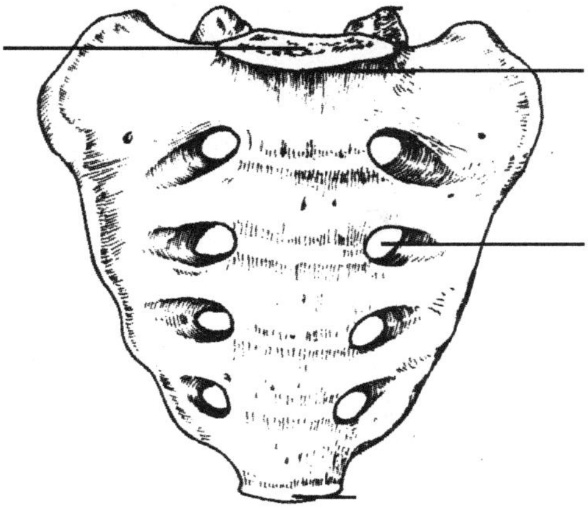

图Ⅰ-5　骶骨

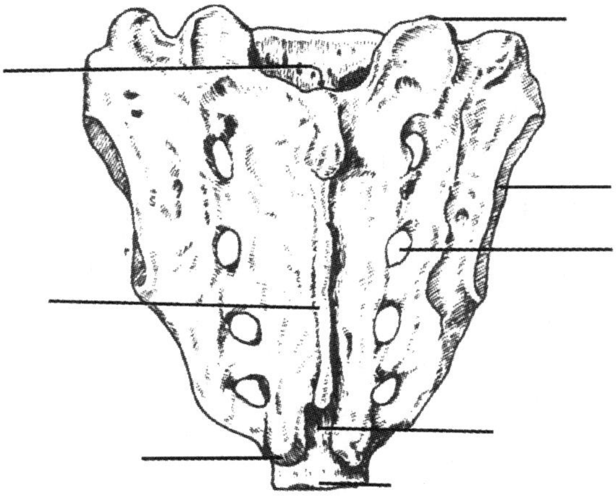

图Ⅰ-6　骶骨

（文乐军）

实验二　颅骨（Ⅰ）（颅的组成，分部，颅顶内、外面观，颅侧面观）

【目的要求】

1. 掌握颅骨的组成，脑颅、面颅诸骨的名称、位置。

2. 掌握下颌骨的分部、形态和结构，舌骨的形态和分部。了解颞骨、蝶骨和筛骨的位置、分部和结构。

3. 熟悉颅顶内、外面观、侧面观的基本结构。了解翼腭窝的界域与连通。

【实验材料】

1. 完整颅（包括上色和不上色的整颅）、颅的水平切面（包括上色和不上色的散装和瓶装颅）、颅盖骨、颅的矢状切面标本。

2. 分离颅骨　脑颅（瓶装的颞骨、蝶骨和筛骨）、面颅（下颌骨和瓶装的舌骨）。

3. 模型　整颅、颞骨、蝶骨和筛骨。

4. 挂图　图Ⅰ-8 颅的前面及囟门、图Ⅰ-9 颅及囟门的侧面观、图Ⅰ-12 鼻腔外侧壁。

【注意事项】

1. 整颅和瓶装标本（由有机玻璃包装，很滑）的搬运用双手，不能将手指伸入眶或骨性鼻腔托颅。

2. 颅的孔裂等部位骨质薄，必须小心，探查孔裂时，在老师指导下用小铜丝（或其它类似大小替代品）。

【实验内容】

一、颅的组成

在整颅标本上观察，从前面看，可见 3 个呈倒“品”字形排列的大孔。上方两个呈方形，名眶口。眶口向后内延伸的椎体形腔隙名眶。两眶口内下方的一个孔呈梨形，名梨状孔。此孔向后延伸的腔隙名为骨性鼻腔，骨性鼻腔下壁构成口腔的顶。

从颅顶上面看，前上方有一近于冠状位的骨缝，名冠状缝。颅顶正中线上有一呈矢状位的缝，名矢状缝。将水平切面的颅除去颅盖，可以看见颅内有一大空腔，名颅腔，内容纳脑。凡参与围成颅腔的各骨合称为脑颅骨；其余参与围成眶、骨性鼻腔、骨性口腔，构成颜面部支架的骨，统称为面颅骨。

颅骨有 23 块（6 块听小骨不统计在内），它们是：

脑颅骨（8 块）：顶骨 2 块、颞骨 2 块、额骨 1 块、枕骨 1 块、蝶骨 1 块、筛骨 1 块。

面颅骨（15 块）：鼻骨 2 块、泪骨 2 块、上颌骨 2 块、颧骨 2 块、下鼻甲骨 2 块、腭骨 2 块、下颌骨 1 块、舌骨 1 块、犁骨 1 块。

（一）脑颅骨

位于额前部，眶上方的一大块骨叫额骨，位于矢状缝两侧、冠状缝后方。人字缝前方，左、右各一的是顶骨。顶骨最隆凸处，称顶结节。人字缝后下方的一大块骨，是枕骨。上述 4 骨合称颅盖骨，属扁骨。

在颅的侧面，顶骨的下方可见一鳞状的扁平骨片，称鳞部。该骨片的后下方有一孔，称外耳门，通向内为骨性外耳道，上述均为颞骨上的结构，颞骨左、右各一。

在去除颅顶（颅的水平切面）的标本上观察，从上往下看，颅底的内面高低不平，颅底的后部的中央有一大孔，名枕骨大孔，属枕骨上的结构。枕骨大孔的前外侧有一骨突、呈三棱锥形结构，为颞骨的部分，称岩部。岩部的尖端伸向前内侧，底端偏向后外侧，颞骨与枕骨前方有一呈蝴蝶形的骨，名蝶骨。

在蝶骨中部的前方，正中向上的突起，名鸡冠，于鸡冠两侧各有一许多小孔的长方形骨板，名筛板。鸡冠和筛板都属筛骨上面的结构，筛骨位于颅前窝下部、两眶之间，构成鼻腔上部和外侧壁。

（二）面颅骨

仍然在整颅上观察，从前面看，眶前部的前外侧，即面部最宽的部位是颧骨，颧骨的内下方是较大的上颌骨，左、右各一，位于梨状孔上方正中线两旁的长条形小骨是鼻骨。鼻骨外侧是上颌骨的额突，该突的后方是泪骨，参与眶内侧壁前下部的构成。从下面观察上颌骨，可见上颌骨参与骨性口腔顶壁的构成。

骨性口腔的顶壁称骨腭。前 2/3 是上颌骨的一部分，名腭突；后 1/3 属腭骨的一部分，名腭骨的水平部；腭骨的另一部分参与骨性鼻腔外侧壁后份的构成，名腭骨垂直部。

从前方和后方观察骨性鼻腔侧壁，其中一块最长最下面的伸入鼻腔的骨片，称下鼻甲。

以上是成对的面颅骨，即颧骨、上颌骨、鼻骨、泪骨、腭骨和下鼻甲 6 对，12 块。此外，还有 3 种不成对的面颅骨，即犁骨、下颌骨和舌骨。再从后方观察骨性鼻腔，可见其正中面上有一三角形骨片，名犁骨，许多标本上已损坏。下颌骨在整颅上可看到，位于面颅的下部，略呈蹄铁形，参与构成骨性口腔的前外侧壁。舌骨也呈蹄铁形，但比下颌骨小得多，在活体上位于下颌骨的后下方、喉的上方。

为加强记忆，每个人在自己的面部触摸、指点一次，用手摸到鼻梁上部，深面为鼻骨，然后将手分开触到眼内侧角的部位，此处深面是泪骨，两手指继续分开摸到眼的外下方，触到的骨突起为颧骨，再把两手指收拢，触到鼻的两侧深面为上颌骨，以上 4 骨均成对。还有两种成对的骨不能触摸到，即下鼻甲和腭骨。

用两手指分别指着左右鼻孔，表示鼻腔内有成对的面颅骨，称下鼻甲。然后把口张开，两手指朝向口腔顶壁的后上方，同样表示此处有 1 对面颅骨，名腭骨（水平部）。至此，构成成对的面颅骨 6 对，共 12 块，均已数到。

不成对的还有 3 块，用 1 个手指指着鼻中隔，表示有 1 块面颅骨，参与构成骨性鼻中隔，名犁骨。用 1 个手指指着颏部，其深面为下颌骨。下颌骨后下、喉的上方，可扪及舌骨体和舌骨的大角。这样反复触摸，加强记忆。

二、分离颅骨

分离颅骨有 23 块（除 6 块听小骨）。这里我们只观察颞骨、蝶骨、筛骨、下颌骨和舌骨。观察时，先要把观察的分离颅骨和整颅上的同名骨的方位，按解剖方位摆好，这样观察方便、易于理解。

1. 颞骨　找到分离颞骨标本或模型（涂色与没有涂色均可），颞骨以外耳门为中心，分为鳞部、鼓部和岩部 3 部：外耳门前上方呈鳞片状部分是鳞部。鳞部外面下份向前平伸出的一个突起，名颧突，与颧骨的颞突共同构成颧弓。颞骨颧突的根部下面的深窝是下颌窝；下颌窝后方的弯曲骨片为鼓部，它从前、下、后 3 面围绕外耳道；余部为岩部，三棱锥体形骨突，尖伸向前内侧对着蝶骨体，与蝶骨大翼和枕骨的斜坡相邻。岩部的后下部在外耳门后方有一肥厚的突起，称乳突。

2. 蝶骨　对照去顶颅（颅的水平切面），找到蝶骨标本或模型观察。它可分为体、小翼、大翼和翼突 4 部：蝶骨中间呈立方形的部分叫体，内有空腔叫蝶窦，于半边颅找到蝶窦；从蝶骨体的前上份向两侧平伸的狭长骨片，叫小翼；从体的两侧向后外上方延伸的骨片，叫大翼；从体与大翼相连处向下伸出的一对突起，叫翼突。

3. 筛骨　先找到筛骨标本或模型，前面观形似“巾”字，在模型上分清筛骨的 3 部，即筛板、垂直板和筛骨迷路。筛板为一对多孔的狭长水平骨板（前面已观察），位于颅前窝中份，构成鼻腔的顶，左、右筛板之间的前部，向上突起的骨板名鸡冠。

从颅的前面观察骨性鼻腔，见鼻腔正中矢状面上有呈垂直的骨板（必须是鼻腔内结构没有损伤的标本），后下份是犁骨（前面已述），前上大部就是筛骨垂直板；垂直板的两侧是筛骨迷路，由蜂窝状骨质构成，内有许多小腔，称筛小房（筛窦）。筛骨迷路又分为内侧面和外侧面，外侧面参与眶的内侧壁的构成，内侧面参与骨性鼻腔的外侧壁的构成。内侧壁上有两个卷曲的小骨片，即上鼻甲和中鼻甲。在分离的筛骨上认清它的各个结构，鸡冠、筛板、垂直板、筛骨迷路，体会各结构在整颅上的位置。

4. 舌骨　找到有机玻璃盒装的舌骨，位置前面已述及。舌骨呈蹄铁形，分一体和大、小两角，体和大角均可于颈部触及，位于舌骨体和大角交界处的小角一般损坏。因此瓶装标本只能看到舌骨的体与大角。

5. 下颌骨　前面已观察过，略呈蹄铁形，为面颅骨中最大者，可分为一体和左、右两支。先观察下颌支，其上端有两个突起，前方的称冠突，后方的称髁突，两突之间的凹陷，名下颌切迹，髁突上端膨大，有关节面，名下颌头。下颌头下方较细的部分是下颌颈。下颌支内侧面中部有一孔，叫下颌孔。从此孔通至下颌体内的骨管，名下颌管。

下颌体呈弓形，凸向前，其上缘构成牙槽弓，上有牙槽，容纳下颌牙牙根。下缘肥厚，名下颌底。下颌底与下颌支后缘的交界处，名下颌角。体的前外侧，离正中线约2.5cm处的孔，名颏孔，颏孔向深面延续的骨管，与下颌管以锐角相交。因此两管虽然相通，但探针不能从下颌孔经下颌管浅出颏孔。体前面正中突向前，称颏隆凸。内侧面正中有两对小棘，称颏棘。其下外方有一椭圆形浅窝，称二腹肌窝。于此窝的下方向后上方至下颌支附近，有一条隆起线，称为下颌舌骨肌线。此线前端的上方，有光滑的浅凹，称为舌下腺凹，与同名腺相接，此凹的后下侧，也有一浅凹，称为下颌下腺凹，与同名腺相接。

三、颅的整体观

（一）颅的顶面观

1. 外面观　从整体颅上进行观察，从上至下可见颅顶面呈卵圆形，前窄后宽，光滑隆凸。自前向后为额骨、顶骨和枕骨。额骨与两侧顶骨连接构成冠状缝，两侧顶骨连接为矢状缝。两侧顶骨与枕骨连接成人字缝。矢状缝后份两侧常有一小孔，名顶孔。顶骨中央最隆凸处，名顶结节。

2. 内面观　将锯下的颅盖骨翻转过来见颅顶内面凹陷，两侧有树枝状的骨槽，名动脉沟，是脑膜中动脉及其分支的压迹。中央有自前向后的纵沟，名矢状窦沟。在沟旁有许多大小不等的小凹，名颗粒小凹，是蛛网膜粒存在的部位。

（二）颅的侧面观

参阅教材或挂图（颅骨侧面观图），从侧面观察整颅可见到颧弓、外耳门，外耳门的后方有一向下的乳头状突起，叫乳突。颅的侧面可见上、下2条弧形线起于额骨，经顶骨止于乳突根部，名上、下颞线。颧弓平面以上、上颞线以下的颅骨的范围，称颞窝。在颞窝底（内侧壁），额骨、顶骨、颞骨和蝶骨相会合处，名翼点（翼区），此处常构成“H”形的骨缝，深面有脑膜中动脉前支通过。在颧弓平面以下叫颞下窝，颞下窝较小而不规则，内侧壁为蝶骨翼突，前壁为上颌体与颧骨，外侧壁为下颌支，下壁与后壁空缺。颞下窝内侧可借翼上颌裂通翼腭窝。翼腭窝是上颌骨、蝶骨翼突和腭骨垂直部之间的一个狭窄间隙，该窝向前借眶下裂通眶，向后外侧经圆孔通颅中窝，向后内侧经翼管达颅底，向下借腭大管通口腔，向内经蝶腭孔通鼻腔，向外经翼上腭裂通颞下窝。观察翼腭窝时，在老师的指导下，探测这些通翼腭窝的孔裂。

【复习思考题】

1. 按颅骨所在位置，颅骨可分哪两部分？它们各由哪些骨参与组成？

2. 在整颅上指出 23 块（6 块听小骨除外）颅骨的位置，并于自己面部摸出或指出面颅各骨的位置。

3. 描述下颌骨的形态、结构。

4. 叙述“翼点”和“翼腭窝”的位置与意义。

5. 填图　图Ⅰ-7、图Ⅰ-8。

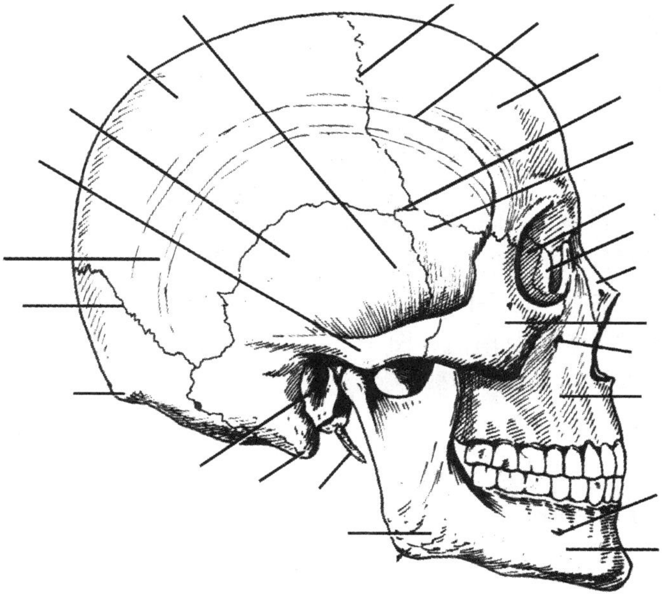

图Ⅰ-7　颅侧面

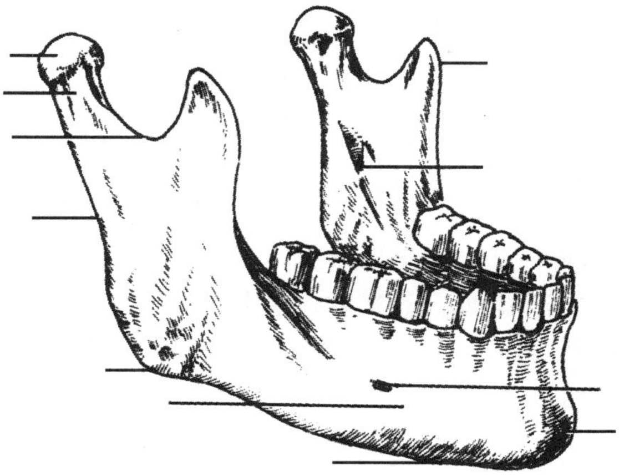

图Ⅰ-8　下颌骨

（文乐军）

实验三　颅骨（Ⅱ）（颅底内、外面观，颅的前面观）和新生儿颅的特征

【目的要求】

1. 掌握颅底内、外面的重要结构，包括重要的孔、裂。
2. 熟悉眶的构成、形态及其孔、裂。
3. 掌握骨性鼻腔的界域及鼻腔外侧壁上的重要结构。
4. 熟悉骨性口腔的构成。
5. 掌握新生儿颅的特征。
6. 掌握颅的重要体表标志。

【实验材料】

1. 整颅（包括上色和不上色整颅）、颅的水平切面（包括瓶装和散装颅）。
2. 整颅的矢状切面、新生儿颅（瓶装）、下颌骨、鼻旁窦及其开口的瓶装标本。
3. 模型　示鼻旁窦的模型、颅的模型。
4. 挂图　图Ⅰ-8 颅的前面及囟门、图Ⅰ-9 颅及囟门的侧面观、图Ⅰ-10 颅底外面观、图Ⅰ-11 颅底内面观、图Ⅰ-12 鼻腔外侧壁。

【注意事项】

同上一次实验的【注意事项】。

【实验内容】

一、颅底内面观

在颅的水平切面标本上观察颅底的内面。颅底内面高低不平，从前往后呈现 3 级阶梯状的窝，分别叫颅前窝、颅中窝、颅后窝。

1. 颅前窝　在颅的前部，位置最高，窝最浅，由额骨、筛骨和蝶骨小翼构成。以蝶骨小翼的后缘与颅中窝分界。颅前窝前部正中有向上突的鸡冠，鸡冠两侧是狭长的筛板。

2. 颅中窝　位置比颅前窝低，比颅后窝高，由蝶骨体、蝶骨大翼和颞骨岩部的前面等构成。前以蝶骨小翼的后缘与颅前窝分界，后方以颞骨岩部上缘与颅后窝分界。

颅中窝的中部是蝶骨体，其上面呈现为前、后高，中间低的马鞍形，名蝶鞍。蝶鞍中部的凹陷，名垂体窝。垂体窝的前方有横置的隆起，叫鞍结节。鞍结节前方的横行浅沟，名交叉前沟，其左、右端接视神经管。蝶鞍两侧有呈矢状位的浅而宽的沟，名颈动脉沟。

现观察颅中窝的外侧部，颅中窝外侧部比中部低凹，由蝶骨大翼、颞骨鳞部和颞骨岩部的前面参与构成。

蝶骨大翼与小翼之间的裂隙名眶上裂。在蝶骨大翼内侧、蝶骨体的外侧，自前向后外依次有圆孔、卵圆孔和棘孔。用细铜丝探查这些孔，进入圆孔的探针于颅的侧面翼腭窝内可以看到，而进入卵圆孔和棘孔的探针于颅底均可以看到。从棘孔走向颅腔侧壁的沟，名

脑膜中动脉沟。

颞骨岩部的尖端与蝶骨及枕骨会合处，围成的不规则的孔，名破裂孔。该孔的后外侧、颞骨岩部尖端的前面，有一微凹压迹（用手指触摸体会一下），名三叉神经压迹。岩部前面中间有向上的隆起，名弓状隆起（为岩部前面中央最高的部位），弓状隆起的前外侧较平坦，名鼓室盖。沿岩部的上缘有一条浅沟，名岩上窦沟，此沟在某些标本上并不明显。

3. 颅后窝　颅后窝的位置最低，是3个颅窝中最深、最大的一个。窝的中央最低，此处有枕骨大孔。孔的前方是斜坡，孔的后方、枕骨中央的一个隆起名枕内隆凸，由此向两侧有横行的浅沟，名横窦沟，该沟向前外至颞骨岩部后方移行为乙状窦沟，乙状窦沟转折向下行，其下端接颈静脉孔。颈静脉孔下内侧，枕骨大孔前外侧缘上方处有一短骨管，名舌下神经管。颞骨岩部后面中部内侧有一孔，名内耳门，由此通入岩部的管道叫内耳道。

二、颅底外面观

将颅翻转，观察颅的下面（颅底外面）。颅底外面高低不平，可分为两部，前部低，后部高。先观察颅后部，找到枕骨大孔，在孔的后方有一条骨嵴，从孔的后缘中点向后上延伸（有些标本此骨嵴不明显）。其后上端呈局部隆起，名枕外隆凸，与枕内隆凸的位置相对应。靠近孔的前外侧，每侧有一个椭圆形的隆起，名枕髁。其下表面有关节面，与寰椎的上关节面相关节。枕髁后方有不恒定的髁管开口。枕髁前外侧稍上方有舌下神经管外口，其外口的外上方是颈静脉孔和颈静脉窝。颈静脉窝位于颈静脉孔的外侧，颈静脉窝前方呈圆形的孔是颈动脉管外口。用细铜丝从颈动脉管外口伸入，存在于颞骨岩部内的骨管，为颈动脉管，其内口在岩部的尖端通破裂孔。因此于破裂孔处可见探入的铜丝。在颈静脉窝的外侧有一垂直向下的细长突起，名茎突（有些标本上的茎突可有不同程度的折断或全断）。茎突根部后方有一孔，名茎乳孔。再向后外侧是乳突。紧靠茎突根部的前方是颞骨的鼓部，鼓部前方的深窝是下颌窝，下颌窝前缘的隆起名关节结节。下颌窝、关节结节与下颌头共同构成颞下颌关节。下颌窝的内侧、颈动脉管外口的前外方，是棘孔。棘孔的前内侧是卵圆孔。颞骨岩部的尖端与枕骨、蝶骨之间有一不规则的孔，名破裂孔。

在鼻后孔的外侧可看到蝶骨的翼突向后敞开为两个骨板，内侧较窄的名翼突内侧板，外侧较宽的名翼突外侧板，内、外侧板之间的窝，名翼窝。在内侧板的基部有一孔，用细铜丝可伸入至翼腭窝，细铜丝所经的骨管名翼管。

最后观察颅的前部，前部低，位于左、右上颌骨的牙槽突之间的骨板，名骨腭，微凹而不平，是分隔鼻腔和口腔的骨板，由在前的上颌骨腭突和在后的腭骨水平部构成，其正中线前端可见一较大的孔，名切牙孔。由切牙孔通至鼻腔的管道，名切牙管。在腭骨水平部的外侧端，可以看到每侧有1个大孔、2个小孔，位置居前的大孔名腭大孔，该孔用探针向上可伸入翼腭窝，而探针经过的骨管，名腭大管；位置居后的小孔名腭小孔，与腭大管相通。

三、颅的前面观

颅的前面由额骨和面颅骨构成，可分为额区、眶、骨性鼻腔和骨性口腔。

1. 额区　眶以上的部分，由额骨的前面组成。两侧的隆起，名额结节，结节下方有与眶上缘平行的弓形隆起，名眉弓。眉弓深面、额骨的内部有空腔，名额窦。左、右眉弓之间的水平面称眉间。

2. 眶　为一个锥形的腔，尖朝向后内侧，底即眶口朝向前外侧。底的上、下缘分别叫眶上缘和眶下缘。眶上缘的内侧份有一缺或一孔，分别称眶上切迹或眶上孔。眶下缘中点下方0.5～1cm处有眶下孔。在眶的最后端有一圆形孔，名视神经管，此管的外侧，眶顶壁与外侧壁交界处的后半有一较宽的裂隙，名眶上裂。眶外侧壁与下壁交界处的后2/3为一较狭长的裂隙，名眶下裂。两裂的后端彼此相连。眶下裂中部有前行的一条沟，名眶下沟。此沟继续往前为一骨管，名眶下管。该管的前端就是眶下孔。可以用细铜丝从眶下孔通入眶下管至眶下沟。眶内侧壁的前下部，有一个长圆形窝，名泪囊窝。用细铜丝从泪囊窝通向下，可通到骨性鼻腔（下鼻甲的前下方）。铜丝经过的管道，名鼻泪管。眶顶壁的前外侧部有一大而浅的窝，名泪腺窝。用手指触摸感觉一下。注意泪腺窝与泪囊窝只一字之差，但却是不同的结构。

3. 骨性鼻腔　上壁主要由筛骨的筛板构成；底由骨腭构成；内侧壁为骨性鼻中隔；前开口是梨状孔；后开口是鼻后孔，左、右各一，位于犁骨后缘的两旁；外侧壁较复杂，经梨状孔和鼻后孔可看到下鼻甲，在下鼻甲的上方的骨片，名中鼻甲。从鼻后孔看清下鼻甲和中鼻甲，在中鼻甲上方还能看到一个很小的骨片，名上鼻甲（可请老师帮助指点）。中鼻甲和上鼻甲前面已述，均属筛骨内侧板上的小骨片。每个鼻甲下方的空隙，称鼻道，名称与各鼻甲的名称相应，叫上鼻道、中鼻道和下鼻道。在中鼻甲的后方可见一圆形的孔，名蝶腭孔。

在矢状切面半边颅上复习一遍鼻腔。鼻腔外侧壁可见3个向下弯曲的小骨片和相应的鼻道；上壁隔筛板与颅前窝相邻，下壁以骨腭与口腔相隔；内侧壁为骨性鼻中隔。前借梨状孔通外界，后经鼻后孔连咽。

再在矢状切面半边颅上观察与鼻腔相通的4对鼻旁窦。额窦存在于额骨内，上颌窦存在于上颌骨体内，蝶窦存在于蝶骨内，筛窦为筛骨迷路内的不规则的小空腔。4对鼻旁窦的开口可在特殊标本上观察，有的标本用不同颜色的胶管表示各鼻旁窦在鼻腔内的开口。额窦、上颌窦、筛窦的前、中群（或前、中小房）开口于中鼻道，筛窦的后群（或后小房）开口于上鼻道，蝶窦开口于蝶筛隐窝（上鼻甲的后上方）。下鼻道的前份有鼻泪管的开口，鼻泪管是眶与鼻腔的通道（前面已作了从泪囊窝经鼻泪管至下鼻道的探试）。

四、观察婴儿颅瓶装标本

整体上看婴儿的脑颅比面颅明显大，约为8∶1，而成人为4∶1。此标本上颅顶表面的软组织均已剥除。找到额骨，额骨左、右各一，这是因为额骨是由左、右两个骨化中心发育而来的，这时两部分均未发育完全，尚未愈合为一。两侧顶骨易于辨认。在额骨与顶骨之间，相当于矢状缝与冠状缝交汇处，为一菱形区域，此区是膜性的，没有骨质，名前囟。在顶骨与枕骨之间也有一个呈三角形的囟，名后囟。

对照标本，在活体上摸清下列骨性标志：枕外隆凸、乳突、颧弓、眶上缘、眶下缘、下颌角、下颌骨髁突、舌骨大角及舌骨体。

【复习思考题】

1. 颅底内、外面观有哪些结构及重要裂、孔？
2. 颅底内、外面互通、互不通的孔、裂有哪些？
3. 眶内有哪些裂、孔，各通何处？
4. 描述鼻腔的界域及鼻腔外侧壁上的重要结构。
5. 婴儿颅有哪些特点？
6. 在自己头部可扪及哪些骨性标志？

7. 填图　图Ⅰ-9、图Ⅰ-10。

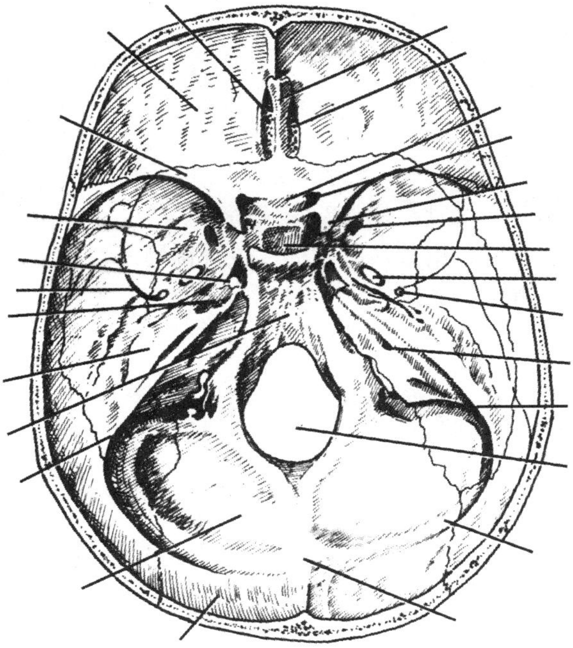

图Ⅰ-9　颅底内侧面

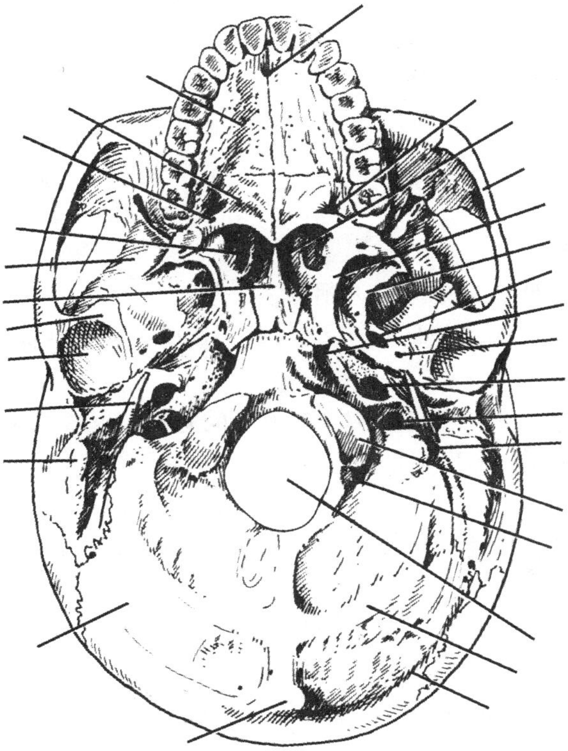

图Ⅰ-10　颅底外侧面

（文乐军）

实验四　上　肢　骨

【目的要求】

1. 掌握上肢骨的名称、位置。
2. 掌握上肢带骨与肱骨、尺骨、桡骨的主要结构。
3. 了解手骨（腕骨、掌骨、指骨）的名称、位置排列。
4. 掌握上肢骨的主要骨性标志。

【实验材料】

1. 完整骨架、全套离体上肢骨（锁骨、肩胛骨、肱骨、桡骨、尺骨、串连好的手骨）。

2. 模型　手骨模型。

3. 挂图　图Ⅰ-13 锁骨及肩胛骨、图Ⅰ-14 肱骨及前臂骨、图Ⅰ-15 手骨。

【注意事项】

1. 观察时，首先要按实验指导内容中的描述，弄清所描述骨的解剖位置。注意不要搞错左右、上下和前后的方位，经常参照完整骨架进行学习。

2. 串连手骨的金属丝较细，不要将手骨随意扭曲，以免折断金属丝，导致手骨散落。如不慎折断，请速告之带教老师修复。

3. 不要用长骨作木棒使用，相互敲击或敲打桌面等。

【实验内容】

一、上肢骨的组成

每侧上肢带骨（肩带骨）：锁骨、肩胛骨各 1 块。

每侧自由上肢骨：肱骨、尺骨、桡骨各 1 块，腕骨 8 块，掌骨 5 块，指骨 14 块。

二、上肢带骨

1. 锁骨　横架于胸廓的前上方，胸骨柄上缘的两侧，近水平位于颈根部。对照骨架，找到离体的锁骨。锁骨呈“～”形，可分为两端一体。

先观察锁骨的两端。较粗大的一端，名胸骨端，朝向内侧，有关节面，与胸骨柄的锁切迹构成胸锁关节。较扁平的一端，朝向外侧，名肩峰端，并有一和肩峰相接的关节面。

然后观察锁骨体，可分为内、外侧，上、下两面。锁骨体的内侧 2/3 凸向前，呈三棱柱状；外侧 1/3 凸向后，较扁平，锁骨骨折多在中、外 1/3 交界处；锁骨的上面比较光滑；下面则比较粗糙。按上述特点，分辨你所观察的锁骨是左侧的还是右侧的。（记住：要判断一个游离的骨是左侧的还是右侧的；必须分清它的上下、前后和内外侧，此 3 个条件缺一不可）。

2. 肩胛骨　为尖端向下的三角形扁骨，位于胸廓后外侧的上份，第 2～7 肋之间。可分为两面、三缘和三角。对照骨架找到离体的肩胛骨，摆好方位进行观察。

两面是前面和后面。前面为一大的浅窝，名肩胛下窝。后面的上部有一斜向外上方的骨嵴，名肩胛冈，它把肩胛骨的后面分为上小、下大的两部分，分别叫冈上窝和冈下窝。肩胛冈的外侧端向前外侧伸展，名肩峰，与锁骨的外侧端相接。

三缘为上缘、内侧缘和外侧缘。上缘最短，其外侧有一缺口，名肩胛切迹。切迹的外侧有一向前的指状弯突，称喙突。内侧缘较薄，对向脊柱，又称脊柱缘。外侧缘肥厚而邻近腋窝，又称腋缘。

三角是指外侧角、上角和下角。肩胛骨外侧角最肥厚，有朝向外侧的梨形浅窝，名关节盂。在关节盂的下方，外侧缘上端的骨面不光滑，稍隆起，名盂下结节，关节盂的上方也有不明显的盂上结节。外侧缘与内侧缘会合处是下角，它平对第7肋或第7肋间隙。内侧缘与上缘会合处是上角，平对第2肋。在骨架上验证。

三、自由上肢骨

自由上肢骨包括肱骨、尺骨、桡骨和手骨。

1. 肱骨　是位于臂部的长骨，对照骨架，找到肱骨进行观察。肱骨上端有半球形的关节面，名肱骨头，肱骨头朝向后内上方。肱骨下端有深窝的一面是后面，此深窝叫鹰嘴窝。根据上述各点（肱骨头在上，鹰嘴窝在下后，肱骨头朝向后内上方），应能分辨你观察的肱骨是右侧的，还是左侧的。

肱骨可分为上、下两端和一体。上端肱骨头的周缘稍细的部分，名解剖颈。肱骨的上端，近解剖颈处有两处隆起：外侧一个较大，名肱骨大结节；前面的较小，名肱骨小结节。大、小结节之间的纵沟，名结节间沟。大、小结节向下延伸的骨嵴分别叫大结节嵴和小结节嵴。大、小结节下方，即肱骨上端与体的交界处，开始变细的部分，名外科颈。外科颈较易发生骨折。

肱骨体上段呈圆柱形，下段呈三棱形。在肱骨体的中部外侧面上，可以看到呈“V”形的粗糙面，名三角肌粗隆。紧靠三角肌粗隆的后下方，有一条从内上方斜向外下方的宽而浅的沟，名桡神经沟。桡神经沟在粗大的肱骨标本上较明显，在纤细的肱骨标本上则不太明显，所以要多看几个标本。内侧缘近中部处有开口向上的滋养孔。

肱骨下端前后较扁平，微向前方弯曲。向两侧突出部，构成内、外上髁，前者比后者显著。内上髁的后下方有一条浅沟，名尺神经沟。内、外上髁之间有关节面，位于外侧份前面的半球形关节面，名肱骨小头，与桡骨相关节。位于内侧份的呈滑轮状的关节面，名肱骨滑车，与尺骨相接。

2. 桡骨　位于前臂的外侧，对着完整骨架，找到离体的桡骨标本。桡骨分一体两端，上端细小，下端粗大，呈三棱柱形。桡骨上端（近侧端）有呈圆盘状的桡骨头，其顶端微凹，与肱骨小头相关节，头周围有光滑的环状关节面，与尺骨的桡切迹相关节。头的下方缩小，名桡骨颈。颈下方内侧有突起的卵圆形隆起，名桡骨粗隆。桡骨的体内侧缘为锐利的骨间缘，与尺骨相对。桡骨下端（远侧端）前面微凹，光滑，后面凸，高低不平。它的外侧部有向下突起的桡骨茎突。内侧有一弧形的凹面，称尺切迹，与尺骨头相关节。桡骨下端的下面有腕关节面。

3. 尺骨　位于前臂的内侧，对着完整骨架，找到离体的尺骨标本。尺骨由一体两端组成，上端较大，下端较小。

尺骨上端（近侧端）有两个突起：后上方的一个较大，名鹰嘴；前下方的一个较小，名冠突。鹰嘴与冠突之间的大凹陷，名滑车切迹，其凹面朝前，与肱骨滑车相关节。在冠突的外侧面，可见到一凹陷的关节面，名桡切迹，与桡骨头的环状关节面相关节。冠突下方有一粗糙隆起，名尺骨粗隆。尺骨的体呈三棱柱形，外侧缘是薄而锐利的骨间缘，与桡骨骨间缘相对。尺骨下端（远侧端）有球形的尺骨头。头的前、外、后面有关节面，与桡骨的尺切迹相关节。尺骨头的后面内侧有向下突出的尺骨茎突。

桡、尺两骨都略弯曲，两骨并列时仅其两端相关节，在中部两骨以锐缘相对，称骨间缘，为前臂骨间膜附着处。

4. 手骨　对照骨架，找到串连的手骨标本，先分清它的上下、前后和内、外侧。然后观察手部的掌骨和指骨。掌骨和指骨略弯，其凸面向后，凹面向前。现在应能确定你观察的手骨标本是哪一侧的。手骨包括腕骨、掌骨和指骨。

(1) 腕骨　共8块，排成两列，每列4块，由外侧向内侧，近侧列依次为手舟骨、月骨、三角骨和豌豆骨；远侧列依次为大多角骨、小多角骨、头状骨和钩骨。为加强记忆，通常将8块腕骨，按近侧至远侧，从外侧向内侧连读：（手）舟、月、三角、豆，大、小、头状、钩。近侧列于手舟骨、月骨和三角骨共同形成一椭圆形的关节面，与桡骨腕关节面等相关节。

8块腕骨并不排列在一个平面上，其内侧缘和外侧缘向前突出，中间凹陷形成腕骨沟。

(2) 掌骨　共有5块，从外侧向内侧依次为第1～5掌骨，均是长骨，有一体两端。近侧端为掌骨底，远侧端为掌骨头，中间为掌骨体。第1掌骨最短最粗，其底有呈鞍状的关节面，与大多角骨相关节。

(3) 指骨　共14块，均为长骨，除拇指为两节外，其余各指都是3节，各指的指骨由近至远依次叫近节指骨、中节指骨、远节指骨。拇指无中节指骨。近节指骨与中节指骨的远侧呈滑轮状，为指骨滑车，远节指骨远侧端的掌侧面膨大粗糙，称远节指骨粗隆。

上肢观察完毕后对照标本，在活体上寻找触摸下列骨性标志：锁骨全长、肩峰、喙突、肩胛冈、肩胛下角、肩胛上角、肱骨内上髁、肱骨外上髁、鹰嘴、尺骨头、尺骨茎突、桡骨头、桡骨茎突、豌豆骨。

【复习思考题】

1. 上肢骨由哪几部分构成？每部分包括哪些骨？
2. 锁骨、肩胛骨、肱骨、桡骨、尺骨上有哪些重要结构？
3. 手骨包括哪些骨？你可以说出其名称和描述其位置吗？
4. 在自己的上肢上可触及哪些骨性标志？
5. 填图　图Ⅰ-11、图Ⅰ-12、图Ⅰ-13。

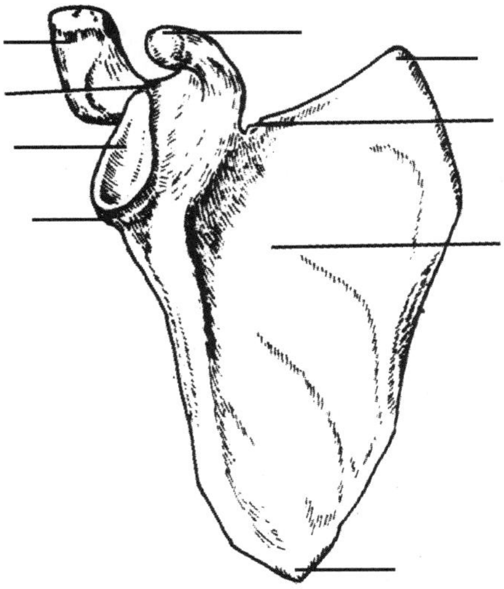

图Ⅰ-11　肩胛骨

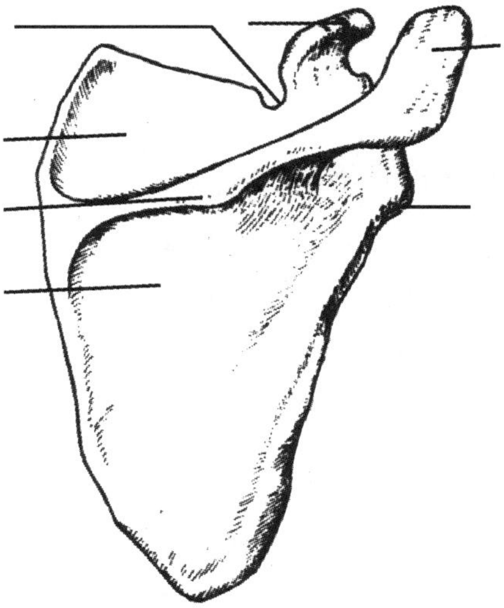

图Ⅰ-12　肩胛骨

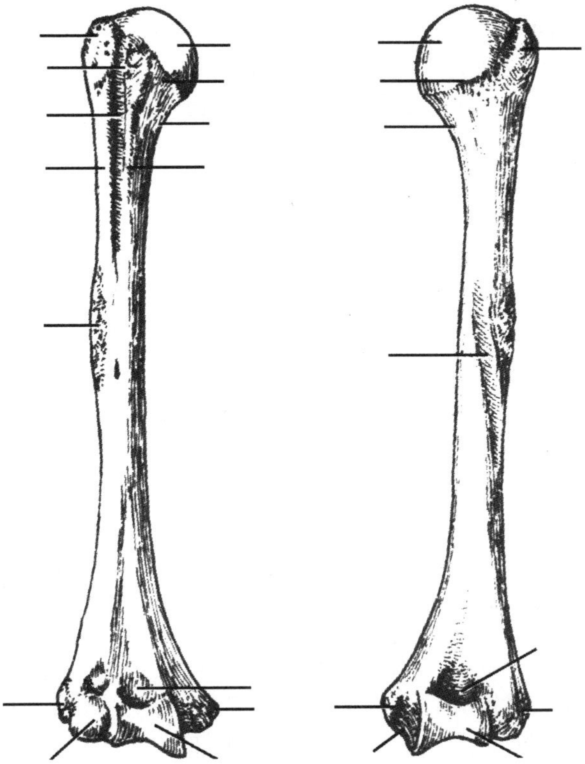

图Ⅰ-13　肱骨

（文乐军）

实验五　下　肢　骨

【目的要求】

1. 掌握下肢骨的名称和位置。
2. 掌握髋骨、股骨、胫骨、腓骨的主要结构。
3. 了解足骨的种类、名称和排列。
4. 掌握下肢骨的重要骨性标志。

【实验材料】

1. 完整骨架、全套离体下肢骨（髋骨、股骨、胫骨、腓骨、足骨及骨盆）。
2. 模型　骨盆、足骨模型。
3. 挂图　图Ⅰ-19 髋骨、图Ⅰ-20 股骨及小腿骨、图Ⅰ-22 骨盆。

【注意事项】

1. 在观察各下肢骨时，注意方位，分清各骨的上下、前后和内、外侧，尤其是髋骨的方位。经常对照完整骨架学习。

2. 观察足骨时，分清上下和内、外侧，在串连好的足骨上进行观察。观察时，不要随意扭曲足骨的金属丝连接处，以免造成标本损坏。

【实验内容】

一、下肢骨的组成

每侧下肢带骨：髋骨 1 块（由髂骨、坐骨、耻骨组成）。

每侧自由下肢骨：股骨、髌骨、胫骨、腓骨各 1 块，跗骨 7 块，跖骨 5 块，趾骨 14 块。

二、下肢带骨——髋骨

髋骨为不规则骨，幼年时，下肢带骨由髂骨、耻骨、坐骨组成，3 骨借软骨连结在一起。约 16 岁时，3 骨之间的软骨骨化，融合成一个骨，即髋骨。

对照骨架及教材中的髋骨图，找到离体的髋骨进行观察。髋骨上部呈扇形的骨板，名髂骨翼。下部有一个大孔，名闭孔，外侧面于闭孔的上方有一圆形深窝，名髋臼。髂骨翼内面的后部有一呈耳形的关节面，名耳状面，其表面凹凸不平。根据上述各特点（上宽而薄名髂骨翼；下有一孔，名闭孔；外有一深窝，名髋臼；上部后方有一耳形的关节面，名耳状面），判断你观察的髋骨是哪一侧的，然后对照骨架上的髋骨验证你的判断是否正确。

现在按解剖方位准确地摆好离体髋骨（注意：髋骨的髂前上棘与耻骨结节于同一冠状面上），分清它的上下、内外、前后。这是顺利地观察髋骨的重要基础，不能马虎。在幼年髋骨或涂色的成人髋骨标本上观察，可见髋臼是由 3 个骨构成。其上部属于髂骨，前下部属于耻骨，后下部属于坐骨。3 骨参与构成髋臼的部分是它们的体部。

1. 髂骨　最大，形成髋骨的后上部，主要由髂骨体和髂骨翼两部分构成。

体：位于髂骨的下部，肥厚而不规则，参与组成髋臼的上 2/5，已如前述。

翼：由体向上延伸，宽阔而扁薄，其上缘较长，略增厚，名髂嵴，髂嵴的前端叫髂前上棘，后端叫髂后上棘。髂前上棘的下方有一伸向前的突起，名髂前下棘。髂后上棘的下方有髂后下棘。从髂前上棘沿髂嵴向后 5～7cm 处，髂嵴外侧缘肥厚突出，名髂结节。髂骨翼内面为浅凹的髂窝，窝的下界为弓状线，髂窝后下方有粗糙的耳状面，与骶骨相关节。耳状面下方的深凹，名坐骨大切迹，后上方的骨面凹凸不平，名髂粗隆。

2. 坐骨　分坐骨体和坐骨支两部分。

体：较肥厚，其上部参与构成髋臼的后下 2/5，下部后面有粗糙的坐骨结节。在坐骨结节的后上方有呈三角形突出的坐骨棘，坐骨棘上方的大凹陷，名坐骨大切迹，下方的小凹陷，名坐骨小切迹。坐骨体下端折向前、内、上方，续为较细的坐骨支，其末端与耻骨下支结合。

3. 耻骨　为一体和上、下两支。

体：参与构成髋臼的前下 1/5。由耻骨体向前、内、下方延伸的部分是耻骨上支，其上缘为一锐嵴，称耻骨梳，向后移行为弓状线，与弓状线交结处有一粗糙隆起，名髂耻隆起。耻骨梳的前下内侧端，终于离正中线约 2cm 的耻骨结节。耻骨结节向内侧是一条横行骨嵴，名耻骨嵴。耻骨上支其末端折转伸向后、下、外侧的部分是耻骨下支，耻骨下支与坐骨支连接，并参与围成闭孔。闭孔与髋臼之间的髋臼边缘的缺损处，名髋臼切迹。耻骨上、下支连接处的内侧面，是呈矢状位的椭圆形粗糙面，名耻骨联合面。同侧的耻骨下支与坐骨支连接形成耻骨弓，双侧耻骨弓之间的夹角是耻骨下角。

三、自由下肢骨

1. 股骨　位于股部，为人体最长的长骨，其长度约为身高的 1/4。对照骨架，找到离体股骨，认清它的上端和下端。股骨上端（近侧端）呈球形膨大的结构，名股骨头，与髋臼相关节。头的中央稍偏下有股骨头凹，股骨头外下的狭细部分，名股骨颈，借此可以区分股骨的内、外侧。股骨颈与股骨体交界处有两个隆起，其中外上方者较大，名大转子，内下方者较小，名小转子。大、小转子之间的骨面上，前方为一条粗糙线，叫转子间线；后面为一明显的骨嵴，名转子间嵴。

股骨体呈圆柱形，略向前凸。表面光滑，后面有一条纵行的粗糙的骨嵴，名粗线，沿粗线向上追索，粗线上端向上外移行为臀肌粗隆；下端向下分为两条线，两线间为较光滑的腘面。于粗线中点附近，有口朝下的滋养孔。

股骨下端向两侧膨大并向后方突出，分别叫股骨内侧髁和外侧髁。两髁后面之间为一深窝，叫髁间窝。两髁前面之间稍凹，有关节面，称为髌面，与髌骨相关节。内侧髁的内侧和外侧髁的外侧面上最突起的部分，分别称内上髁和外上髁。前者比后者大而明显。于内上髁上方的一小突起，名收肌结节。

2. 髌骨　略似三角形，是人体最大的籽骨，对照骨架找到离体的髌骨，观察它的周围形态。髌骨前面粗糙，后面呈光滑的关节面，该面被一纵行的隆起分为内、外侧两部，外侧部大，内侧部小，与股骨髌面相接。髌骨上宽下尖。

3. 胫骨　在骨架上观察，小腿有两个骨，内侧较粗大的是胫骨，外侧较细小的是腓骨。找到离体的胫骨标本观察。胫骨的上端比下端大，下端的内侧向下伸出一个突起，名内踝。胫骨体呈三棱形，最突出的缘是前缘，根据以上 3 点（上大下小、前缘突出、内踝），辨别你观察的胫骨标本是哪一侧的。

胫骨的上端（近侧端）向内、外侧膨大较多，向前、后方膨大较少。上端向内侧的膨大，名内侧髁；向外侧的膨大，名外侧髁。两髁之间关节面有粗糙的小隆起，名髁间隆起。外侧髁后面稍下方有一小的关节面，名腓关节面，其与腓骨头相关节。胫骨前缘的上端有一粗糙的隆起，名胫骨粗隆。

胫骨体的外侧缘，名骨间缘。后面的上份有一由外上斜向内下的粗糙线，名比目鱼肌线。

胫骨下端（远侧端）的下面和内踝的外侧面都是关节面，与距骨滑车相关节。下端的外侧有略凹的腓切迹，与腓骨相接。

4. 腓骨　腓骨细长，位于胫骨对侧偏后方，对照骨架找到离体的腓骨。腓骨两端虽均膨大，但上端膨大较宽短，名腓骨头，其内上方有腓骨头关节面与胫骨相关节。头下为缩细的腓骨颈。腓骨的下端名外踝，呈锥形，比内踝长而显著。其内侧面有一个关节面，名外踝关节面，与距骨相关节，关节面的后方有一略深的窝，名外踝窝，朝向后内。试分辨你观察的腓骨是哪一侧的。

5. 跗骨　是位于足骨标本后份7块骨的总称，均属于短骨，包括有距骨，跟骨，足舟骨，内、中、外楔骨及骰骨。距骨上面有前宽后窄的关节面，称距骨滑车，与胫、腓骨下端相关节。它的前方是足舟骨，足舟骨前方是3块并列的楔骨。跟骨在距骨的后下方，其后端的粗糙隆起，名跟骨结节。骰骨位于跟骨的前方，足舟骨和楔骨的外侧。

为了便于记忆足骨的跗骨，总结如下：

“距”在上，“跟”在下，“跟”前“骰”，“距”前“舟”；

1、2、3“楔”外伴“骰”，“楔骨”又在舟前头；

牢记跗骨永不愁。

6. 跖骨　共5块，位于跗骨的前方，从外向内依次为第1～5跖骨。跖骨近侧端为底，中间为体，远侧端为头。第5跖骨底向后外侧突出的部分，名第5跖骨粗隆。

7. 趾骨　共14个，除蹞趾外，其它各趾都有近节趾骨、中节趾骨和远节趾骨，蹞趾没有中节趾骨。

以上跗骨、跖骨和趾骨合称足骨。

对照骨标本，在活体上摸清下列骨性标志：髂嵴，耻骨结节，髂前上棘，坐骨结节，股骨大转子，股骨内、外上髁，髌骨，胫骨粗隆，胫骨前缘及内侧面，腓骨头，内踝，外踝，跟骨结节。

【复习思考题】

1. 下肢骨由哪几部分组成？各包括哪些骨？
2. 描述幼年时髋骨由哪些骨组成，各骨有哪些主要的结构？
3. 于本人体表能摸到哪些下肢骨性标志？
4. 填图　图Ⅰ-14、图Ⅰ-15、图Ⅰ-16。

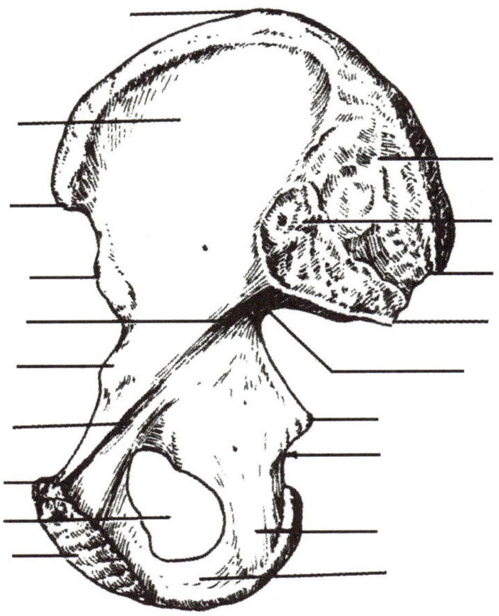

图Ⅰ-14　髋骨

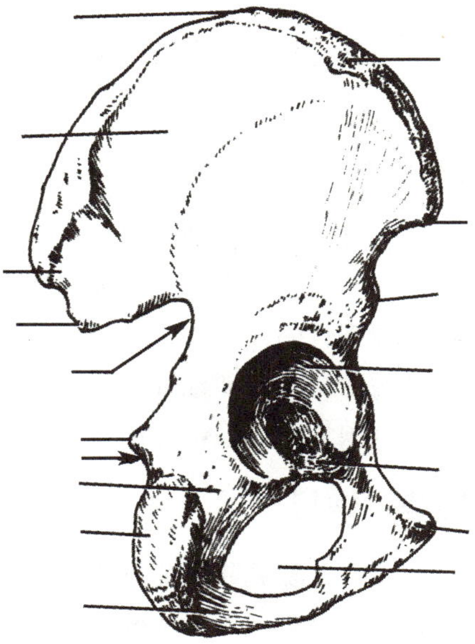

图Ⅰ-15　髋骨

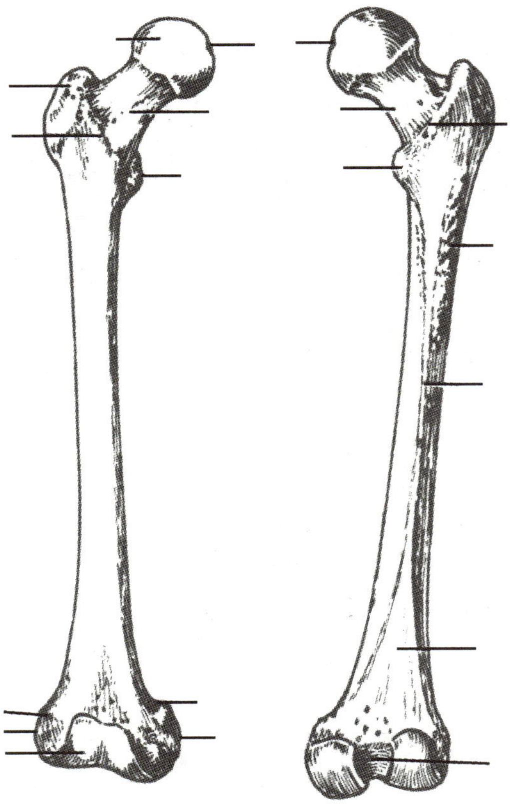

图Ⅰ-16　股骨

（文乐军）

实验六　骨连结总论、躯干骨的连结和颅骨的连结

【目的要求】

1. 了解骨连结的种类和名称。
2. 掌握关节的基本结构及辅助结构。
3. 掌握椎骨的连结，脊柱的形态、功能、运动。
4. 掌握肋与胸骨和椎骨的连结，胸廓的形态、运动与功能。
5. 了解颅骨的连结，掌握颞下颌关节的组成、结构特点与运动。

【实验材料】

1. 肩关节、膝关节示关节的构造和辅助结构。

2. 脊柱湿标本（部分从椎体与椎弓根相连处锯断）。第1颈椎与枕骨和第2颈椎的连结、骶骨和前臂骨间膜标本。

3. 肋与胸骨的连结（含第1肋与胸骨的连结、肋弓）、肋与胸椎的连结、胸廓瓶装标本。

4. 颅骨、下颌关节、婴儿颅和游离寰椎、枢椎、下颌骨标本。

5. 骨架。

6. 挂图　图Ⅰ-1全身骨骼（前面观）、图Ⅰ-2骨的构造、图Ⅰ-3脊柱全貌、图Ⅰ-4全部椎骨的形态、图Ⅰ-5椎骨的连结、图Ⅰ-6胸廓（前面观）、图Ⅰ-7肋骨及肋椎连结、图Ⅰ-8颅的前面及囟门、图Ⅰ-9颅及囟门的侧面观。

【注意事项】

1. 实验室所用湿标本已经消毒处理，福尔马林固定，标本无毒、无菌，只有低浓度的福尔马林气味。在许多学校的实验室，同学们观察的标本已改成了无刺激性的“保存液”浸泡，对人体无害。

2. 注意爱护标本，标本结构一般较脆弱，轻提轻放，系统解剖学实验属于验证性实验。看不到的结构，不能用刀去切割，请带教老师协助指点。

【实验内容】

一、骨连结总论

骨连结根据连结骨之间有无间隙，可分为直接连结和间接连结。

（一）直接连结

1. 纤维连结　骨间连结物为纤维结缔组织。观察前臂骨间膜、颅顶骨的缝、椎骨棘突间的棘突间韧带。

2. 软骨连结　骨间连结物为软骨，观察第1肋与胸骨之间的连结及椎体间的连结。

3. 骨性结合　骨间连结物为骨组织。观察骶骨、老年人颅盖骨。

（二）间接连结（关节）

1. 关节的基本结构　在切开关节囊的肩关节标本上观察。

（1）关节面：指骨与骨相连处的光滑面。关节面上多有薄层的关节软骨，颜色较白，与干标本比较一下。

（2）关节囊：包围在关节面周围的纤维结缔组织囊。关节囊分为外层粗糙的纤维层和内层光滑的滑膜层2层。

（3）关节腔：为关节囊滑膜层和关节软骨之间的密闭的间隙，标本上关节囊已切开，就表示关节腔已打开。

2. 关节的辅助结构　关节的辅助结构是指某些关节适应特殊功能的需要，而分化的一些特殊结构。

（1）韧带：由致密结缔组织构成，按与关节囊的关系，韧带可分为囊外韧带、囊内韧带、囊韧带3种。

先取关节囊未打开的膝关节标本，观察膝关节外侧的腓侧副韧带，可见它起自股骨外上髁，止于腓骨头。此韧带在关节囊外，是一种囊外韧带。在膝关节内侧有胫侧副韧带，是关节囊纤维层增厚而成，属囊韧带。

取关节囊切开的膝关节标本进行观察，可见关节囊内有两条韧带，前面一条较清楚，起于胫骨髁间隆起前方，连于股骨髁间窝外侧壁后份，名前交叉韧带，是一种囊内韧带。注意囊内韧带不在关节腔内，其表面覆盖有关节囊的滑膜层。

（2）关节内软骨：为存在于关节腔内的纤维软骨，有关节盘和关节唇两种形态。

关节盘：取切开的颞下颌关节观察，可见颞骨下颌窝、关节结节与下颌头之间有一盘状结构，分隔关节腔为上、下两部分，此名关节盘。关节盘由纤维软骨构成，中央薄，周缘厚，附着于关节的内面。取打开的膝关节进行观察，可见存在于关节内的纤维软骨板，呈半月形，称半月板，是关节盘的另一种形式。

关节唇：取切开的肩关节标本观察，可见在关节盂周缘有一窄带，颜色较深，称关节唇（在髋关节称髋臼唇）。关节唇由纤维软骨构成，有加深关节窝、增大关节面的作用。

二、躯干骨的连结

躯干骨通过骨连结形成了脊柱和胸廓。骶骨和尾骨还参与骨盆的组成。

（一）椎骨间的连结

1. 椎体间的连结　取脊柱湿标本观察，可见椎体与椎体之间稍显膨大而凸出，此处即介于椎体之间的椎间盘。

取从椎间盘处横断脊柱的标本观察。在断面上可见椎间盘周围由许多层同心排列的纤维环组成，坚韧而富有弹性；在椎间盘纤维环的中央部稍后方处，有一团白色的胶状物质，称髓核。

椎体和椎间盘的前方和后方，分别有纵行的扁平纤维带附着，分别称为前纵韧带和后纵韧带。后纵韧带较窄，可在除去椎弓的脊柱标本上进行观察。

2. 椎弓之间的连结　取锯除椎体的脊柱标本进行观察。

从前面看，可见各椎弓板之间有呈淡紫色（新鲜时呈黄色）的韧带，名黄韧带，此韧带纤维呈垂直方向。

从侧面看各棘突之间的结缔组织，叫棘间韧带。

从后面看，纵行覆盖各棘突末端的一条略宽的纤维结缔组织束，名棘上韧带。棘上韧带在项部增宽成膜状，改名叫项韧带。

在相邻两椎骨上、下关节之间，连结成关节突关节。

3. 寰椎与枕骨及枢椎间的关节

（1）寰枕关节：由枕髁与寰椎上关节凹构成。取骨标本观察，可见关节面为椭圆形，再取湿标本观察，见关节周围包有关节囊。此关节可使头作仰、俯和侧屈运动。

（2）寰枢关节：包括有3个独立的关节，1个在中间，2个在两侧。首先于离体骨标本上观察，寰椎与枢椎组成这3个关节的部位。可见寰枢正中关节由枢椎齿突与寰椎的齿突凹构成，两侧的关节由寰椎两个下关节面与枢椎两个上关节面构成。再取寰椎与枢椎标本观察，关节囊周围有韧带加强。寰枢关节的运动可使寰椎连同头部进行左、右转动。

（二）肋、椎间连结

取肋椎关节标本观察。

1. 肋头关节　此关节由胸椎椎体两侧的肋凹与肋骨头关节面构成。

2. 肋横突关节　此关节由胸椎横突肋凹与肋骨的肋结节关节面构成。肋头关节和肋横突关节总称为肋椎关节，轻轻转动肋骨后端，可见肋骨前端有小幅度的上升、下降运动。

（三）胸骨与肋间的连结

胸肋间的连结是指肋软骨与胸骨之间的连结，取胸肋关节的湿标本进行观察。首先辨认第1肋至第7肋，然后轻轻地逐个拨动第2至第7肋软骨，可见它们与胸骨之间有窄小的关节腔。第1肋与胸骨以软骨结合，没有间隙。第8至10肋软骨均不与胸骨直接连结，而是依次连于上位肋软骨，与第7肋软骨一起形成肋弓。

（四）脊柱与胸廓

1. 脊柱　由所有椎骨（颈椎7块、胸椎12块、腰椎5块）、1块骶骨和1块尾骨及其连结装置构成，在骨架上观察脊柱。

从侧面看，呈“S”形，有颈、胸、腰、骶4个生理弯曲，其中颈、腰2曲凸向前，胸、骶2曲凸向后。

从前面观，可见脊柱的椎体从上向下逐渐加大，到骶骨上部更宽大，至骶骨耳状面以下，椎体逐渐变小。

从后面观，可见由各部椎骨棘突形成一纵嵴。棘突在颈部较短，末端分叉。近水平位（注意第1、7颈椎）；胸部棘突较长，斜向后下呈叠瓦状；在腰部，棘突则呈短板状水平位伸向后方。

脊柱可作屈、伸、侧屈、旋转和环转运动（课后练习脊柱的各种运动）。

2. 胸廓　它由12个胸椎、12对肋和1个胸骨连结而成。观察骨架和结合瓶装标本学习，见胸廓略呈圆锥形，其上部较窄，下部较宽，左右径大于前后径，有上、下两口。胸廓上口向前下倾斜，由第1胸椎、第1肋及胸骨柄上缘围成。下口大，不规则，由第12胸椎、第11肋、第12肋、肋弓及剑突围成。两侧肋弓夹角，名胸骨下角。相邻两肋间的间隙，名肋间隙。胸廓除对胸腔内器官起支持、保护作用外，还参与呼吸活动。

三、颅骨的连结

各颅骨之间大多数以缝的形式和部分以软骨连结形式进行连结，仅有颞骨与下颌骨之间形成关节，即颞下颌关节。

在骨架上观察，可见颞下颌关节由颞骨的下颌窝、关节结节和下颌骨的下颌头组成。取颞下颌关节标本观察，轻轻拉动下颌骨可见其关节囊很松弛。再观察已切开关节囊的标本，向下拉下颌骨，可见下颌头与下颌窝之间有一块表面光滑的椭圆形的软骨板，将关节腔分隔成上、下两部分，此结构名关节盘，盘的四周与关节囊胶合。颞下颌关节属联合关节，两侧联动，可使下颌骨作上提、下降、前进、后退和侧移等运动。大家自己尝试一下，熟悉这些运动。

【复习思考题】

1. 关节的基本结构和辅助结构包括哪些？
2. 以脊柱的连结为例，简要地总结骨连结的类型。
3. 叙述胸廓的组成、形态、运动和功能。
4. 叙述颞下颌关节的组成、结构特点与运动形式。
5. 填图　图Ⅰ-17、图Ⅰ-18。

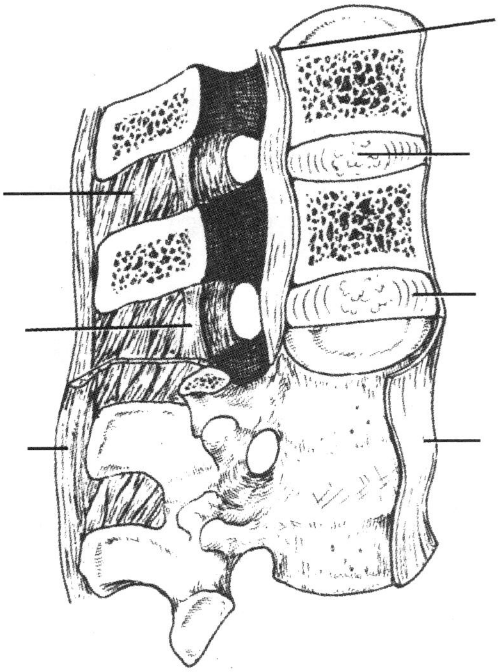

图Ⅰ-17　椎骨间连结

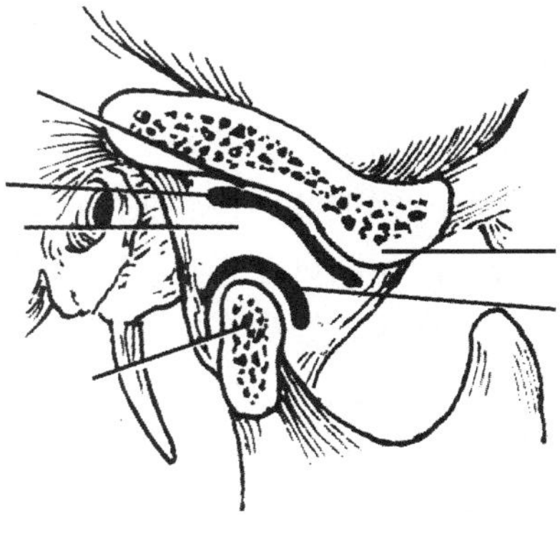

图Ⅰ-18　颞下颌关节

（文乐军）

实验七　上、下肢骨的连结

【目的要求】

1. 熟悉胸锁关节的组成与运动，了解肩锁关节的组成及运动。

2. 掌握肩关节、肘关节、桡腕关节的组成、结构特点及运动形式；熟悉胸锁关节、拇指腕掌关节的组成、结构特点及运动；熟悉前臂骨间的连结及运动；了解腕骨间关节、掌指关节和指间关节的组成及运动。

3. 掌握骨盆的组成、连结与正常方位及分部，了解骨盆的性别差异。掌握髋关节、膝关节、踝关节的构成、结构特点和运动形式。了解胫、腓骨的连结和足关节（熟悉跗横关节）的组成和运动。熟悉足弓的组成和功能。

【实验材料】

1. 上、下肢各主要关节（肩、肘、腕、髋、膝、踝关节），关节囊完整和关节囊切开标本。

2. 胸锁关节，桡、尺骨的连结，手骨的冠状切面（瓶装标本）。

3. 骨盆、耻骨联合（冠状切面）标本，胫腓骨连结标本，足骨的水平切面（瓶装标本），足弓标本。

4. 完整骨架，上、下肢散骨，串连手骨与串连足骨。

5. 挂图　图Ⅰ-16 肩关节、图Ⅰ-17 肘关节、图Ⅰ-18 手的连结、图Ⅰ-21 足骨及连结、图Ⅰ-22 骨盆、图Ⅰ-24 髋关节及骨盆韧带、图Ⅰ-25 髋关节、图Ⅰ-26 膝关节（1）、图Ⅰ-27 膝关节（2）、图Ⅰ-28 足的韧带。

【注意事项】

1. 重点观察上、下肢六大关节（肩、肘、腕、髋、膝、踝关节）的组成、结构特点。

2. 观察胸锁关节和桡腕关节时注意找到关节盘，查看尺骨下端与腕关节的关系。

3. 关节的运动可在未打开关节腔的标本上试作，然后在自己所在关节部位体会。

4. 关节囊薄，暴露在空气中容易干枯，课后将标本放入方盘内，并用湿尸布盖严。

【实验内容】

一、上肢骨的连结

（一）上肢骨的连结

1. 胸锁关节　取胸锁关节标本观察，可见它由锁骨的胸骨端和胸骨柄的锁切迹构成。关节腔内有关节盘，将关节腔分隔成外上、内下两腔。此关节可作 3 轴运动：沿矢状轴作上、下运动；沿垂直轴作前、后运动；沿额状轴作旋转运动。

2. 肩锁关节　在连有锁骨的肩关节标本上观察，可见此关节由锁骨的肩峰端与肩峰关节面构成。肩锁关节属微动关节，活动度小。

（二）自由上肢骨的连结

1. 肩关节　由肱骨头及肩胛骨关节盂构成。

（1）取未切开关节囊的肩关节观察，可见关节囊的内侧端附于肩胛骨关节盂的周围，外侧端附于肱骨的解剖颈。关节囊上部较紧，下部松弛。在关节的上部有喙肱韧带（起自喙突基部，止于肱骨大结节前部）。纤维外行跨过肩关节上部时与关节囊结合。在肱骨结节间沟内有一自关节囊内走出的肌腱是肱二头肌长头腱。在关节上方，还可以见到架于喙突与肩峰之间的喙肩韧带，此韧带与肩关节之间有一狭窄间隙，此韧带对于防止肩关节向上脱位有重要意义。

（2）取已切开关节囊后壁的肩关节标本观察肩关节内部结构，首先可见关节面，肱骨头呈半球面，肩胛骨关节盂呈凹面，凸面大，超过凹面；在关节盂的周围还可以见到一圈颜色较深的软骨环（由纤维软骨构成），名盂唇（关节唇，属关节的辅助结构），起加深关节盂的作用。关节囊内有一圆索状结构，是肱二头肌长头腱，起于盂上结节，向外越过肱骨头的上方，穿出关节囊，经肱骨结节间沟浅出。

在囊的下方却没有类似的韧带和肌腱纤维，成为肩关节的薄弱区域。故肩关节脱位常见肱骨头向下方脱出。

肩关节是典型的球窝关节，是人体运动幅度最大、最灵活的关节，可作 3 轴运动。

（3）在活体上进行肩关节运动观察。两位同学一组，甲立于解剖位，乙以一手压住甲的肩胛骨下角，另一手压住肩胛冈，令甲这一上肢作下列运动（注意：当关节作下列运动时肩胛骨也随同转动）。

屈：臂向前运动	伸：臂向后运动
展：使臂离正中平面	收：使臂靠向正中平面（实质上单纯的“收”只能使臂靠拢躯干）
内旋：使臂前面旋向内侧	外旋：使臂前面转向外侧
环转：实质上是屈、展、伸、收的联合运动（有序运动）	

2. 肘关节　它包括 3 个关节，即由肱骨滑车与尺骨滑车切迹构成的肱尺关节；肱骨小头与桡骨头凹构成的肱桡关节；由桡骨头环状关节面与尺骨的桡切迹构成的桡尺近侧关节。这 3 个关节共同包在一个关节囊内。

（1）取未切开关节囊的肘关节标本观察，可见关节囊的前、后壁薄弱，两侧有侧副韧带加强。置肘关节于屈位，见关节囊尺侧有一韧带，上起自肱骨内上髁，纤维向下行，分散止于尺骨滑车切迹的边缘。在关节囊外侧找到桡侧副韧带，此韧带上端起自肱骨外上髁，纤维向下行，同时分散而附着于桡骨环状韧带（此韧带不如尺侧副韧带明显）。

在关节囊外侧部下份可见半环状纤维束，包围桡骨头，名桡骨环状韧带。此韧带前、后端分别附于尺骨桡切迹的前、后边缘，共同围成环状，桡骨头即嵌在此环中，并在此环中沿纵轴旋转。

（2）取已切开关节囊的标本重新观察桡侧副韧带、尺侧副韧带、桡骨环状韧带及肱骨与桡、尺骨相连结的情况。

由于受肱尺关节的滑车的限制，故肘关节主要是在冠状轴上作屈伸运动。

3. 前臂骨的连结

（1）桡尺近侧关节：于肘关节上已观察过。

（2）前臂骨间膜：存在于桡、尺两骨之间，为一薄层致密的纤维结缔组织膜。

（3）桡尺远侧关节：取手部关节标本观察，可见该关节由尺骨头环状关节面和桡骨的尺切迹构成，关节囊较薄弱。在已切开关节囊的腕关节标本上观察，可见在尺骨头下方与月骨、三角骨之间有一块呈三角形的关节盘，此关节盘附着于桡骨尺切迹下缘和尺骨茎突的根部，分隔桡尺远侧关节腔与桡腕关节腔。

4. 手骨的连结

（1）桡腕关节：或称腕关节，在已打开桡腕关节囊的标本上观察，可见此关节的近侧关节面由桡骨腕关节面和尺骨头下方的关节盘下面构成，远侧关节面由手舟骨、月骨、三角骨近侧面构成（注意：尺骨与豌豆骨不参与桡腕关节的构成）。关节囊松弛，周围有韧带加强。桡腕关节可作屈、伸、展、收及环转运动。

（2）腕骨间关节：在手部关节冠状切面标本上观察，位于腕骨之间，属微动关节，一般和桡腕关节同时运动。

（3）腕掌关节：由远侧列腕骨与5个掌骨底构成。除拇指腕掌关节外，其余各腕掌关节彼此连结紧密，活动范围小。拇指腕掌关节由大多角骨与第1掌骨底构成，取手骨标本观察，可见两骨的关节面均呈马鞍形，第1掌骨掌面对向内侧，不与其它掌骨处于同一平面。再取湿标本观察，见关节囊广阔而松弛。拇指的腕掌关节能做屈、伸、收、展、环转和对掌运动。

（4）掌指关节：共5个，对照手骨标本观察，可见掌指关节由掌骨头与近节指骨底构成。再取湿标本观察，可见关节两侧有韧带加强，可作屈、伸、收、展和环转运动，第2～5指的展、收运动以中指的中轴为准，偏离此轴为展，向此轴靠拢为收。拇指的掌指关节只能作屈、伸运动。

（5）指骨间关节：共有9个，属滑车关节，关节囊松弛、薄弱，两侧有副韧带加强，只能作屈、伸运动。

二、下肢骨的连结

（一）下肢带骨的连结

1. 骶髂关节　此关节由骶骨和髋骨的耳状面构成，关节面凹凸不平，彼此结合很紧密，关节囊紧张，周围有坚强的韧带固定，因而关节几乎不能运动。

2. 骶骨与坐骨间的韧带连结　在湿标本后面观察，可见一强大的纤维束，连于坐骨结节与骶骨及尾骨边缘，为骶结节韧带。此外，另有一横行韧带从坐骨棘向内侧，经骶结节韧带的前面连于骶骨边缘，名骶棘韧带。这两条韧带与坐骨大切迹围成的孔，名坐骨大孔；与坐骨小切迹围成的孔，名坐骨小孔。各孔均有神经、血管通过。

3. 耻骨联合　在干骨盆标本上观察，两侧的耻骨联合面借纤维软骨性耻骨间盘（骨标本中以泡沫塑料片、乳胶纱布或橡皮材料代表之）相连结，称耻骨联合。对照湿标本耻骨联合冠状切面进行对比观察。

4. 骨盆　取骨盆湿标本观察，可见骨盆由左、右髋骨，骶骨和尾骨借上述连结而成。骨盆借界线分为大骨盆和小骨盆两部分。界线是由骶岬、弓状线、耻骨梳、耻骨嵴及耻骨联合上缘构成的环状线。大骨盆围成的腔浅而大，是腹腔的一部分，小骨盆围成的腔叫盆腔。小骨盆有上、下两口，上口由界线围成，下口高低不平，由耻骨联合下缘、双侧的耻骨弓、坐骨结节、骶结节韧带和尾骨尖围成。

骨盆的解剖位置：双侧的髂前上棘和双侧耻骨结节位于同一冠状面上。

男、女骨盆有较大差异，对照教材进行比较。

（二）自由下肢骨的连结

1. 髋关节　由髋臼和股骨头构成。

（1）取未切开的髋关节囊的标本观察，其关节囊的内侧附于髋臼周围，外侧前方附于转子间线，后方附于股骨颈后方中、外 1/3 交界处。关节囊紧张而坚韧，囊的周围部有韧带加强，其中以前方的髂股韧带最为强大，它起于髂前下棘，呈“人”字形跨过关节囊前方向下附于转子间线，深面与关节囊紧密结合。

（2）取已切开关节囊的标本观察，可见髋臼为一较深的窝，股骨头的大部分均纳入髋臼内，髋臼边缘可见一条颜色较深的纤维软骨环，即髋臼唇。在髋臼切迹上架有髋臼横韧带，从髋臼横韧带连至股骨头凹的索状结构，名股骨头韧带，内有营养股骨头的血管经过。

髋关节可在 3 个互相垂直的轴上运动。试在自体上作髋关节的屈、展、伸、收、旋转和环转运动，与肩关节运动相同，但运动幅度不及肩关节。

2. 膝关节　由股骨下端、胫骨的上端和髌骨连结而成（注意腓骨不参与）。

（1）取未切开膝关节囊的标本观察，关节囊薄而松弛，在关节前上方有粗大的肌腱连到髌骨上缘，即股四头肌肌腱。从髌骨下端向下行，止于胫骨粗隆的一条坚强的韧带，名髌韧带。在关节的内侧面有一条宽的结缔组织带，名胫侧副韧带，它与关节囊融合在一起；在外侧，可见一条圆索状的韧带，从股骨外上髁连到腓骨头，名腓侧副韧带，此韧带与关节囊之间隔有空隙。

（2）取切开膝关节囊的标本观察

①将膝关节标本扳成屈位，从前面观察，在股骨内、外侧髁之间可看到两条韧带，前、后交叉韧带。前交叉韧带连于胫骨髁间隆起的前部与股骨外侧髁的内侧面；后交叉韧带连于胫骨髁间隆起的后部与股骨内侧髁的外侧面。前交叉韧带在前面切开关节囊的标本上观察时明显，而后交叉韧带，在后面切开关节囊的标本上观察时明显。

②寻找夹于股骨髁与胫骨髁之间的两块关节内软骨。屈膝关节并从软骨上面观察，可见这两块软骨呈半月形，故称作半月板。介于两骨内侧髁之间的，称内侧半月板，介于两骨外侧髁之间的，称外侧半月板，两半月板周缘厚，与关节囊结合。注意内侧半月板与胫侧副韧带相连，外侧半月板则不与腓侧副韧带连结，它们的两端借韧带附于胫骨的髁间隆起。内侧半月板比外侧半月板略大，呈“C”形；外侧半月板呈“O”形，内缘薄而游离。

膝关节可作屈、伸运动，当膝半屈位时，它还可作轻度的旋转运动。

3. 胫腓骨之间的连结　即小腿骨之间的连结，包括胫腓关节、小腿骨间膜和胫腓连结。

（1）胫腓关节：由胫骨上端的腓关节面和腓骨头关节面构成，周围有关节囊及韧带，连结很紧。

（2）小腿骨间膜：连于胫腓两骨的体之间的纤维膜，纤维方向由内上斜向外下行。

（3）胫腓连结是由胫骨腓切迹和腓骨下端借强韧带连结而成，因此两骨被固定在一起，几乎没有任何运动。

4. 距小腿关节　又称踝关节，取小腿及足骨标本观察，此关节系由胫骨和腓骨的下端关节面和距骨滑车关节面连结而成。再取湿标本观察，关节囊前、后部松弛，两侧有韧带加强，内侧三角韧带较厚实，外侧韧带较薄弱。踝关节的运动主要为屈（跖屈），足尖向下；伸（背屈），足尖向上。

5. 跗骨间关节　为跗骨各骨之间的关节，以距跟关节、距跟舟关节和跟骰关节较为重要，后两个关节合称为跗横关节，关节呈“S”形，临床上可在此关节行足离断术。于足的水平切面上（瓶装标本）进行观察。

6. 跗跖关节　由3个楔骨、1个骰骨和5个跖骨的底构成，属微动关节。于足的水平切面上（瓶装标本）进行观察。

7. 跖趾关节　由跖骨的头与近节趾骨底构成，于足的水平切面上进行观察。跖趾关节可作屈、伸、展、收运动。趾的展、收运动以第2趾中线为准。

8. 趾骨间关节　由相邻趾骨的底和滑车构成。于足的水平切面上进行观察。该关节可作屈、伸运动。

9. 足弓　跗骨和跖骨借韧带及肌腱牢固相连，使足底构成上凸的弓形，名足弓。在足弓的标本上观察，从内侧面看，跟骨、距骨、足舟骨、3个楔骨、第1～3跖骨形成前后方向的拱，叫内侧纵弓；从外侧面看，跟骨、骰骨、第4～5跖骨也形成一个前后方向的拱，叫外侧纵弓；从足底面看，3个楔骨、骰骨及5个跖骨的后份组成一个内、外侧方向向上的拱，叫横弓。足弓包括此3个弓。维持足弓的因素及足弓的生理意义，参阅教材。

【复习思考题】

1. 以肩关节为例说明运动的形式与运动轴的关系。

2. 叙述膝关节的组成、结构特点及运动形式。

3. 简述腕关节的组成、结构特点与运动形式。

4. 肩关节与髋关节运动形式一致，你能从两关节的结构特点，来说明前者运动的灵活而后者运动的稳固性吗？

5. 填图　图Ⅰ-19、图Ⅰ-20。

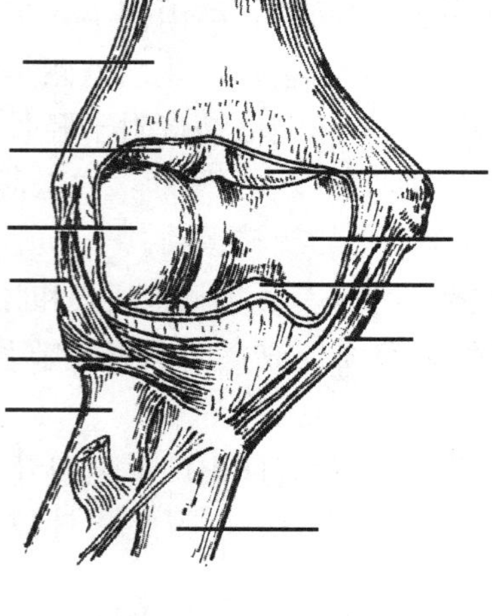

图Ⅰ-19　肘关节

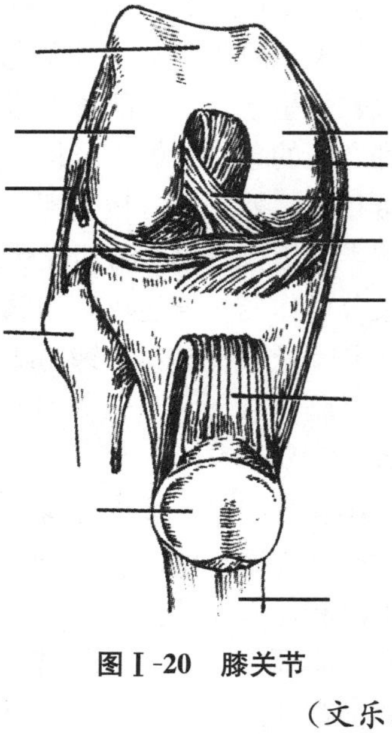

图Ⅰ-20　膝关节

（文乐军）

实验八 肌学总论和颅颈肌

【目的要求】

1. 掌握肌的形态分类、肌的构造、肌的起止。
2. 熟悉肌的配布形式和肌的辅助结构。
3. 了解表情肌的分布特点和功能意义。
4. 了解咀嚼肌的组成，熟悉咬肌、颞肌的位置、起止和功能。

【实验材料】

1. 面部浅层结构标本。
2. 颈浅层、中层、深层肌及咀嚼肌瓶装标本。
3. 四肢横切面标本。
4. 胸上肢肌、下肢肌标本和整尸标本。
5. 手指腱滑膜鞘标本。
6. 模型　面部浅层、深层结构，颅颈肌模型。
7. 挂图　图Ⅰ-33 头肌（侧面观 1）、图Ⅰ-34 头肌（侧面观 2）、图Ⅰ-35 颈肌（前面观）、图Ⅰ-36 颈肌（侧面观 1）、图Ⅰ-37 颈肌（侧面观 2）、图Ⅰ-38 颈深肌群和翼肌。

【注意事项】

1. 表情肌以模型为主，配合标本进行观察。
2. 头面部肌多数细小，而且多留有神经、血管等浅层结构，观察时动作必须轻巧。
3. 实验前复习下列骨性标志：枕外隆凸、上项线、颞骨乳突、第 7 颈椎棘突。

【实验内容】

一、肌学总论

（一）肌的基本形态

肌按其外形大致可分为长肌、短肌、扁肌和轮匝肌。

1. 长肌　主要分布于四肢，在四肢标本上观察，如肱二头肌、股四头肌。

2. 短肌　多位于躯干深层，短而小，收缩幅度小，如肋间内、外肌。

3. 扁肌（阔肌）　多位于躯干浅层，除有收缩功能外，还有保护腔内脏器的作用，如背阔肌，腹内、外斜肌，于整尸标本上观察。

4. 轮匝肌　呈环形，位于孔裂周围。在头面观察面肌，如围绕眼、口裂周围的眼轮匝肌和口轮匝肌。

（二）肌的构造

包括有肌腹和肌腱两部分。观察臂部肌标本，以肱二头肌为例，中间带红色的由肌纤维构成，名肌腹，具有收缩功能；两端色银白、坚韧，附着于骨的部分，名肌腱，由致密结缔组织构成，无收缩功能，仅起传递力的作用。长肌的肌腱可呈扁带状、索条状。扁肌的肌腱宽阔扁薄，名腱膜。可分别于四肢肌和躯干肌标本上观察。

（三）肌的起止点和配布

1. 肌的起止点　于胸上肢肌标本上进行观察，肌的起止点通常以肌靠近身体正中矢状面或四肢近侧端的附着点称起点；肌远离正中矢状面或四肢远侧端的附着点为止点。如胸大肌在胸前壁的附着点、肱二头肌在肩胛骨上的附着点为起点。两者于肱骨上的附着点为止点。肌收缩时，一般是止点向起点移动。若止点固定，肌收缩时，其起点向止点移动。

2. 肌的配布　肌的配布形式和数目与关节的运动轴关系密切，取上肢肌进行肘关节运动的观察。肘关节主要是沿冠状轴运动，因此在关节周围有两组肌，即在冠状轴前面的屈肌和在冠状轴后面的伸肌。处于冠状轴同一侧的一组肌，功能相同，称协同肌。处于肘关节前、后面的屈肌和伸肌，即冠状轴的相对面的两组肌，功能相反，互为拮抗肌。

（四）肌的命名

其方法很多，可根据其形态、位置、起止点、作用、大小、长短和肌束方向等命名。

按形态命名：斜方肌、三角肌等。

按位置命名：冈上肌、冈下肌、肩胛下肌等。

按起止点命名：胸锁乳突肌、肩胛舌骨肌等。

按作用命名：咬肌、旋后肌等。

肌的命名更多的是按肌的综合特征进行命名，如根据位置和大小综合命名的有：胸大肌、胸小肌、臀大肌等；根据位置和肌纤维方向命名的有：腹外斜肌、腹内斜肌、腹直肌等；也有根据位置、肌的长短和作用命名的，如桡侧腕长伸肌、桡侧腕短伸肌等。

（五）肌的辅助结构

这里我们只观察筋膜，肌的其他辅助结构留待学习具体肌和局部解剖学实验时再观察。取四肢横切面标本进行观察，皮肤的深面是一层浅黄色的脂肪组织，名浅筋膜（又称皮下组织）。在浅筋膜深面有一层坚韧的结缔组织膜，名深筋膜（又称固有筋膜）。深筋膜不仅位于浅筋膜的深面，还伸入至肌与肌之间，肌群与肌群之间。深入肌群之间并附于骨上的深筋膜称肌间隔；包裹肌群的深筋膜称筋膜鞘；包裹神经、血管的深筋膜，形成血管神经鞘。

二、颅颈肌

颅颈肌包括颅肌和颈肌。

（一）颅肌

颅肌包括面肌和咀嚼肌。

1. 面肌　此组肌较细、薄弱，大多数一端起于骨，另一端附于皮肤深面，故观察时对着模型和面部浅层结构标本，只须了解其名称、部位即可。

（1）枕额肌：位于颅顶中线两侧。由附着于枕骨的枕腹、止于额部皮肤的额腹及连于两者之间的帽状腱膜所组成。额腹收缩时可提睑扬眉，出现额纹。

（2）眼轮匝肌：为椭圆形薄肌，绕于眼裂与眶周围，主要作用是闭眼。

（3）口轮匝肌：环绕口裂的周围，主要作用是闭口。

（4）颊肌：在口角两侧，面颊深部。可使口角拉向两侧，单侧收缩使口角拉向同侧。

同时它构成口腔侧壁的一部分，收缩时使颊紧贴牙和牙龈，帮助吸吮。

2. 咀嚼肌　咀嚼运动主要是下颌关节的运动，咀嚼肌是下颌关节的运动肌，共4对。

(1) 咬肌：呈方形，起自颧弓，肌纤维斜向后下方，止于下颌骨的咬肌粗隆和下颌支的外侧面，此肌收缩时上提下颌骨（闭口），咬肌是强有力的闭口肌。在面部浅层结构标本上容易看到咬肌，在活体上也易摸清咬肌的轮廓，尤其当咬紧牙关时更易摸清，并能看到它的轮廓。

(2) 颞肌：为扇形肌，起自颞窝，下行渐集中，经颧弓深面，止于下颌骨的冠突。此肌也是一块强大的闭口肌，在标本上可看到。在活体上，交替咬紧放松牙关时，可以在颞部摸清它的轮廓。

(3) 翼内肌：在面部深层结构示咀嚼肌的标本上观察，主要起自翼突，止于下颌角内面。收缩时可提下颌骨，并使下颌骨向前。

(4) 翼外肌：在面部深层结构示咀嚼肌的标本上观察，在颞下窝，起自蝶骨大翼的下面和翼突外侧板，肌纤维向后外行，止于下颌颈。此肌收缩可拉同侧下颌支向前，在下颌关节的前伸和侧向运动中发挥作用。

（二）颈肌

1. 颈阔肌　于特制的颈部标本上观察或参考挂图理解。该肌位于颈前两侧的浅筋膜中，属皮肌（有的标本残存不完整）。

2. 胸锁乳突肌　取颈部湿标本和模型观察。它是很重要的一块标志性肌，位于颈前部两侧，由内、外侧头分别起于胸骨柄和锁骨内侧端，纤维行向后上，止于颞骨乳突。在活体上如将面转向右侧，则左侧该肌隆起很明显，特别是起点两头看得很清楚。此肌一侧收缩，使头倾向同侧而面向对侧回旋，双侧肌同时收缩，使头后仰。

3. 舌骨上、下肌群　为舌骨上方和下方的数块小肌。

(1) 舌骨上肌群：包括4对，即二腹肌、下颌舌骨肌、颏舌骨肌和茎突舌骨肌，这4块肌的主要作用是拉舌骨向上。

(2) 舌骨下肌群：包括4对，即胸骨舌骨肌、胸骨甲状肌、甲状舌骨肌和肩胛舌骨肌，这4块肌的主要作用是下拉舌骨。

4. 颈深肌群　包括外侧群和内侧群，在瓶装的颈深层肌标本上进行观察，看清第1、2肋和颈椎。

(1) 外侧群：包括前、中、后斜角肌，均起于颈椎横突，前、中斜角肌止于第1肋，后斜角肌止于第2肋。前、中斜角肌与第1肋围成的三角形间隙，称斜角肌间隙，内有锁骨下动脉和臂丛穿过。两侧同时收缩有助深吸气的作用。

(2) 内侧群：于颈椎的前面，有头长肌和颈长肌，有低头、屈颈的作用。

【复习思考题】

1. 何谓肌腱、腱膜、筋膜、腱鞘和滑膜囊？
2. 在肌标本观察时，怎样判断肌的功能？
3. 谈谈面肌的起止和功能。
4. 咀嚼肌包括哪4对？各有何作用？
5. 舌骨上、下群肌包括哪些？说明它们的主要作用。

6. 什么叫斜角肌间隙？

7. 填图　图Ⅰ-21、图Ⅰ-22、图Ⅰ-23。

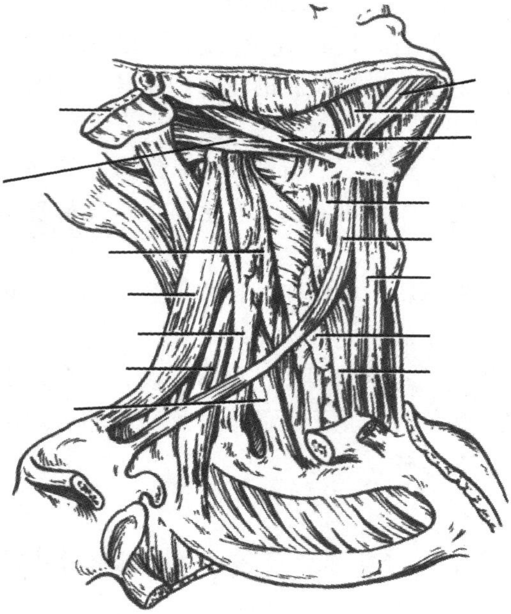

图Ⅰ-21　颈肌侧面

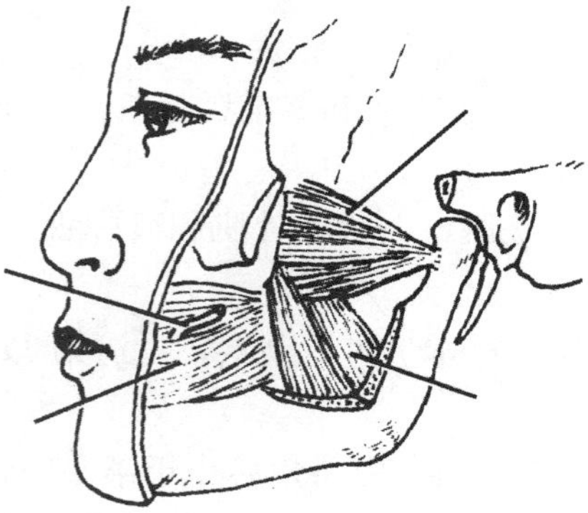

图Ⅰ-22　咀嚼肌

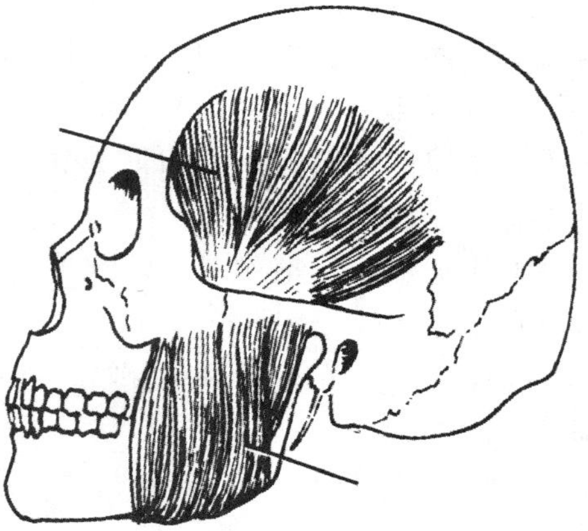

图Ⅰ-23　咀嚼肌

（刘阳名）

实验九　躯　干　肌

【目的要求】

1. 了解躯干肌的分部和分层概况。

2. 掌握斜方肌、背阔肌的位置和主要功能。

3. 掌握胸上肢肌、胸固有肌的名称、位置和功能。

4. 掌握膈肌的形态、起止点、作用和3个裂孔的位置、名称及通过的结构。

5. 掌握腹肌的层次、名称、位置和作用。

6. 了解腹直肌鞘、腹股沟管的构成。

【实验材料】

1. 整尸标本。

2. 离体膈肌、带腹后壁下肢肌标本。

3. 腰部横切面标本。

4. 完整骨架。

5. 挂图　图Ⅰ-29全身体表肌（前面观）、图Ⅰ-30全身体表肌（后面观）、图Ⅰ-31背肌（1）、图Ⅰ-32背肌（2）、图Ⅰ-39胸腹壁的肌肉（1）、图Ⅰ-40胸腹壁的肌肉（2）、图Ⅰ-41前锯肌、图Ⅰ-42腹直肌鞘、图Ⅰ-43膈和腹后壁肌。

【注意事项】

1. 实验前先复习下列骨性标志：肩胛冈、肩峰、胸骨角（及与胸骨角相对应的第2肋）、髂前上棘、髂后上棘、耻骨联合、耻骨结节、髂嵴等。

2. 腹后壁肌有腰方肌、腰大肌，腰大肌属下肢肌，放在此处进行观察。

3. 腹直肌鞘、腹股沟管等，只要了解位置、概念，在局部解剖学还要进行学习。

【实验内容】

躯干肌包括背肌、胸肌、膈、腹肌、盆底肌（放入局部解剖学学习）。

一、背肌

在整尸标本背侧进行观察。先将各肌放还原位，然后观察背部肌。

1. 斜方肌　在颈部（颈后面）和背上部，可见每侧有一呈三角形的扁平大片的肌，它就是斜方肌。此肌起点广泛，从枕外隆凸向下直到第12胸椎棘突（包括项韧带后缘、所有胸椎棘突）都是它的起点，肌束向外侧集中止于肩胛冈，肩峰和锁骨外侧1/3。

作用：整块肌收缩使肩胛骨向脊柱靠拢，上部肌纤维收缩，上提肩胛骨，使肩胛骨外旋；下部肌纤维收缩，可使肩胛骨向下。若肩胛骨固定不动，一侧肌收缩可使颈屈向同侧，面转向对侧，双侧肌同时收缩可使头后仰。

2. 背阔肌　背部浅层下部，可见另一扁平大片肌，是背阔肌。此肌上部被斜方肌掩盖一部分，它起自第7～12胸椎棘突、所有腰椎棘突、髂嵴后部和骶骨后面。其下部呈大片腱膜，借此连于下部的起点。肌束向外上方集中，止于肱骨小结节嵴（将上肢向外侧牵开进行观察）。

作用：使肩关节内收、旋内和后伸，如背手姿势。

3. 肩胛提肌　找到肩胛骨上角，附着于此角的一块肌是肩胛提肌。它起于上 4 个颈椎的横突，斜向外下方止于肩胛骨上角。

作用：上提肩胛骨。

4. 菱形肌　把已切断的斜方肌翻开，在肩胛骨内侧缘和脊柱之间看到一块呈菱形的肌，就是菱形肌。此肌内侧部较高，起于下 2 个颈椎和上 4 个胸椎棘突；外侧部较低，止于肩胛内侧缘。

作用：拉肩胛骨向内上。

5. 竖脊肌　属于背部深层肌，把已经切开的斜方肌、菱形肌、背阔肌下部的腱膜翻开，位于棘突两侧的脊柱沟内，为两条强大的纵行长肌就是竖脊肌。此肌下端附于骶骨背面和髂嵴后部，上端达颞骨乳突，中途分出许多肌束附于椎骨和肋骨。

作用：能使脊柱后伸和仰头。

6. 胸腰筋膜　是指包在竖脊肌周围的，由深筋膜形成的鞘状结构。它在腰部最发达，可分浅、深两层，位于竖脊肌后面的是浅层，前面的是深层，胸腰筋膜浅层与背阔肌的腱膜紧密结合。浅、深两层在竖脊肌的外侧缘相互连续（在腰部横切面标本上观察）。

二、胸肌

将整尸标本翻转，从前面和侧面观察胸肌，胸肌包括有胸上肢肌和胸固有肌。

（一）胸上肢肌

1. 胸大肌　从胸前壁进行观察，覆盖于胸前壁大部，呈扇形的一块肌，名胸大肌。它起自胸骨和上 6 个肋软骨及锁骨内侧半，肌束向外侧集中，以扁腱止于肱骨大结节嵴。

作用：使肩关节内收、屈和旋内。当上肢固定，该肌可上提躯干，也可提肋助吸气。

2. 胸小肌　将已切断的胸大肌翻开，即可看到胸小肌，它起自第 3～5 肋骨，向外上行止于喙突。

作用：拉肩胛骨向前下方，当肩胛骨固定时，可提肋助吸气。

3. 前锯肌　将上肢外展，可见胸廓的外侧附有一块扁肌，仔细观察它的前缘和下缘，呈锯齿状附于各肋，所以叫前锯肌。此肌以肌齿起于上 8（9）个肋骨，沿胸壁向后，经肩胛骨与胸壁之间向后内侧延伸，止于肩胛骨内侧缘（脊柱缘）。

作用：拉肩胛骨向前和紧贴胸廓。下部肌束使肩胛骨下角旋外助臂上举。

（二）胸固有肌

主要有肋间外肌、肋间内肌和肋间最内肌。

1. 肋间外肌　在胸前壁，肋间隙的浅部，肋软骨的外侧部位，起于肋骨下缘，可见肋间隙内的肌纤维从后上至前下，止于下 1 个肋的上缘，这就是肋间外肌。

2. 肋间内肌　在肋间隙的前部（肋软骨之间），肋间外肌为一片膜所取代，此膜称肋间外膜（肋间外韧带）。选择一处除掉了肋间外膜和肋间外肌的间隙，在此部位可见肋间内肌位于肋间外肌和肋间外膜的深面。肋间内肌后部肌纤维束只达肋角，自此向后为肋间内膜（肋间内韧带）所取代。肋间内肌肌纤维方向与肋间外肌肌纤维方向交叉，肋间内肌起于下 1 个肋的上缘，斜向前上，止于上 1 个肋的下缘。

3. 肋间最内肌　于胸壁内侧进行观察，起、止肌纤维方向与肋间内肌相同。不过其只占据肋间隙中部。

作用：肋间外肌提肋助吸气，肋间内肌和肋间最内肌降肋助呼气。

三、膈

膈位于胸腔与腹腔之间。在离体的膈肌标本上进行观察，可见膈是呈穹窿状的扁薄阔肌，其凸面朝上，构成胸腔的底壁，其凹面向下，构成腹腔的顶壁，膈的周围为“肌性部”，中部为腱性结构，称“中心腱”。

从膈的凹面进行观察，可见 3 个裂孔：①紧靠脊柱（第 12 胸椎）前方的一个是主动脉裂孔，约相当于第 12 胸椎的水平，两侧是膈的左、右脚，有主动脉和胸导管经过；②在主动脉裂孔的右前上方的是腔静脉孔，约相当于第 8 胸椎水平，有下腔静脉经过；③在主动脉裂孔的左前上方的是食管裂孔，约相当于第 10 胸椎水平，有食管和迷走神经经过。

作用：膈是主要的呼吸肌。

四、腹肌

包括有前外侧群（腹前外侧壁的肌）和后群（腹后群肌）。

（一）前外侧群

腹前外侧壁的肌有 4 对：1 对纵列于腹前壁正中线两侧的腹直肌；3 对宽阔的扁肌分 3 层排列于腹直肌两侧，由浅入深依次是腹外斜肌、腹内斜肌和腹横肌。在整尸标本上观察腹前外侧壁的肌。

1. 腹直肌　每侧腹直肌都被一腱性的鞘包裹，此腱性鞘名腹直肌鞘，鞘的前、后层于腹直肌的内、外侧缘互相融合。两侧的腹直肌鞘的内侧缘在前正中线处融合在一起形成的腱性结构，称白线。将腹直肌鞘前层翻开，可见在中线两侧各有一块上宽下窄纵行的肌肉，即腹直肌。其起于耻骨嵴，上行止于第 5～7 肋软骨及剑突的前面。在肌表面观察，可见到肌纤维被几个横行的腱性部分所中断，这几个横行的腱性部分，称腱划，每块腹直肌有 3～4 个腱划。

2. 腹外斜肌　为腹前外侧壁浅层的一块肌肉。它的肌腹位于后上外侧份，起于下 8 个肋的外侧面，起点呈锯齿形与前锯肌起点交错，肌束的走行方向与肋间外肌的方向一致。其内侧部和下部都是宽阔的腱膜，内侧部腱膜越过腹直肌浅面于腹中线处与对侧同名肌腱膜交合（或左、右两侧腱膜附着于腹白线）。下部腱膜，止于髂嵴前部，髂前上棘与耻骨结节，其张于髂前上棘与耻骨结节之间的部分，边缘向后上翻转而形成甚强的韧带，名腹股沟韧带。在耻骨结节的外上方，可见腹外斜肌腱膜裂开而出现一尖端向外上的三角形裂隙，这个裂隙叫腹股沟管皮下环。此环男性有精索通过，女性有子宫圆韧带通过。

3. 腹内斜肌　在腹外斜肌的深面，只需将腹外斜肌翻起，便可看到腹内斜肌的肌束方向与肋间内肌肌束一致，与腹外斜肌肌束交叉。此肌起于胸腰筋膜、髂嵴和腹股沟韧带外侧半，肌束呈扇形展开，行向内上，小部分止于第 10～12 肋，大部分移行为腱膜，于腹直肌外侧缘分为两层，包裹腹直肌，止于腹白线。

4. 腹横肌　是最内的一层肌，将腹内斜肌翻开，可见肌束方向基本上是横行的，这就是腹横肌。此肌起自下 6 个肋的内侧面、胸腰筋膜、髂嵴和腹股沟韧带外侧 1/3。肌纤维向内前行延续为腱膜，通过腹直肌后面止于腹白线。

腹横肌和腹内斜肌下部肌束呈弓形向内侧行走，越过男性精索或女性子宫圆韧带上方，于腹直肌外侧缘愈着在一起，续为腱膜，称腹股沟镰（又称联合腱），止于耻骨梳的内侧部(有一部分人的腹股沟镰，仅是由两肌的一些肌束互相结合而成，未成为腱性结构)。

腹内斜肌和腹横肌下缘发出少量肌纤维包绕精索和睾丸，参与形成提睾肌。

作用：上述各肌收缩，可以缩小腹腔，增加腹压，助排便、分娩、呼气等；还可使脊柱作前屈、侧屈和旋转运动。

（二）后群

腹后群肌有腰方肌、腰大肌和髂肌，后两者属下肢肌。

在腹后壁肌标本或下肢肌标本上观察腹后壁肌，从前面看，在腰段脊柱两侧，可见各有一条长肌由脊柱两侧向下外侧，名腰大肌。其上端起自腰椎体侧面和横突。位于髂窝内有一肌，呈扁形，名髂肌。它起于髂窝，下端与腰大肌会合，经腹股沟韧带深面下行，止于小转子。腰大肌和髂肌合称为髂腰肌。髂腰肌是髋关节的屈肌，属下肢肌，由于腰大肌位于腹后壁，故一并在此观察。在腰大肌外侧，可见一长方形扁肌，名腰方肌。该肌起于髂嵴后部，向上止于第 12 肋和腰椎横突。

作用：有下降和固定第 12 肋的作用，并使脊柱侧屈。

腹部筋膜、腹直肌鞘、腹白线、腹股沟管，只作概念、位置上的了解，详细内容于局部解剖学实验时学习。

【复习思考题】

1. 参与呼气和吸气运动的肌有哪些？
2. 哪些肌具有使头后仰的功能？
3. 叙述膈的起止点、形态、作用，膈的裂孔及通过的结构。
4. 解释白线、腹直肌鞘、腹股沟管及腹股沟韧带的含义，并于标本上指出这些结构。
5. 填图　图Ⅰ-24、图Ⅰ-25、图Ⅰ-26。

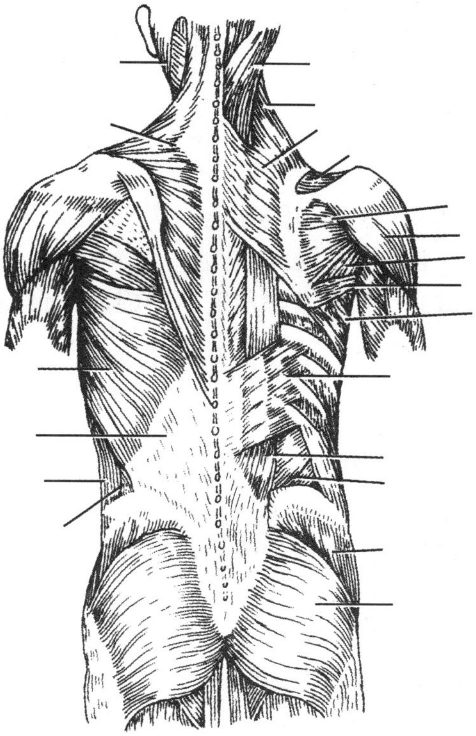

图Ⅰ-24　背肌

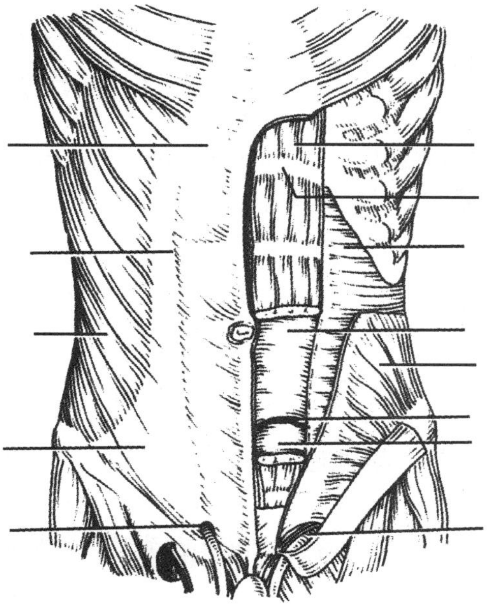

图Ⅰ-25　胸腹壁肌

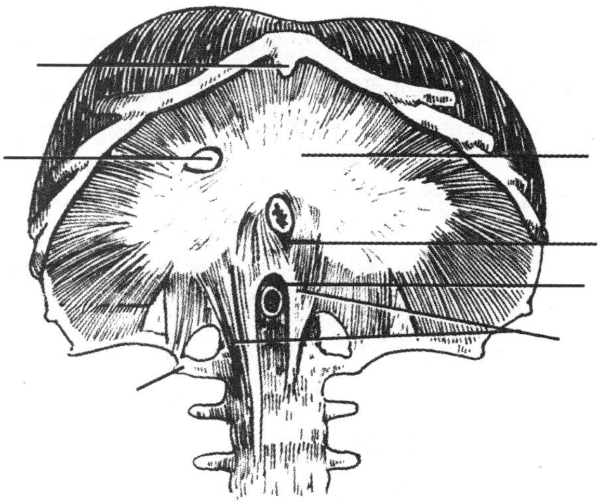

图Ⅰ-26　膈

（刘阳名）

实验十　上　肢　肌

【目的要求】

1. 掌握上肢带肌的名称、位置和作用。

2. 掌握臂肌的分群、名称和作用。

3. 熟悉前臂肌的分群和作用。掌握前臂肌的旋前、旋后肌的起止点，指浅、深屈肌的起止点和作用。

【实验材料】

1. 离体上肢肌标本（包括浅层及深层）。

2. 示前臂肌的旋前及旋后肌标本（旋前圆肌、旋前方肌、旋后肌和肱二头肌）。

3. 手部肌标本，包括外侧群、内侧群和中间群（含骨间肌及蚓状肌）及前臂前、后群肌的深层肌于手骨止点的标本。

4. 离体上肢骨（手骨串连）标本。

5. 模型　手肌浅、深层模型。

6. 挂图　图Ⅰ-44 上肢带肌、臂肌和前臂肌（前面）、图Ⅰ-45 上肢带肌、臂肌和前臂肌（后面）、图Ⅰ-46 手掌肌（浅层）、图Ⅰ-47 手掌肌（深层）。

【注意事项】

1. 学习四肢肌的起止点时，应结合已学过的骨学知识进行，及时取骨标本对照观察。

2. 前臂肌较多，不易辨认，可先对照图谱或挂图辨认各肌的位置、名称，再逐渐进行观察。

3. 对肌的作用应在分析理解的基础上记忆，切勿死记硬背，可从肌的起止点、肌纤维方向、跨过的关节，并结合关节运动轴及运动方式进行分析、理解、记忆。

4. 上肢肌实验前复习上肢骨的主要结构。

【实验内容】

上肢肌可分为上肢带肌、臂肌、前臂肌和手肌。

一、上肢带肌

上肢带肌每侧有 6 块，均起于上肢带骨，止于肱骨，其功能是运动和保护肩关节，在示上肢带肌的离体上肢肌标本上观察。

1. 三角肌　在肩部找到三角肌，此肌呈三角形，从前、后、外包裹肩关节。该肌起自肩胛冈、肩峰、锁骨外侧份，止于肱骨三角肌粗隆。

作用：观察三角肌纤维走向，分析其功能，三角肌中部纤维收缩使肩关节外展；其前部纤维收缩时可使肩关节屈和旋内；其后部纤维收缩能使肩关节后伸和旋外。

2. 冈上肌和冈下肌　在肩背部观察，可见一大片的三角形肌，它属于躯干肌，名斜方肌。将该肌的上部翻下，看清肩胛冈，在冈上窝内有冈上肌，此肌起于冈上窝，肌束经肩峰和喙肩韧带深面向外侧，止于肱骨大结节上部，此肌为肩关节的展肌。将斜方肌上部复位，下部翻上，看清肩胛冈，观察冈下窝内的冈下肌于肩关节后方，此肌起于冈下窝，肌束行向外侧，止于肱骨大结节中部。

作用：冈上肌能使肩关节外展，冈下肌能使肩关节旋外。

3. 小圆肌和大圆肌　将肩关节外展，在冈下肌的下方，可见两块肌，上方的一块较小，名小圆肌。下方的一块稍大，名大圆肌，大、小圆肌之间插入一纵行肌，此肌是肱三头肌长头（属臂肌，后述）。小圆肌起于肩胛骨外侧缘的背侧面，止于肱骨大结节下部。大圆肌起自肩胛骨下角的背面，肌束走向上外，经过肱三头肌长头的前面，移行于扁腱，与背阔肌会合，止于肱骨小结节嵴。

作用：小圆肌能使肩关节外旋，大圆肌可使肩关节内收、旋内和后伸。

4. 肩胛下肌　在离体上肢肌标本上观察，可见整个肩胛下窝被肩胛下肌占据，此肌起自肩胛下窝，肌束向上外经过肩关节前面，止于肱骨小结节。

作用：肩胛下肌能使肩关节内收、旋内。

二、臂肌

臂肌有前、后两群，在上肢肌标本上观察。

（一）前群

有肱二头肌、肱肌和喙肱肌 3 块（每侧）。

1. 肱二头肌　位于臂部前面最浅层，此肌在近侧端分为两头，外侧是肱二头肌长头，内侧为肱二头肌短头。长头的上端呈圆索状的腱，附着于盂上结节，向外越过肱骨头的上方，经结节间沟穿肩关节囊浅出，在前面观察肩关节时观察过。短头的上端附着于肩胛骨的喙突。两头在臂中部会合成一肌腹，下行肘关节前方，形成一腱，止于桡骨粗隆。

作用：屈肘关节；当前臂在旋前位时，可使其旋后，协助屈肩关节。

2. 喙肱肌　于肱二头肌短头的上部内侧有相当多的肌纤维，沿肌纤维向下追索，可见它逐渐离开肱二头肌短头，附于肱骨中部的内侧，这部分肌纤维不属于肱二头肌，而是另一单独肌，名喙肱肌。

作用：能使肩关节屈和内收。

3. 肱肌　将肱二头肌下部稍提，可见其深面为一梭形扁平肌，名肱肌。其起于肱骨下半部的前面，肌纤维向下移行于短腱，经肘关节的前面止于尺骨粗隆。

作用：屈肘关节。

（二）后群

在臂后面，只有一块肌，叫肱三头肌。在小圆肌和大圆肌之间刚能看到此肌的长头，它起自盂下结节。在长头中份的外侧，可见一部分肌束起自肱骨后面上方的外侧（桡神经沟以上的骨面），这是肱三头肌的外侧头。把长头拉向外侧，在长头的内下方及深面可见有大量的肌束起于肱骨后方骨面，加入到肱三头肌，这是肱三头肌的内侧头。内侧头起自肱骨后面桡神经沟以下的广大骨面。三头会合以肌腱止于尺骨鹰嘴。

作用：伸肘关节，长头尚可使上臂后伸和内收。

三、前臂肌

于特制的前臂肌深、浅层标本上观察。前臂肌的数目较多，共有 19 块（一侧），可分为前群和后群。着重要求掌握它们的名称和位置排列，并在标本上认识它们。它们的名称多反映它们的主要功能。

（一）前群

位于前臂的前面，共有9块，分为4层排列，主要起于肱骨内上髁、前臂两骨前面和骨间膜，分别止于腕骨、掌骨和指骨，在上肢肌标本上进行观察。

1. 第1层　有5块，从外侧至内侧依次是肱桡肌、旋前圆肌、桡侧腕屈肌、掌长肌、尺侧腕屈肌。

（1）肱桡肌：起于肱骨外上髁，止于桡骨茎突。作用：参与屈肘关节。

（2）旋前圆肌：起自肱骨内上髁，止于桡骨外侧面的中部。作用：使前臂旋前、屈肘关节。

（3）桡侧腕屈肌和尺侧腕屈肌：均起于肱骨内上髁，前者止于第2掌骨底，后者止于豌豆骨。作用：主要是屈腕。

（4）掌长肌：细小，起自内上髁，止于掌腱膜。作用：屈腕和紧张掌腱膜。

2. 第2层　只有1块指浅屈肌，起自肱骨内上髁、尺骨和桡骨前面，肌束向下移行于4条肌腱，经过腕管，分别进入第2～5指的屈肌腱鞘。每1条腱在近节指骨中部分叉分为两脚，止于中节指骨体的两侧。

作用：屈肘、屈腕和屈第2～5指的掌指关节和近侧指骨间关节。

3. 第3层　有2块肌，拇长屈肌和指深屈肌，位于指浅屈肌的深面，两肌均起于桡、尺骨和前臂骨间膜的前面。前者通过腕管达手掌行向拇指的末节指骨底；后者经腕管，下段分成4条腱，与指浅屈肌一道行向第2～5指，每条腱的末端穿过指浅屈肌末端两脚之间下行，止于远节指骨底。

作用：两者都能屈腕、屈掌指关节和屈相应手指。

4. 第4层　旋前方肌为扁平四方形肌，贴在桡、尺骨远端的前面，起于尺骨，止于桡骨。作用：使前臂旋前。

（二）后群

共有10块肌，分浅、深两层排列，每层各5块，从前臂背侧面浅、深层肌标本上观察前臂后群各肌，先弄清肱桡肌和尺侧腕屈肌，以免与后群肌混淆。

1. 浅层　自桡侧向尺侧依次为桡侧腕长伸肌、桡侧腕短伸肌、指伸肌、小指伸肌和尺侧腕伸肌。该5块肌均起自肱骨外上髁。

（1）尺侧腕伸肌：在最内侧，靠近尺侧腕屈肌的一个长肌，它下行止于第5掌骨。作用：伸腕、收腕关节。

（2）桡侧腕长、短伸肌：这两块肌贴在一起，下段呈腱性逐渐分开，桡侧腕长伸肌较浅表，上端较高，下端止点腱位于外侧，止于第2掌骨底的背侧；桡侧腕短伸肌的上端较低，下端止点腱位于内侧，止于第3掌骨底的背侧。作用：能使腕关节作伸和展的运动。

（3）指伸肌：在桡侧腕短伸肌和尺侧腕伸肌之间是一整块肌，其下段分成4～5条腱，经手背分散到第2～5指，每条腱到达指背移行为扁腱膜，称为指背腱膜，止于中节和远节指骨底。作用：伸桡腕关节和指骨间关节，尚可协助伸肘关节。

（4）小指伸肌：是一条细长的肌，附着于指伸肌内侧，肌腱移行为指背腱膜，止于小指中节和末节指骨底。作用：伸小指。部分人没有小指伸肌。

2. 深层　包括有示指伸肌、拇长伸肌、拇短伸肌、拇长展肌和旋后肌，前四者均起于尺、桡骨的后面及前臂骨间膜。于特制的标本上进行观察。

(1) 示指伸肌：止于示指的指背腱膜。作用：伸示指。

(2) 拇长伸肌：止于拇指末节指骨底。作用：伸拇指。

(3) 拇短伸肌：止于拇指近节指骨底。作用：伸拇指。

(4) 拇长展肌：止于第1掌骨底。作用：外展拇指。

(5) 旋后肌：把标本摆成前臂的桡侧缘向上，将肱桡肌向后拉，可见一块肌包在桡骨上段的外侧面和前面，该肌为旋后肌。此肌起于肱骨外上髁和尺骨后面，肌束斜向下外侧并向前包绕桡骨止于桡骨上段的前面。作用：可使前臂旋后。在特制的显示旋后肌、旋前圆肌、旋前方肌的标本上观察此肌全貌。在这个标本上可以看到两个旋前运动的肌（旋前圆肌和旋前方肌）和两个旋后的肌（旋后肌和肱二头肌）。

四、手肌

手肌比较短小，集中配布于手的掌侧面，可分为3群：外侧群、内侧群和中间群。在特制手肌、手肌模型或上肢肌标本上观察。

1. 外侧群　位于第1掌骨的前面，并形成体表隆起，称鱼际。包括有4块肌（一侧），最外侧最浅表的是拇短展肌；拇短展肌内侧是拇短屈肌；两者深面分别为拇对掌肌和拇收肌。作用：上述4块肌分别能使拇指作展、屈、对掌和收等动作。

2. 内侧群　有3块肌，最内侧最浅表的一块是小指展肌；小指展肌的外侧是小指短屈肌；上述两肌的深面是小指对掌肌。作用：它们分别能使小指作展、屈和对掌等动作。

3. 中间群　数目多，含4块蚓状肌和7块骨间肌。

(1) 蚓状肌：在手掌处，找到指深屈肌肌腱，可见每条腱的桡侧（外侧）有一条细长的小肌，从内侧至外侧依次叫第1～4蚓状肌。它们分别绕过第2～5指掌指关节桡侧，止于指背腱膜。作用：屈掌指关节和伸指间关节。

(2) 骨间肌：包括3块骨间掌侧肌，4块骨间背侧肌。

①骨间掌侧肌：位于第2～5掌骨相邻的掌骨间隙内，起自掌骨，分别经第2指尺侧，第4～5指桡侧，止于指背腱膜。作用：使第2、4、5指内收（向中指靠拢的动作），同时能协助蚓状肌屈掌指关节、伸指间关节。

②骨间背侧肌：有4块，分别位于4个骨间隙的背侧，各有两头起自相邻骨面，止于第2指桡侧，第3指桡、尺侧和第4指的尺侧。由于背侧肌绕至第2～4指背侧，止于指背腱膜，故能协同蚓状肌屈掌指关节、伸指间关节。作用：以中指或其中线为中心外展第2、3、4指。

【复习思考题】

1. 上肢带肌包括有哪些肌？各有何作用？
2. 肩关节可作屈、伸、展、收、环转和旋转运动，请写出能完成这些运动的肌。
3. 能使前臂作旋前和旋后运动的肌各有哪些？
4. 腕关节可作内收、外展、屈伸等运动，完成这些运动的肌有哪些？
5. 填图　图Ⅰ-27、图Ⅰ-28。

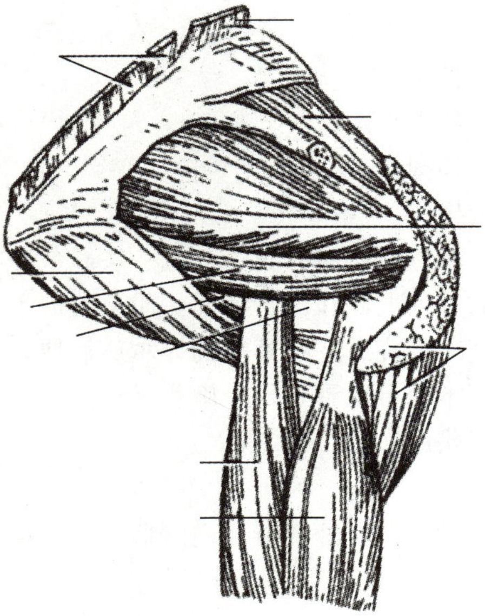

图Ⅰ-27　上肢带肌后面观

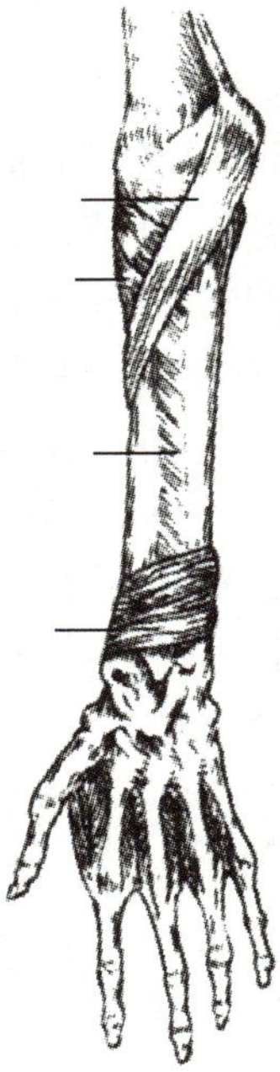

图Ⅰ-28　前臂旋前肌

（伏　辉）

实验十一　下　肢　肌

【目的要求】

1. 掌握髋肌的分群、各肌的名称和主要作用。
2. 掌握股部肌的分群、名称和主要作用。
3. 掌握小腿肌的分群、名称和主要作用。
4. 了解足部肌的分群及主要功能。

【实验材料】

1. 完整下肢肌（浅深层）标本。
2. 小腿深层肌标本。
3. 附有小腿长肌腱止点的足部标本。
4. 显示闭孔内、外肌和髂腰肌止点的标本。
5. 离体下肢骨标本（足骨串连）。

6. 挂图　图Ⅰ-48 髋肌、大腿肌、小腿肌（前面）、图Ⅰ-49 髋肌、大腿肌、小腿肌（后面）、图Ⅰ-50 足底肌（浅层）、图Ⅰ-51 足底肌（深层）。

【注意事项】

1. 复习下肢骨性标志：髂前上棘、髂前下棘、坐骨结节、股骨大转子、股骨小转子

（注意小转子位置）、股骨内上髁、股骨外上髁、髌骨、胫骨粗隆、腓骨头、内踝、外踝。

2. 其它同上一实验的【注意事项】。

【实验内容】

下肢肌包括有髋肌、大腿肌、小腿肌和足肌，在离体下肢骨或整体尸标本上观察。

一、髋肌

主要起自骨盆内面和外面，也有部分起于躯干骨，包绕在髋关节的周围，止于股骨上部。它可分为前、后两群。

（一）前群

1. 髂腰肌　在学习腹肌时，此肌已经观察过。可于离体下肢肌标本上再复习一遍。

2. 阔筋膜张肌　位于大腿的前外侧，借短的腱膜起自髂前上棘。肌腹呈梭形，被阔筋膜两层包裹，在股骨上、中 1/3 交界处，移行为髂胫束，束的下端止于胫骨外侧髁。其作用为紧张阔筋膜和屈髋关节。

（二）后群

此群肌主要位于臀部，故又叫臀肌。

1. 臀大肌　从背面观察，是臀部浅层一块最强大的肌，略呈方形，起于髂骨翼外面和骶骨的背侧面，肌束粗大，方向斜向外下，止于股骨臀肌粗隆。能使髋关节后伸和旋外。

2. 臀中肌和臀小肌　把已切断的臀大肌翻开，在标本上找到呈扇形的臀中肌，将已切断的臀中肌翻开，可见深面有一块也呈扇形的小肌，称臀小肌。臀中肌、臀小肌都起自髂骨翼外面，肌纤维向外下，止于股骨大转子。两肌作用相同，能使髋关节外展，前部肌束能使髋关节旋内，后部肌束使髋关节旋外。

3. 梨状肌　于臀中肌下缘可见一三角形小肌，称梨状肌。该肌起于盆骨内骶骨前面，纤维向外下穿坐骨大孔达臀部，止于股骨大转子，将坐骨大孔分为梨状肌上、下孔，内有神经血管经过。梨状肌使髋关节旋外和外展。

二、大腿肌

分为前群、内侧群、后群。

（一）前群

在股部前面观察。

1. 缝匠肌　为扁带状长肌，起于髂前上棘，经大腿的前面，斜向下内，止于胫骨上段的内侧面，有的标本上已切断。根据上述描述，找到缝匠肌的近端和远端，并将其复位进行观察。该肌的作用是屈髋关节和屈膝关节。

2. 股四头肌　为股部前面的力量强大的肌，位于缝匠肌的外侧。在浅面只能看见前 3 个头，位于中间呈梭形的是股直肌，在股直肌外侧和内侧分别是股外侧肌和股内侧肌，将切断的股直肌翻开，可见其深面的股中间肌。股直肌起于髂前下棘，股内、外侧肌起于股骨粗线；股中间肌起于股骨体前面，4 个头在股骨下端前面会合向下移行为肌腱（股四头肌肌腱），包裹髌骨的前面和两侧，继而下续为髌韧带，止于胫骨粗隆。股四头肌是膝关节的强大伸肌，股直肌还有屈髋功能。

（二）内侧群

共5块肌，分层排列。

在标本上看清髂腰肌下段，在髂腰肌下段的内侧可见接连排列的3块肌，靠近髂腰肌的是耻骨肌，耻骨肌的内侧是长收肌，最内侧的长条形肌，名股薄肌。将长收肌翻起，其上份和耻骨深面有一块呈三角形的肌，称短收肌。在短收肌深面，有一较大的三角形肌，名大收肌。内收肌群均起于闭孔周围的骨面，股薄肌下端止于胫骨的内侧面，其余4块（耻骨肌、长收肌、短收肌和大收肌）均止于股骨粗线。大收肌除止于股骨粗线外，尚有一条腱止于股骨内上髁上方的收肌结节，此腱与股骨之间有一裂隙，名收肌腱裂孔，该孔有血管、神经经过。内收肌群能使髋关节内收，还可使髋关节旋外。

（三）后群

共有3块，在离体下肢肌标本后面观察，首先找到坐骨结节。从坐骨结节向下外侧连至腓骨头的肌是股二头肌，附着于坐骨结节的是长头，将长头往内侧牵拉，可见股二头肌的短头起自股骨粗线，两头会合后止于腓骨头。在股二头肌的内侧可观察到两块肌，均起自坐骨结节，向下止于胫骨内侧髁的内侧面。两肌浅面的称半腱肌，该肌下段肌腱细长；深面的称半膜肌，该肌上段有一片扁薄的腱膜。大腿后群肌具有伸髋关节、屈膝关节的功能。

三、小腿肌

小腿肌与大腿肌一样也分为3群，前群、外侧群和后群。

（一）前群

在小腿前面观察，在胫骨前缘的外侧有3块肌，均起自胫、腓骨上端及小腿骨间膜。该3块肌于踝关节前方较易辨认，自内向外为胫骨前肌，止于第1跖骨底和内侧楔骨；𧿹长伸肌，止于𧿹趾远节趾骨底；趾长伸肌止于第2～5趾远节趾骨底。3块肌均能使踝关节背屈，胫骨前肌能使足内翻，𧿹长伸肌、趾长伸肌能伸相应足趾。

（二）外侧群

于小手腿外侧，先找到外踝，在紧靠外踝的后方，可见到两条肌腱，沿两条腱向上追索，可见它们各连一个肌腹，腓骨长肌于浅面，腓骨短肌于深面，两肌均起于腓骨的外侧面，腓骨长肌的上端比腓骨短肌要高。沿两肌的肌腱向前下追索，可见腓骨短肌止于第5跖骨粗隆，而腓骨长肌绕足的外侧缘进入足底，止于第1跖骨底和内侧楔骨（注意：止点与胫骨前肌一样，只是方位不同）。在特制的标本上观察腓骨长肌腱在足底的行程和止点。此两肌均可使足跖屈和外翻。

（三）后群

在小腿后面观察，可分浅、深两层。在标本上有的浅层肌已切断，先将其复位对好进行观察。

1. 浅层　名小腿三头肌，包括有腓肠肌和比目鱼肌。腓肠肌位于最浅层，此肌以两个头起于股骨内、外侧髁的后面。将已断的腓肠肌翻开，其深面的肌名比目鱼肌，它起于腓骨后面和胫骨的比目鱼肌线。两肌会合续为一粗大的跟腱，止于跟骨结节。上述两肌具有3个头，合称为小腿三头肌。作用是跖屈踝关节，其中腓肠肌还有协助屈膝关节的功能。

2. 深层　把已切断的小腿三头肌翻开，观察后群的深层肌，此时可以看到3块纵行的肌，最内侧的是趾长屈肌，最外侧的是踇长屈肌，于两肌间位置略深的是胫骨后肌。这3块肌起于胫、腓骨的后面和小腿骨间膜，向下形成肌腱，经内踝后方进入足底。趾长屈肌分为4条肌腱，分别止于第2～5趾的远节趾骨底；踇长屈肌腱止于踇趾的远节趾骨底；胫骨后肌止于足舟骨和3个楔骨。它们共同的作用是能使足跖屈（踝关节屈）；各自还有不同的功能：趾长屈肌屈第2～5趾，踇长屈肌屈踇趾，胫骨后肌使足内翻。

四、足肌

足肌可分为足背肌和足底肌。足背肌较弱小，在标本上将趾长伸肌腱轻轻拉起，就可以看到一些短小的肌，包括有踇短伸肌和趾短伸肌，两肌起于跟骨，踇短伸肌止于踇趾，趾短伸肌分为3条肌腱，分别止于第2～4趾。作用是协助伸相应足趾。足底肌数目较多，也较发达，其配布和作用与手肌相似，在标本上不必一一观察。足底肌的主要作用是协助屈趾和维持足弓。

【复习思考题】

1. 下肢肌群包括有哪些肌？各肌群的主要作用是什么？
2. 髋关节属球窝关节，可作3轴运动，请写出与髋关节各方位运动有关的肌。
3. 膝关节能作屈伸运动，在半屈位时小腿能作轻度的旋内和旋外运动，请写出与这些运动有关的肌。
4. 能使足作内翻和外翻的肌有哪些？
5. 填图　图Ⅰ-29、图Ⅰ-30。

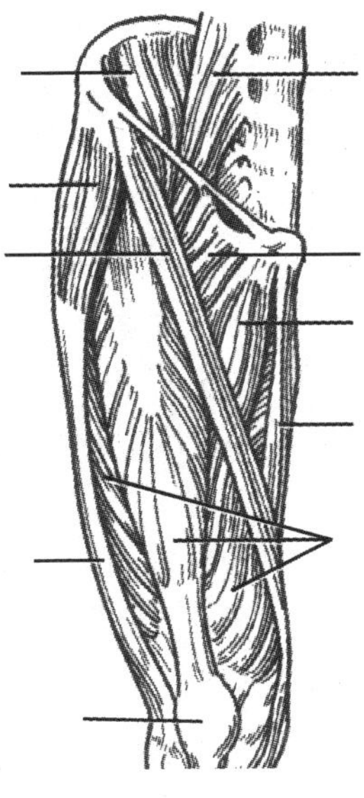

图Ⅰ-29　髋肌、大腿肌前面观

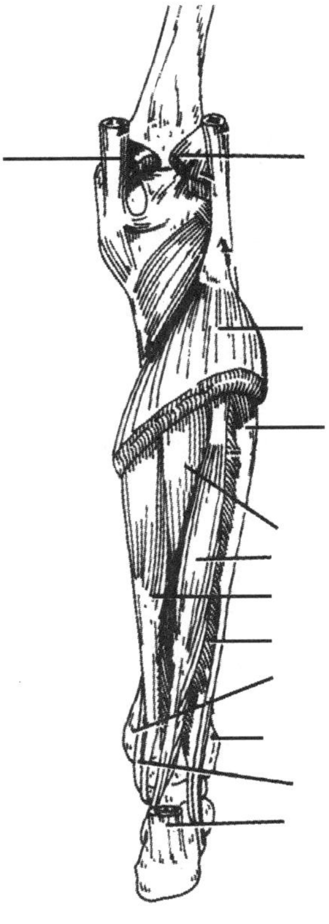

图Ⅰ-30　小腿肌

附：关于肌的起止点的具体要求

肌名	起点	止点	肌名	起点	止点	肌名	起点	止点
咬　肌	√	△	胸锁乳突肌	√	√	旋后肌	√	√
颞　肌	√	√	前斜角肌	△	√	蚓状肌	√	√
颏舌肌	√	√	中斜角肌	△	√	髂腰肌	△	√
斜方肌	△	△	三角肌	√	√	阔筋膜张肌	△	△
背阔肌	△	√	冈上肌	△	√	臀大肌	△	√
竖脊肌	△	△	冈下肌	△	√	臀中肌	△	√
肩胛提肌	△	√	小圆肌	△	√	梨状肌	△	√
胸大肌	√	√	大圆肌	△	√	股四头肌	△	√
胸小肌	√	√	肩胛下肌	△	√	股内侧肌群	△	△
前锯肌	△	√	肱二头肌	√	√	股后群肌	△	△
肋间外肌	√	√	肱　肌	√	√	胫骨前肌	△	√
肋间内肌	√	√	肱三头肌	√	√	腓骨长肌	△	√
膈肌	△	√	旋前圆肌	√	√	腓骨短肌	△	√
腹壁肌	△	△	指浅屈肌	△	√	腓肠肌	√	√
指深屈肌	△	√	旋前方肌	√	√	比目鱼肌	△	√
桡侧腕屈肌	△	△	尺侧腕屈肌	△	△	胫骨后肌	△	△

√表示要求掌握；△只要求大致的起止点

（胡明华）

第二篇 内 脏 学

实验十二 内脏学总论、消化管（Ⅰ）（口腔、咽、食管、胃）

【目的要求】

1. 熟悉内脏的组成、特点，掌握胸腹标志线和腹部分区。

2. 掌握消化系的组成，上、下消化道的概念。

3. 掌握口腔的界域和分部，熟悉唇、颊、腭的结构特点，口腔腺的位置、形态和腺管的开口部位。

4. 熟悉舌的形态和构造，掌握颏舌肌的起止、位置和作用。

5. 熟悉牙的形态、构造和牙式。

6. 掌握咽、食管、胃的形态、位置、分部和咽的各部结构，食管的 3 处生理狭窄位置和离中切牙的距离。

【实验材料】

1. 整尸标本（消化系原位）、完整消化管离体标本（瓶装）。

2. 离体半边头（正中矢状切开的头颈部标本）、食管、胃标本。

3. 消化管离体模型 头正中矢状切面、牙、咽（从咽后壁打开）、食管、胃。

4. 挂图 图Ⅱ-1 消化系统模式图、图Ⅱ-2 口腔与咽峡、图Ⅱ-3 口腔底与舌下面、图Ⅱ-4 恒牙（1）、图Ⅱ-5 恒牙（2）、图Ⅱ-6 牙的构造模式图、图Ⅱ-7 舌、图Ⅱ-8 鼻腔、口腔、咽和喉的正中矢状断面、图Ⅱ-9 唾液腺、图Ⅱ-10 咽肌和舌肌、图Ⅱ-11 咽腔（后面观）、图Ⅱ-12 咽肌（后面观）、图Ⅱ-13 食管（前面观）、图Ⅱ-14 胃。

【注意事项】

1. 在观察离体的消化器官时，必须将消化系统各器官放在解剖位置。

2. 消化系统各器官较脆弱，易损坏，实验时要注意爱护标本。

3. 口腔内结构课后可于活体观察。

4. 观察模型时小心轻放，不要掉在地上，以免损坏。

【实验内容】

内脏包括消化、呼吸、泌尿和生殖 4 个系统，内脏各器官大多存在于胸、腹、盆腔内，均有孔、裂与外界相通。内脏各器官基本结构可分为中空性器官和实质性器官，这些不同结构的器官，在学习各系统器官时一并观察。胸、腹标志线和分区参考教材。可在骨架、整尸标本或活体上比划。

消化系统包括有消化管和消化腺，此次实验主要内容是消化管。消化管包括有口腔、咽、食管、胃、十二指肠、空肠、回肠、盲肠、阑尾、结肠（升、横、降、乙状结肠）、直肠和肛管。临床上将从口腔至十二指肠的一段称为上消化道；空肠至肛管的一段称为下消化道。

一、口腔

于头颈正中矢状切面标本上观察。

口腔是消化管的起始部，向前经口裂通外界，向后经咽峡与咽相通。口腔可分为口腔前庭和固有口腔两部分。口腔前庭是位于上、下唇，颊与上、下牙弓（包括牙槽、牙龈和牙列）之间的狭窄空隙；固有口腔是位于上、下牙弓以内，咽峡以前的口腔其余部分。当上、下列牙咬合时，每侧最后一个牙的后方，仍有一个间隙可以沟通口腔前庭和固有口腔。口腔的前壁和侧壁是唇和颊，顶壁是腭，下壁是口腔底，由舌及舌下的软组织构成。

（一）口唇和颊

口唇和颊均由皮肤、肌及黏膜组成。上、下唇间的裂隙是口裂。口裂两侧由上、下唇结合成口角。

在活体上相互观察，上唇外面中线处有一纵行浅沟，称为人中。急救时常在此处进行针刺或指压。在唇的游离面皮肤、黏膜移行处，因含有丰富的毛细血管，活体呈鲜红色，名唇红。将上、下唇分别向上、下翻起，唇的内面正中线与牙龈基部之间有一小黏膜皱襞，分别称上、下唇系带。

在活体上摸清颧骨和下颌体。两骨之间的软组织构成口腔的外侧壁，名为颊。每侧颊与上唇之间有一呈弧形的浅沟，名鼻唇沟，此沟在笑时更为明显。在平上颌第 2 磨牙牙冠的颊黏膜处，有腮腺导管的开口。

（二）腭

腭构成口腔的顶壁。在半边头标本上观察，可见腭前 2/3 的部分内有骨的断面（上颌骨的腭突和腭骨的水平部），故称硬腭；腭后 1/3 的部分均由软组织构成，故称软腭。软腭的后份斜向后下，名腭帆。腭帆后缘游离，中央有一向下的突起，俗称“小舌头”，即腭垂，又称悬雍垂。自腭帆向两侧各有前、后两条弓形黏膜皱襞，位于前方者延续至舌根的前外侧，名腭舌弓；后方者向下延续至咽侧壁，名腭咽弓。在腭舌弓与腭咽弓之间的凹陷，名扁桃体窝，窝内可见有一扁卵圆形的结构，称腭扁桃体，由淋巴组织构成。

课后在活体上互相观察，被观察者张大口，舌放松，轻轻发出“啊”的声音，可见口腔后上方向下的“小舌头”腭垂，腭垂两侧至舌根的腭舌弓，至咽侧壁的腭咽弓，两弓之间的表面凹凸不平的组织就是腭扁桃体。

腭帆后缘（其后缘正中有腭垂）、两侧腭舌弓和舌根共同围成的狭窄部，称为咽峡，是口腔与咽的分界处。咽峡后面的结构，如腭扁桃体、腭咽弓等都属于咽壁上的结构。口腔无真正的后壁，而是经咽峡与咽相通。

（三）舌

舌位于口腔底部，以骨骼肌为基础，表面覆以黏膜。在离体的舌标本上观察，舌分为上、下两面，上面称舌背，稍隆起，在其后份有呈“V”形向前开放的界沟，将舌分为前 2/3 的舌体和后 1/3 的舌根。舌体前端狭窄，称为舌尖。界沟以后为舌根。界沟尖端的小凹，名盲孔。继续观察舌背，舌体的上面和边缘部的黏膜上有许多小突起，称为舌乳头。

在标本上看到的比较散在，体积稍大稍浅的钝圆形的是菌状乳头。在菌状乳头之间，数量最多，颜色略深，体积稍小的是丝状乳头。最大的称轮廓乳头，排列于界沟前方，共有7～11个。在活体，菌状乳头颜色较红，丝状乳头则苍白。舌根背部黏膜内有许多大小不等的圆形隆起，称舌扁桃体，由淋巴组织构成。

在活体互相观察舌的下面和口腔底部，被观察者将舌尖抵向硬腭，在正中线上可见一条黏膜皱襞，从舌下面连至口腔底的前部，此为舌系带。在其下端的两侧，各有一小黏膜隆起，名舌下阜，舌下阜向后外延伸的黏膜皱襞，名舌下襞。

舌是一肌性器官，参与构成舌的肌，统称为舌肌，包括舌内肌和舌外肌。现只观察舌外肌中的颏舌肌。在正中矢状切面的头颈部标本上观察，可见起于下颌骨体中部后面上的颏棘，肌束呈扇形伸入舌内，止于舌中线两侧，名颏舌肌（左、右各一）。两侧颏舌肌同时收缩，舌尖向前下（伸舌）；单侧颏舌肌收缩时可使舌尖伸向对侧。如一侧颏舌肌瘫痪，当病人伸舌时，舌尖偏向瘫痪侧。这是为什么？你能解释吗？

（四）牙

在头部标本上或活体观察。牙排成上、下两列，分别嵌入上、下牙槽内（对照骨标本观察）。

每个牙均由暴露于口腔内的牙冠、嵌入牙槽内的牙根及位于牙冠和牙根交界处缩细的牙颈构成。覆盖于牙槽突及牙颈表面的黏膜，名牙龈（活体上呈红色）。在牙模型上分清牙冠、牙根和牙颈。牙模型有切牙、尖牙、磨牙3种，根据牙冠的形态，你能区别它们吗？

观察牙模型的纵切面。覆盖于牙冠表面的是一层瓷白色的物质，名釉质，是人体最坚硬的物质；覆于牙根和牙颈表面的是一层很薄的浅黄色物质，名牙骨质，又名黏合质；在釉质、牙骨质的深面是牙质，是构成牙的主要物质。牙内部的空腔，称牙腔（或髓腔），其内充满由血管、神经和结缔组织组成的牙髓，一旦发炎，常引起剧烈疼痛。

人的一生中，先后有两组牙发生，即乳牙与恒牙。乳牙在上、下颌左、右各有5个，共计20个。从正中线开始向外侧、向后依次是乳中切牙、乳侧切牙、乳尖牙、第1乳磨牙、第2乳磨牙。恒牙在上、下颌左、右各有8个，共计32个。从正中线开始向外侧、向后依次是中切牙、侧切牙、尖牙、第1前磨牙、第2前磨牙、第1磨牙、第2磨牙、第3磨牙。第3磨牙长出较晚，可迟到28岁，故又称迟牙。约有30%左右的人终生不萌出此牙。

（五）大唾液腺

在口腔除若干小唾液腺（唇腺、腭腺、颊腺等）外，还有3对大唾液腺：腮腺、下颌下腺、舌下腺。在显示唾液腺的标本上观察。

1. 腮腺　在耳廓的前下方，呈不规则的三角形，仔细观察，可见它是由无数小块组织构成的，有别于肌组织和脂肪组织。腮腺前部覆盖于咬肌后部的表面。腮腺管自腮腺前缘上份发出，在颧弓下约一横指处越过咬肌表面，至咬肌前缘处转向内侧，穿颊肌开口于平对上颌第2磨牙牙冠的颊黏膜处。

2. 下颌下腺　呈卵圆形，位于下颌体后部的内侧和下方。下颌下腺管自腺的内侧面发出，沿口底黏膜深面前行开口于舌下阜。

3. 舌下腺　呈扁平梭形，位于口腔底舌下襞的深面。舌下腺导管有大、小两种，大管有 1 条，与下颌下腺管共同开口于舌下阜，小管约有 10 条，直接开口于舌下襞。

二、咽

咽是一个上宽下窄，前后略扁，呈漏斗状的肌性管道，上起于颅底，下达第 6 颈椎下缘（环状软骨下缘）水平续连食管。其后壁贴近上 6 个颈椎椎体的前面，前壁则不完整，从上往下分别与鼻腔、口腔和喉腔相通。因此，咽相应分为鼻部、口部和喉部。观察正中矢状切开的头颈部标本。先找到舌根，在其后下方可见有一薄片状结构伸向后上方，名会厌。沿会厌下追索，是一个较大的圆柱状空腔（标本上仅能看到此空腔一半）。空腔的上部是喉腔，下部是气管。空腔的后壁内有一个软骨的断面（此软骨是环状软骨）。

1. 鼻咽　又称鼻咽部，为软腭后缘（即腭帆游离缘）水平以上，颅底以下的区域。向前经鼻后孔通鼻腔。顶壁和后壁交界处，黏膜内有丰富的淋巴组织聚集，称咽扁桃体。鼻咽侧壁上，下鼻甲后约 1cm 处，有一漏斗形小洞，称咽鼓管咽口。咽鼓管咽口的前、上、后方有一明显的弧形隆起，称咽鼓管圆枕，其后方与咽壁之间有一纵行凹陷，名咽隐窝。

2. 口咽　又称口咽部，是口腔向后的延续部。位于软腭后缘与会厌上缘平面之间，向前经咽峡与口腔相通。于口咽侧壁上，在腭舌弓与腭咽弓之间有一三角形凹窝，称扁桃体窝，容纳腭扁桃体。

3. 喉咽　又称喉咽部，位于喉口与喉的后方，上起于会厌上缘平面接口咽，下于环状软骨下缘高度续连食管，向前经喉口与喉腔相通。喉口两侧各有一个深窝，名梨状隐窝，也是异物常易滞留的部位。

三、食管

在显示深层结构的整尸标本上观察。食管是消化管中最狭窄的部位，全长约 25cm，其上缘平第 6 颈椎体下缘水平与咽相续，沿脊柱前方下行，经颈部、胸部，于第 10 胸椎平面处穿膈的食管裂孔入腹腔，下端约于第 11 胸椎左侧，与胃的贲门相接。根据其行程，全长可分为颈部（颈静脉切迹平面以上，位于气管与颈椎之间，长约5cm）、胸部（颈静脉切迹与膈之间，长 18～20cm，与胸主动脉伴行，先行于其右侧，至下段越过胸主动脉前方向下）、腹部（最短，于食管裂孔与胃贲门之间，长 1～2cm，前有肝左叶）。

食管有 3 处生理性狭窄，这 3 处狭窄在尸体标本上多不明显（活体上明显）。只能看到狭窄处所在位置：第 1 处狭窄于食管起始处，即第 6 颈椎体下缘平面，离中切牙约 15 cm；第 2 处狭窄在左主支气管越过食管前方处，平胸骨角或第 4、5 胸椎之间，离中切牙约 25 cm；第 3 处狭窄为穿膈的食管裂孔处，平第 10 胸椎平面，离中切牙约 40cm。这 3 处狭窄是异物易滞留处，也是肿瘤好发的部位。

四、胃

在整尸标本上观察，胃位于左季肋区和腹上区。胃的位置、形态变化很大，与体型、充盈程度等因素有关。

取离体胃标本观察。胃有两壁、两缘和两口。先找到胃的两个口，用手指触摸两个开口处，其中一个较硬的是幽门，接十二指肠；另一个是贲门，与食管腹部相连接。将离体胃标本平放，在贲门与幽门间有上、下两个缘。上缘凹而短，名胃小弯。下缘凸而长，名胃大弯。在整尸标本上，胃小弯位于右上方，位置较深；胃大弯位于左下方，位置较浅，胃小弯最低点的转角处，名角切迹。胃的两壁，即朝向前上方的前壁和朝向后下方的后壁。

胃可分为 4 部，在离体胃标本上观察。近贲门的部分，名贲门部，该部与胃的其它部分并无明显界限；自贲门左上侧作水平线，线以上的膨出的部分名胃底；在与角切迹相对应的大弯处有一膨隆，由角切迹向该膨隆再作一平面，由该平面向右至幽门之间的部分，名幽门部；胃底与幽门部之间的部分，名胃体。在幽门部的大弯侧有一不明显的浅沟，名中间沟，该沟将幽门部分为左侧的幽门窦和右侧的幽门管。

观察胃的黏膜面，在已沿胃大弯切开的胃标本上观察。将胃展开，胃空虚时，其黏膜形成很多皱襞，近胃小弯的皱襞大致与小弯平行，而近胃大弯的皱襞多不规则。观察胃的外面，此面光滑。观察胃切开的断面，黏膜与浆膜之间是胃壁的肌层（平滑肌）。在幽门部纵切的标本上观察，幽门处的环行肌特别发达，名幽门括约肌（因此在触摸时感到较硬）。在幽门括约肌的内表面因黏膜覆盖形成环状皱襞，名幽门瓣。

【复习思考题】

1. 咽峡由哪些结构所围成？
2. 大唾液腺有几对？它们分别开口于何处？
3. 食管异物易滞留于狭窄处，它们分别位于何部位？
4. 叙述胃的位置、形态和分部。
5. 填图　图Ⅱ-1、图Ⅱ-2。

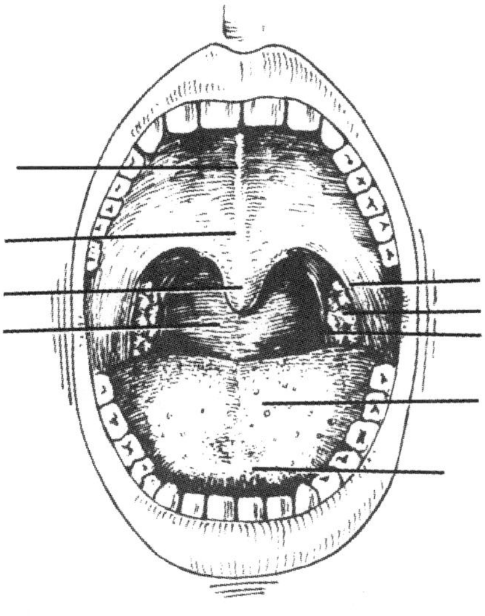

图Ⅱ-1　口腔

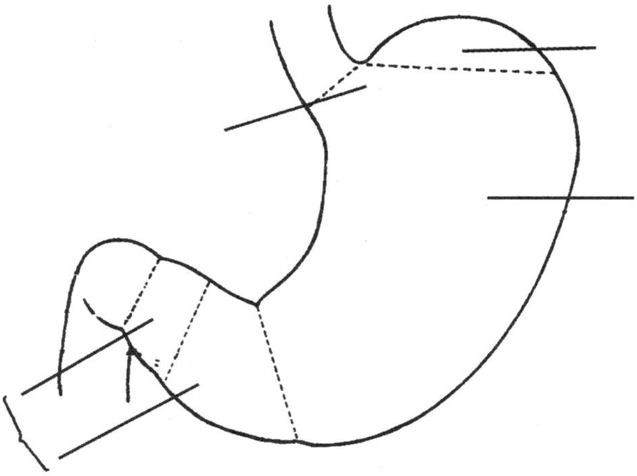

图Ⅱ-2　胃

（周启良）

实验十三　消化管（Ⅱ）（小肠、大肠）和消化腺

【目的要求】

1. 掌握小肠的组成，十二指肠的分部、结构特点（十二指肠球、十二指肠大乳头的部位），空、回肠的位置、形态。

2. 掌握大肠的分部、盲肠和阑尾的位置、结肠的分部及特点。

3. 掌握直肠的形态、位置和结构，肛管位置及黏膜结构特点。

4. 掌握肝、胰的位置、形态。

5. 掌握胆囊的位置、形态，输胆管道的组成，胆总管与胰管的会合和开口部位。

【实验材料】

1. 整尸标本，腹腔消化管、消化腺原位标本。

2. 离体十二指肠（连胰和脾），空、回肠各数段，回盲部，肝，胰，输胆管道瓶装标本，结肠数段，打开与未打开的直肠、肛管，瓶装的示胰管、十二指肠大乳头标本。

3. 模型　空、回肠、十二指肠（连胰和脾）、回盲部、直肠、肛管、肝和半截腹后壁模型。

4. 挂图　图Ⅱ-15 腹部脏器（前面观 1）、图Ⅱ-16 腹部脏器（前面观 2）、图Ⅱ-17 直肠（内面观）、图Ⅱ-18 空、回肠内面观，结肠外面观、图Ⅱ-19 肝、图Ⅱ-20 肝叶、肝段和血管、胆管的肝内分布、图Ⅱ-21 胆道、十二指肠和胰腺（前面观）。

【注意事项】

同实验十二的【注意事项】。

【实验内容】

一、小肠

小肠上起幽门，下接盲肠，是消化管中最长的一段，分为十二指肠、空肠与回肠 3 部分。

（一）十二指肠

首先于人体模型上观察，十二指肠贴近腹后壁，全长约 25cm，外观呈“C”形，从右侧包绕胰头，可分为 4 部：从胃幽门水平行向右后方达肝门（后述）为十二指肠上部，上部起始段，名十二指肠球；由上部在肝门的下方急转向下，沿脊柱右侧下行至第 3 腰椎高度，此段为十二指肠降部，其与上部和水平部移行转折处，分别形成十二指肠上曲和下曲；降部在第 3 腰椎的右侧急转向左侧，跨腹部大血管，名水平部；自第 3 腰椎左侧，斜向左上，至第 2 腰椎左侧，名升部。然后急转向前下移行为空肠，急转弯处名十二指肠空肠曲。

在整尸标本上，看清十二指肠上部、升部和十二指肠空肠曲。并用拇、食指触摸一下十二指肠空肠曲上后壁，感觉有柔软的肌性结构，将其悬吊于腹后壁，此结构称十二指肠

悬韧带，深面有十二指肠悬肌，是腹腔重要的标志。十二指肠降部和水平部，位置深，邻腹后壁，又被腹膜覆盖，故看不清楚。

取离体十二指肠和胰标本，对照十二指肠、胰、脾模型观察，在标本上分清十二指肠4部。标本上，十二指肠上部和降部已打开，先观察十二指肠的近端，离胃幽门约2.5cm的范围内，此段肠壁薄、管腔大、黏膜面光滑，无皱襞，称十二指肠球，是十二指肠溃疡的好发部位。再观察十二指肠降部，此部后内侧壁上有一纵行的皱襞，称十二指肠纵襞，此襞下端有一突起，称十二指肠大乳头。其上有一开口，是胆总管和胰管的共同开口之处。

（二）空肠和回肠

从十二指肠空肠曲至小肠末端，是空肠和回肠，两者之间表面无明显的界限。空肠约占空、回肠全长的2/5，位于腹腔左上部；回肠约占空、回肠全长的3/5，位于腹腔的右下部。两者都借小肠系膜固定于腹后壁。取离体的空肠和回肠标本观察。一般说来，空肠肠壁较厚，回肠肠壁较薄。空、回肠的黏膜皱襞均呈环行，但空肠的黏膜皱襞密而高，回肠的黏膜皱襞则疏而低。观察瓶装的空、回肠标本，分清空肠、回肠。瓶内的空肠、回肠都已剪开了。在回肠黏膜表面，有时可找到长椭圆形结构，表面较粗糙，与周围的黏膜结构显著不同，此为集合淋巴滤泡，其长轴与肠管长轴平行。选一段肠壁较薄的离体回肠标本，将其展开，对光观察，可见到一些散在的像芝麻大小的不透光点，为孤立淋巴滤泡。集合淋巴滤泡一般只存在于回肠，尤其回肠末段较为多见，孤立淋巴滤泡空、回肠均有。

二、大肠

大肠包括盲肠、阑尾、升结肠、横结肠、降结肠、乙状结肠、直肠和肛管，盲肠和结肠具有结肠带、结肠袋和肠脂垂三大特点，是大肠不同于小肠的特征。

（一）盲肠和阑尾

在整尸标本右髂窝处观察盲肠、阑尾及回肠末端。盲肠呈盲囊状，是大肠的起端，也是大肠各段最短的一段，长6～8cm。阑尾形似蚯蚓，故又称蚓突，其长度个体差异较大，通常为6～8cm。其一般与盲肠一起位于右髂窝内。阑尾可随盲肠的位置改变而改变。其根部连于盲肠的后内侧壁，其体表投影于右髂前上棘与脐的连线中、外1/3交点处，此处称麦氏点。阑尾本身也可有多种位置变化，可于回肠前位、盆位、盲肠下位等。轻轻将阑尾提起拉直，可见有一片状结构连于阑尾，它是阑尾系膜，由腹膜构成。取离体盲肠、阑尾和回肠末端标本观察，先分清回肠末端、盲肠和阑尾，然后将盲肠壁展开，可见回肠末端突入盲肠肠腔，形成上、下两片半月形或环形皱襞，名回盲瓣。在回盲瓣的下方约2cm处，阑尾根部位置，有阑尾通向盲肠的开口，成人此口狭窄。婴、幼儿阑尾基底部较宽，尖端较细，呈漏斗形。阑尾为内位器官。

（二）结肠

先在整尸标本上观察。结肠起于右髂窝的盲肠，呈“冂”形，通过左髂窝，于第3骶椎平面延续为直肠。全长可分为升结肠、横结肠、降结肠和乙状结肠4部分。横结肠两侧与升结肠和降结肠移行处的转折分别称结肠右曲（肝曲）、结肠左曲（脾曲）。降结肠于左髂嵴处延续为乙状结肠。然后取离体结肠标本观察其特点，仔细察看肠壁表面，可见纵行的带状结构，名结肠带，结肠带共3条，是结肠肠壁纵行肌层集中成3束形成的。在离体盲肠、阑尾标本上观察，可见盲肠表面也有结肠带，而且3条都连于阑尾根部（手术时可作为寻找阑尾的标志）。再观察离体结肠标本，由于结肠带短而肠管长，因而使得肠管形成许多由横沟隔开的囊状突出部，名结肠袋，肠表面的横沟与肠腔内的结肠半月襞相对应。此外，沿结肠带附近分布有一些黄色的脂肪突起，名肠脂垂。结肠带、结肠袋、肠脂垂可作为辨别结肠的标志。

（三）直肠

在盆腔正中矢状切开的标本上观察直肠。直肠位于盆腔内，骶骨的前方，于第3骶椎前方由乙状结肠延续而来，沿骶、尾骨前面下行，穿过盆膈移行为肛管，全长10～14cm。从侧面来看，直肠有两个弯曲，上方的名骶曲，凸向后，与骶骨盆面弯曲一致；下方的一个名会阴曲，横过尾骨尖端，凸向前。在冠状位也有3个凸向侧方的弯曲，但不恒定，一般中间的一个较大凸向左侧，上、下两个凸向右侧，当临床进行直肠、乙状结肠镜检查时，应注意这些弯曲部位，以免损伤肠壁。

在直肠的剖面标本上观察，其上端与乙状结肠交接处管径较细，向下肠管显著扩大，称直肠壶腹，直肠内面有3个直肠横襞，其中以中间的一个直肠横襞大而明显，位置恒定，位于直肠右侧壁上，距肛门约7cm，可作为直肠镜检的定位标志。

（四）肛管

肛管在盆膈平面接直肠，下端终于肛门，长3～4cm。在直肠肛管标本上，肠内结构大多不太清楚。参考模型或挂图观察，在肛管内面的上部有6～10条纵行黏膜皱襞，称肛柱。相邻各肛柱下端借半月形的黏膜皱襞相连，相邻肛柱下端与肛瓣共同围成的隐窝，名肛窦。各肛柱下端与肛瓣的边缘的齿状环形线，名齿状线（或肛皮线）。齿状线下方宽约1cm的环形光滑区域，名肛梳或痔环。肛梳下方称白线，白线在活体上触摸时为一环状浅沟，为肛门内、外括约肌的分界处。标本上不明显。在模型和标本上还可看到肛管周围的外括约肌。

三、肝

在整尸标本上观察，肝绝大部分位于右季肋区和腹上区，小部分伸至左季肋区。肝的右侧部较大，左侧部较小。肝的上面与膈穹窿一致，名膈面，朝向前上方。下面与腹腔器官相邻，名脏面，朝向左下方。用手插在肝与腹前壁之间，向两侧滑动，可摸到一片呈矢状位的结构，称镰状韧带，它由两层腹膜构成，连于肝膈面的前部与腹壁后面之间。用手先后从镰状韧带的左、右两侧，伸入肝与腹前壁之间，往上后方探查，并向左侧和右侧滑动，此时手指末端可在肝膈面的上部与膈之间触及一横位的片状结构，此结构是冠状韧带的前层，它呈冠状位，连于肝膈面与膈之间。冠状韧带的后层于离体标本上观察。在镰状韧带下部的游离缘，可见一圆索状结构，名肝圆韧带。此韧带向上连于肝的脏面，向下连于脐，是胎儿时期脐静脉的遗迹。

取离体肝标本和肝模型观察。肝的膈面隆凸而光滑，脏面凹陷而凹凸不平。膈面朝向前上方，脏面朝向左下方。膈面与脏面在前下方的分界处是一锐薄的缘，名前缘。前缘的右侧部有胆囊切迹，与胆囊底相邻。肝的右侧圆钝厚大，左侧端尖锐薄小。根据上述描（上隆凸光滑、下凹凸不平、右厚大、左薄小、前缘锐）可确定离体肝的方位。

将肝模型按照自己的方位摆在解剖位置上，体会其在体内的方位。在肝模型上观察。

在肝膈面的前部，仔细观察可见两条并在一起的呈线形的隆起，此表示镰状韧带。此韧带将肝的膈面分为一个大的肝右叶和一个小的肝左叶。两条并在一起的一条线形隆起在肝膈面的上部分开，分别行向左、右侧，此表示冠状韧带前叶。沿右侧的一条线形隆起追索至其末端，在肝膈面的右侧，可见与其后方的另一条线形隆起会合，此表示为右三角韧带。顺后方的一条线形隆起追索，达肝的脏面，此为冠状韧带的后层。冠状韧带的后层与前层在肝左叶膈面的上部会合成冠状韧带左三角韧带。冠状韧带，左、右三角韧带均是连于肝与膈之间的双层腹膜结构。在冠状韧带前、后层之间，肝表面没有腹膜覆盖，名裸区。此区在标本上较粗糙。在离体标本上，看清镰状韧带，冠状韧带的前、后层，左、右三角韧带及裸区。

在离体肝标本和肝模型上观察其脏面。先观察模型。在脏面具有一条“H”形的沟；右侧纵沟前份有囊状的草绿色结构，名胆囊。胆囊位于胆囊窝内；右侧纵沟的后份为腔静脉沟，内有一粗大呈柱状的蓝色结构，名下腔静脉；左侧纵沟的前份，有一圆索状的乳白色结构，此结构是肝圆韧带，被镰状韧带的游离缘包裹，是胚胎时期的脐静脉闭锁而形成的；在左侧纵沟的后份有静脉韧带，是胚胎时期的静脉导管闭锁而形成的。

左、右纵沟之间有一横行的沟，名肝门。它是肝内、外结构出入肝的门户，出入肝门的结构模型上可观察到的有：后方粗大的蓝色管道是肝门静脉；肝门静脉的左前方最小的红色管道是肝固有动脉；右前方稍粗的草绿色管道是肝总管。

肝的脏面以“H”形的沟可分为 4 叶：右纵沟的右侧是肝右叶，左纵沟的左侧是左叶；左、右纵沟之间，横沟的前份是方叶；后份是尾状叶。脏面的右叶、方叶、尾状叶与膈面的右叶相当。在离体肝标本上看清肝门及其出入肝的 3 个重要结构（实有 5 个结构出入，还包括有神经和淋巴管）。看清肝圆韧带、胆囊和胆囊窝、下腔静脉和腔静脉沟、静脉韧带及附着的沟、尾状叶和方叶。

肝的前缘锐、薄（前已述），后缘钝圆，朝向脊柱。近腔静脉沟处，有 2～3 条肝静脉注入下腔静脉，此处临床上常称此沟上端为第二肝门。注意肝静脉出肝的部位。

四、肝外胆道系统

在离体的肝与所连的消化管道和胰标本上观察。肝外胆道系统包括有胆囊和输胆管道。胆囊于胆囊窝内，可分为 4 部：前下端为膨大的盲端，名胆囊底，后上端变细的部分，名胆囊颈，颈与底之间的大部分，称胆囊体。胆囊颈弯向左下呈管状的部分，称胆囊管。胆囊管与肝总管汇合，向下行，则称胆总管。肝总管由肝左、右管汇合而成，其汇合处在有些标本上位置可能较深，故不易观察。然后沿胆总管向下探索，见其经十二指肠上部的后方下行，将十二指肠轻轻提起可见，继续向下可见在十二指肠降部与胰头之间（也可在靠近十二指肠降部的胰头后方），与胰管一起，于十二指肠降部中 1/3 处，穿入其壁内，会合在一起，管腔变大形成肝胰壶腹，开口于十二指肠大乳头顶端。在胆总管和胰管的末端及肝胰壶腹周围有肠管的环行平滑肌包绕，后者称为肝胰壶腹括约肌（标本上未显示）。

五、胰

在人体模型上观察胰的位置。胰附于腹后壁，横跨第 1 腰椎前方。取离体胰和十二指肠标本及模型观察。胰的右端膨大部分为胰头，被十二指肠从右侧环绕。左端细小，是胰尾（有的标本和模型上连有脾。它不属于消化系）。头与尾之间的中间部分是胰体。在胰的实质内，有一贯穿全长的管道为胰管（于瓶装标本上观察）。胰管在十二指肠降部与胰头之间，与胆总管斜穿入降部的壁内，汇合成肝胰壶腹，开口于十二指肠大乳头的顶端。

【复习思考题】

1. 小肠可分为哪几部？其中空、回肠又有哪些区别？
2. 阑尾根部的体表投影点位于何处？活体上怎样确定？
3. 结肠可分为几部？它与盲肠一起有何共同的特点？
4. 肝外胆管包括哪些部分？胆汁产生于何处？其输出途径如何？
5. 填图　图Ⅱ-3、图Ⅱ-4。

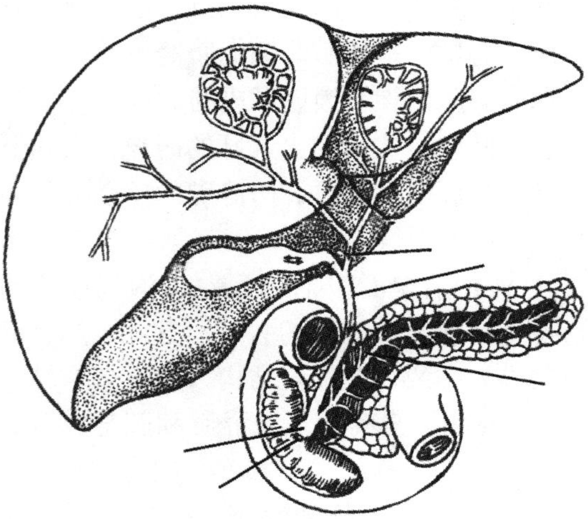

图Ⅱ-3　肝、十二指肠、胰

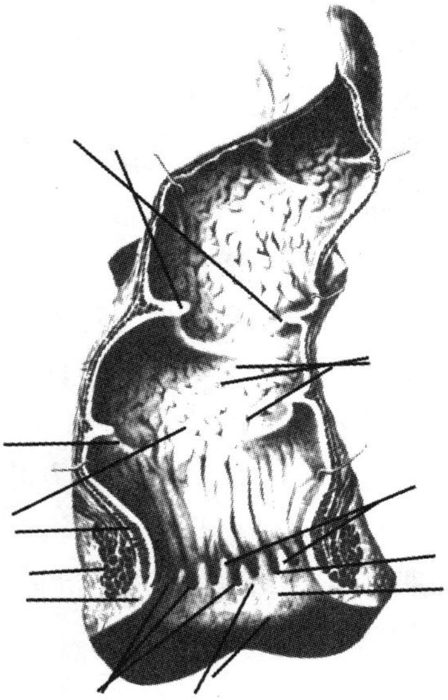

图Ⅱ-4　肛管

（周启良）

实验十四 呼吸系统

【目的要求】

1. 掌握鼻腔的分部和鼻腔外侧壁的结构。

2. 掌握鼻旁窦的名称、位置及开口的部位。

3. 掌握喉的位置、组成，喉软骨的形态，了解喉软骨的连结，熟悉喉肌的作用，掌握喉腔的形态、结构。

4. 掌握气管的位置、构造，左、右主支气管的特点。

5. 掌握肺的形态、位置和分叶，了解肺段的概念。

6. 熟悉胸膜、胸膜腔及胸膜隐窝的概念、分区及各区的内容。

7. 了解纵隔的概念、分区及各区的内容。

【实验材料】

1. 整尸呼吸系统原位标本。

2. 离体呼吸系统标本，头颈部矢状切面标本，喉气管标本，左、右肺标本，瓶装纵隔标本，显示鼻旁窦开口的瓶装标本。

3. 模型 示鼻腔外侧壁及鼻旁窦的模型，喉软骨支架模型，喉正中矢状切面模型，气管、支气管、肺、肺段、纵隔等模型。

4. 颅骨正中矢状切面标本。

5. 挂图 图Ⅲ-1 呼吸系统概观、图Ⅲ-2 喉软骨、图Ⅲ-3 喉的软骨及韧带（1）、图Ⅲ-4 喉的软骨及韧带（2）、图Ⅲ-5 喉肌、图Ⅲ-6 喉腔及声带、图Ⅲ-7 喉内腔和喉口、图Ⅲ-8 气管、支气管及肺段、图Ⅲ-9 肺的内侧面、图Ⅲ-10 肺和胸膜、图Ⅲ-11 胸膜及肺的体表投影（1）、图Ⅲ-12 胸膜及肺的体表投影（2）。

【注意事项】

1. 呼吸系统的结构比较小，尤其是喉腔内结构，须仔细观察。

2. 观察时注意标本方位，动作要轻，以免损坏标本。

【实验内容】

呼吸系统由呼吸道和肺两大部分构成。呼吸道包括鼻，咽，喉，气管，左、右主支气管。临床上通常把鼻、咽、喉，称上呼吸道，把气管、主支气管及在肺内的各级支气管，称下呼吸道。此外，胸膜、纵隔与呼吸系统有密切关系，也纳入本实验一并观察。

一、鼻

鼻是呼吸道的起始部，也是嗅觉器官，包括外鼻、鼻腔和鼻旁窦三部分。

（一）外鼻

在活体上相互观察，或对着小镜子观察。外鼻通常指的是鼻子，它位于面部中份，上部较窄，名鼻根，向下前延续成隆起的鼻背，其下端最突出的部分，名鼻尖。鼻尖两侧略呈弧状隆突的部分，名鼻翼。

（二）鼻腔

鼻腔由骨和软骨作支架，覆以黏膜或皮肤构成。鼻腔由位于正中矢状位的鼻中隔分隔为左、右两腔，向前下借鼻孔与外界相通，向后经鼻后孔通咽的鼻部，每侧鼻腔又可分为2部，取正中矢状切开的头部标本或模型观察，在鼻中隔已被切除的标本上可以看到。鼻腔的前下份，即被鼻翼和鼻尖包围的部分，名鼻前庭；鼻腔后上其余部分，名固有鼻腔。鼻前庭的内面是皮肤，生有鼻毛，其起滤过和净化空气的作用。鼻前庭的上后有一呈弧形的隆起，名鼻阈，是鼻腔内皮肤与黏膜的分界，亦是鼻前庭与固有鼻腔的分界处。固有鼻腔有上、下、内侧和外侧4壁：上壁由鼻骨、额骨、筛骨的筛板及蝶骨体覆以黏膜构成；下壁即硬腭；内侧壁为鼻中隔。在保留鼻中隔的鼻腔标本上可以看到，鼻中隔的上部由筛骨垂直板构成，后下部由犁骨构成；前下部由鼻中隔软骨构成。鼻腔的外侧壁，在切除鼻中隔的鼻腔标本和模型上观察。在鼻腔外侧壁上，可见到大小不等，呈前后方向的3条隆起：最下方的是下鼻甲，最长；中间的称中鼻甲，略短；最上方是上鼻甲，最短。每个鼻甲的下方均有一相应的裂隙，名鼻道，分别称下鼻道、中鼻道和上鼻道。上鼻甲的后上方有一凹陷处，称蝶筛隐窝。

鼻腔的黏膜包括两部分：嗅区是位于上鼻甲的内侧面以及相对应的鼻中隔以上部分的鼻黏膜，活体略呈苍白或淡黄色，内含嗅细胞，具有嗅觉功能；呼吸区黏膜覆盖于固有鼻腔的其余部分，并与各鼻旁窦黏膜相延续，活体呈淡红色，富含鼻腺和静脉海绵丛等，对吸入的空气有湿润、加温和净化的作用。

（三）鼻旁窦

又称副鼻窦，由骨性鼻旁窦内衬以黏膜而成，共4对。先于颅的正中矢状切标本上复习各窦的位置。蝶窦位于蝶骨体内；额窦位于眉弓深面，额骨内；上颌窦位于上颌体内；筛窦位于筛骨迷路内，筛骨迷路介于鼻腔与眶之间。一侧筛骨迷路内，含有大、小不等的若干小空腔，称筛小房。筛小房按其位置可分为前、中、后3群（筛窦）。

取显示鼻旁窦开口的瓶装标本观察，标本上各鼻旁窦已打开，并用带颜色的小塑料管显示它们的开口处。蝶窦开口于蝶筛隐窝；额窦开口于中鼻道；上颌窦开口于中鼻道（注意上颌窦的开口与窦腔的位置关系）；筛窦的前、中小房（筛窦）开口于中鼻道，筛窦的后小房（筛窦）开口于上鼻道。

在正中矢状切开的头部标本上也可以观察鼻旁窦的开口。因中鼻甲的遮掩，不太容易看清各窦的开口，将中鼻甲轻轻翻起，此时可用探针探查各窦（没有探针时，不要用别的东西乱捅，以免破坏标本）。将下鼻甲轻轻翻起，在下鼻道的侧壁上可见到一个很小的裂隙，是鼻泪管的开口。

二、咽

见实验十二。

三、喉

在正中矢状切开的头颈部标本上观察。喉位于颈前部中份，舌根与气管之间，咽腔喉部的前方。找到会厌和环状软骨断面，喉的下界是环状软骨下缘（约平第6颈椎下缘的高度）。会厌的上缘是喉的最高处，平第3颈椎。喉内的空腔，称喉腔，向上经喉口通咽腔喉部，向下通连气管。

喉以软骨作支架，各软骨借关节、韧带及纤维膜相连结，软骨上附有喉肌，喉的内面衬以黏膜构成。

（一）喉的软骨

在喉软骨支架模型上观察。对照教材，在模型上认出舌骨、甲状软骨、环状软骨、会厌软骨及杓状软骨，然后再根据下列描述，在标本上寻找。

1. 甲状软骨　是喉软骨中最大的一块，它由左、右两块四边形软骨板在前方略以直角结合而成。两板结合处为前角，前角上缘向前突出于体表，名喉结。在成年男性特别显著，女性和未成年男性的喉结不太明显。喉结是重要的体表标志，每个同学应于体表摸到它。前角上缘两板间的凹陷，名甲状软骨上切迹。甲状软骨两板后缘游离，向上、下各伸出一长突起，分别名上角和下角。

2. 环状软骨　位于甲状软骨下方，构成喉的底座。它是喉软骨中唯一完整的环形的软骨，对保持喉腔通畅起重要作用。环状软骨的前部狭窄，名环状软骨弓；后部高而宽阔，名环状软骨板。

3. 杓状软骨　成对，位于环状软骨板的上方，呈三棱锥体形。分一尖、一底、两突，尖朝上，底朝下，底向前方和侧方均有突起，分别称声带突和肌突。

4. 会厌软骨　是会厌的支架，呈树叶状，其下端狭细，借韧带附着于甲状软骨前角的内面。

（二）喉的连结

喉软骨之间以及喉软骨与舌骨、第 1 气管软骨环之间，借关节、韧带和膜进行连结。继续在喉软骨支架模型上观察。

1. 环甲关节　成对，由甲状软骨下角与环状软骨侧方关节面构成，属联合关节，甲状软骨可通过两侧环甲关节的冠状轴作前倾和复位运动。当甲状软骨前倾时，其前角与杓状软骨声带突之间的距离加大，声带紧张。甲状软骨复位时，上述距离缩小，声带松弛。

2. 环杓关节　成对，由杓状软骨底与环状软骨板上缘关节面构成，杓状软骨可沿该关节的垂直轴作旋转运动，可使杓状软骨声带突转向内侧，声门缩小；若转向外侧，声门开大。杓状软骨还可沿环状软骨板上缘，向前、后、内、外等方向作一定程度的滑动。双侧的杓状软骨向内侧滑动，则两个杓状软骨的声带突互相靠近，反之则远离。

3. 弹性圆锥　是圆锥形的弹性纤维膜，从环状软骨弓上缘向前上附着于甲状软骨前角后面，向后上附着于杓状软骨的声带突，两者间的上缘游离增厚，称声韧带。声韧带连同声带肌及覆盖于其表面的喉黏膜一起，称为声带。

弹性圆锥的前部中份增厚，形成环甲正中韧带。在活体上，于前正中线上摸清环状软骨弓和甲状软骨下缘，它们之间就是环甲正中韧带所在位置。

在舌骨与甲状软骨上缘之间，是一片结缔组织膜，称甲状舌骨膜。

（三）喉腔

在正中矢状切开的头颈部标本和观察喉口的标本上观察。喉腔的上口名喉口，由会厌上缘向后下延伸的皱襞，名杓状会厌襞，其外侧的凹陷是梨状隐窝。杓状会厌襞的后端深部包有杓状软骨。双侧杓状软骨之间的凹陷，名杓间切迹。会厌上缘、双侧杓状会厌襞、杓间切迹共同围成喉口。现在观察喉腔，在喉腔中部的侧壁上，可以看到两条呈前后方向的皱襞，上方的是前庭襞，下方的是声襞。两侧前庭襞之间的裂隙，称前庭裂。两侧声襞和杓状软骨底部之间的裂隙，称声门裂，是喉腔中最狭窄处。

喉腔于喉模型上观察，其可分为 3 部：从喉口到前庭裂之间的一段喉腔，名喉前庭；从前庭裂至声门裂之间的一段喉腔，名喉中间腔，其向外侧延伸的隐窝，称喉室；从声门裂至环状软骨下缘的一段喉腔，名声门下腔。

四、气管和主支气管

在正中矢状切开的头颈部标本上观察。气管位于食管的前方，其上方约平第 6 颈椎下缘的高度，与喉相接。气管的上段位于颈部，下段位于胸腔内，气管下段在胸骨角水平分为左、右两个主支气管，分叉处称气管杈。气管杈内面形成一个向上方凸出的半月形，呈矢状位的隆起，称气管隆嵴。在打开的气管和气管杈的标本上观察，很容易看到气管隆嵴。

在瓶装的气管、主支气管标本或离体气管标本上观察。气管壁由 14～17 个气管软骨和软骨之间的组织构成。气管软骨呈“C”形，缺口向后，缺口部由平滑肌和结缔组织封闭，构成气管的后壁，名膜壁。气管杈的下方是左、右主支气管，可见右主支气管短而粗，走行陡直；左主支气管则长而细，走行较倾斜，故气管异物较易落入右主支气管。

五、肺

在打开胸前壁的整尸标本上观察。肺位于胸腔内，左、右各一，分居纵隔两侧，膈的上方。取离体肺标本及肺模型观察。右肺粗短，左肺狭长，每侧肺形似圆锥形，有一尖、一底、两面和三缘。尖朝上，名肺尖，钝圆，高出锁骨内侧 1/3 上方 2～3cm。底朝下，名肺底，肺底与膈相邻，故又名膈面。有支气管和血管断面的一面是内侧面，朝向纵隔，故又称纵隔面。支气管和血管出入肺的部位名肺门。肺门的结构，由结缔组织包在一起，将肺连于纵隔，称为肺根，另一面较隆凸，朝向胸腔壁内面，与肋贴近，名肋面。

肺有三缘：肺的前缘较薄，左肺有心切迹和左肺小舌；后缘圆钝，与脊柱相邻；下缘较锐利。

取离体左、右肺标本观察。在两肺表面，从后上至前下有斜裂，右肺还有水平裂，因此左肺有上、下 2 叶，右肺有上、中、下 3 叶。

取支气管在肺内分支的瓶装标本和模型观察。左、右主支气管在进肺之前，分出分支进入各肺叶，名肺叶支气管。左肺 2 叶，则有两个肺叶支气管，分别称为左肺上叶支气管和左肺下叶支气管。右肺 3 叶，则有 3 个肺叶支气管，分别称右肺上叶支气管、右肺中叶支气管和右肺下叶支气管。肺叶支气管再分支，则称为肺段支气管，每一肺段支气管及其分支和它所属的肺组织构成一个支气管肺段，简称肺段，左、右肺各有 10 个肺段。

六、胸膜

胸膜是被覆于左、右两肺表面及胸壁内面、纵隔侧面和膈上面的浆膜。覆盖于肺表面的称脏胸膜。其余部位的称壁胸膜，按壁胸膜不同部位又可分为 4 部分：肋胸膜（覆盖于胸壁内面）、膈胸膜（覆盖于膈的上面）、纵隔胸膜（覆盖于纵隔的左、右侧面）及胸膜顶，后者由肋胸膜和纵隔胸膜向上延伸，经胸廓上口突入颈根部的穹窿状部分。同侧壁胸膜各部间互相移行，脏胸膜和壁胸膜在肺根处相互延续，在左、右两肺周围分别形成一个完全封闭的胸膜腔。在安静呼吸时，脏胸膜与壁胸膜的大部分紧密接触，所以胸膜腔是有名无实的潜在性腔隙。正常情况下，胸膜腔内呈负压，仅有少量起润滑作用的浆液。肺组织并不在胸膜腔内，它位于胸膜腔外。在壁胸膜各部移行处（转折处）的某些部位，即使在深吸气肺扩张时，肺缘仍不能伸入其内与壁胸膜接触，故此处始终保留一定的由壁胸膜围成的间隙，名胸膜隐窝，属于胸膜腔的一部分。

取离体肺标本观察。肺表面很光滑，这是由于覆盖有一层浆膜（名脏胸膜）之故。脏胸膜不仅紧贴于肺实质的表面，还伸入肺裂（斜裂和水平裂）内。观察肺门，此处无胸膜覆盖，故不光滑。在肺门的下方，可见一狭长的胸膜皱襞（由双层胸膜构成）的断面，名肺韧带，连于纵隔外侧面与肺内侧面之间，是肺手术的标志性结构。

在整尸标本上观察。将胸前壁翻开，可以见到紧贴于肺表面的光滑的脏胸膜，它与壁胸膜之间的间隙是胸膜腔。然后再探查壁胸膜各部的位置。在被翻开的胸前壁内面观察，此层紧贴其内表光滑的浆膜，称肋胸膜。手从胸前壁切口伸入进去，将肺的前缘拉向外侧，则可看到覆盖于纵隔外侧光滑的浆膜，此即纵隔胸膜；纵隔胸膜与肺脏胸膜在肺根部处直接相互延续的情况，在肺根下方可见冠状位的肺韧带，连于肺与纵隔侧面之间。看清肋胸膜与纵隔胸膜在前方两者的返折线。再将肺底轻轻往上拉开，可见覆盖于膈上面的光滑的浆膜，此即膈胸膜。肋胸膜与膈胸膜的交界线，每侧呈半个环形，即使肺在深吸气时，肺的下缘也不能达到此线。肋胸膜与膈胸膜之间所存在的间隙，称肋膈隐窝（肋膈窦）。用手探查一下肋膈隐窝的范围，它是最大的胸膜隐窝，是胸膜腔位置最低的部位。胸膜腔积液时首先积聚此处。将肺尖轻轻向下牵拉，用手指触摸一下此处的胸腔内壁，可感觉其上方有一个近似肺尖大小的，突出胸廓上口由光滑的浆膜围成的呈穹窿状的腔隙，此部浆膜即胸膜顶。

七、纵隔

纵隔位于胸腔内，两肺之间，是左、右纵隔胸膜间的全部器官、结构与结缔组织的总称。前界胸骨，后界脊柱胸段，两侧为纵隔胸膜，向上达胸廓上口，向下至膈。总体来看，纵隔大致呈矢状位而下部略偏左。

为了学习和描述的方便，纵隔常被人为地划分为几个部分。通常以胸骨角平面（平胸骨角与第 4 胸椎体下缘平面），将其分为上纵隔和下纵隔。下纵隔再以心包为界分为前、中、后 3 部分，即胸骨与心包前壁之间的前纵隔；心包后壁与脊柱胸段之间的后纵隔；心包、心及其相连大血管根部所占据的为中纵隔。我们已经学过的气管位于上纵隔，左、右主支气管位于后纵隔。

【复习思考题】

1. 鼻旁窦有哪几对？它们分别位于何骨内？开口于何处？

2. 喉腔侧壁能见到什么结构？喉腔内怎样分部？何部最狭窄？

3. 比较左、右主支气管的形态特点。异物易落入哪侧的主支气管？

4. 怎样区别左、右两肺？

5. 壁胸膜可分为哪几部分？胸膜隐窝的概念是什么？胸膜腔何处位置最低？有何临床意义？

6. 填图　图Ⅲ-1、图Ⅲ-2。

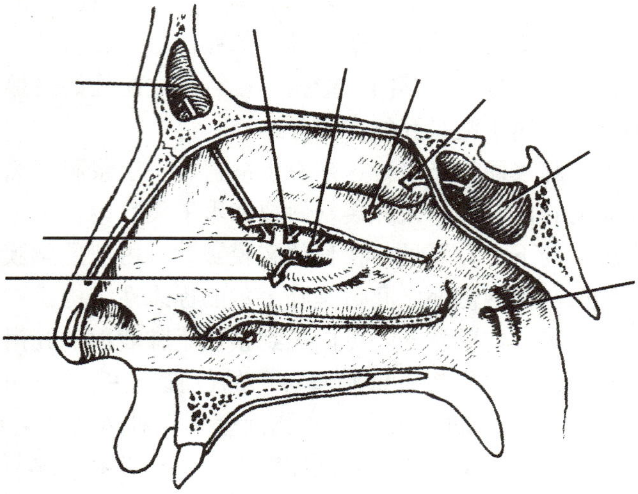

图Ⅲ-1　鼻旁窦的开口

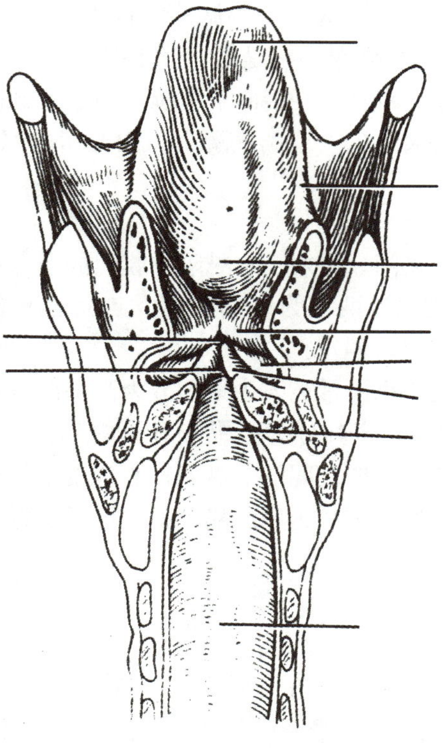

图Ⅲ-2　喉额状切面

（周启良）

实验十五　泌尿系统、男性生殖器

【目的要求】

1. 掌握泌尿系统的组成，肾、输尿管、膀胱的位置、形态，输尿管的3个生理性狭窄部位、膀胱壁的构造。

2. 熟悉肾的剖面结构和被膜。

3. 掌握男性生殖系统的组成，了解各器官的功能。

4. 掌握睾丸和附睾的形态、位置及功能。

5. 掌握输精管的行程及输精管结扎的常选部位，熟悉射精管的组成和开口，了解精囊的形态和功能，掌握精索的组成。

6. 熟悉前列腺的形态、位置，阴囊的形态、构造和功能。

7. 掌握阴茎的分部及构成，了解海绵体的构造和阴茎皮肤的特点。

8. 掌握男性尿道的分部、狭窄和弯曲。

【实验材料】

1. 男性整尸标本。

2. 男、女性盆腔矢状切标本（带腹后壁）。

3. 离体男性泌尿生殖系统各器官、肾冠状切面、打开前壁的膀胱和泌尿、男性生殖系统瓶装标本。

4. 新鲜猪肾。

5. 模型　男性泌尿生殖系统模型，半截躯干示腹后壁模型，盆腔、男性盆腔矢状切模型。

6. 挂图　图Ⅲ-1 泌尿生殖系统概观、图Ⅲ-2 腹后壁（示肾和输尿管位置）、图Ⅲ-3 肾的位置和毗邻、图Ⅲ-4 右肾额状面（后面观）、图Ⅲ-5 肾筋膜模式图、图Ⅲ-6 膀胱、前列腺及精囊腺、图Ⅲ-7 男性骨盆正中矢状切、图Ⅲ-8 睾丸、附睾和精索、图Ⅲ-9 阴茎。

【注意事项】

1. 观察时应将各器官放在解剖位置。

2. 观察标本时严肃认真。

【实验内容】

一、泌尿系统

首先于泌尿生殖系统模型上观察泌尿系统各器官。

泌尿系统包括肾、输尿管、膀胱及尿道4部分。肾为形成尿液的器官，输尿管把尿从肾输送到贮尿器官膀胱，尿道则把尿液排出体外。

（一）肾

在观察中将离体肾标本结合腹后壁原位肾、冠状切面肾及显示肾窦的标本进行学习。

1. 形态　肾形似蚕豆，新鲜肾呈红褐色。肾可分为上、下两端，前、后两面，内、外两缘。

肾的上端宽而薄，下端窄而厚。前面较凸，朝向前外侧，后面较平，紧贴腹后壁。外侧缘凸隆，内侧缘的中部有明显的凹陷，名肾门，肾的血管、肾盂、神经和淋巴管均由此出入，并共同组成肾蒂。肾蒂主要结构的排列关系，由前向后依次为肾静脉、肾动脉、肾盂；从上到下依次为肾动脉、肾静脉、肾盂。

在显示肾窦的标本或肾的冠状切面标本上，可见肾门向深处延续为一个较大的空腔，称肾窦。肾窦由肾实质所围成，其中被肾动脉的分支、肾静脉的属支、肾盂、肾盏及脂肪等所充填，因此肾窦并非一个真正的空腔。

2. 位置　肾位于腹后壁上部、脊柱的两侧，前面有腹膜覆盖，左、右各一。其长轴上端偏内侧，而下端偏外侧。两肾的位置高低略有差异。左肾上端平第 12 胸椎上缘，下端平第 3 腰椎上缘。因肝的影响，右肾比左肾约低半个椎体。第 12 肋斜过两肾后面的不同部位，即斜过左肾的中部、右肾后面的上部。

第 12 肋与竖脊肌外侧缘所形成的夹角，临床上称肾区（脊肋角）。肾有病变时，叩击该区可引起疼痛。

3. 构造　在肾的冠状切面标本上，可见肾实质分为皮质和髓质两部。皮质为接近表面的部分。髓质位于皮质的深部，由 15～20 个肾锥体构成。肾锥体底朝向皮质，肾锥体与肾锥体之间的区域，称为肾柱，属于皮质部分。肾锥体的尖端圆钝，朝向肾窦，称肾乳头。有时 2～3 个肾锥体的尖端汇合成一个肾乳头，肾乳头上有许多肉眼看不见的乳头孔。肾乳头被漏斗状的肾小盏所包绕，2～3 个肾小盏汇合成一个肾大盏。2～3 个肾大盏再汇合成一个前后扁平约呈漏斗状的肾盂。肾盂出肾门后，逐渐变细移行为输尿管。

解剖新鲜猪肾，4 人一组，根据上述对肾的形态结构的描述，分清猪肾的上下、前后、内外方位及肾门、肾蒂和肾窦。然后从肾的外侧缘作肾的纵切（冠状切面），参照教材“肾的构造”的内容，观察肾外围的皮质，肾皮质深部的肾髓质和皮质深入髓质的肾柱及肾小盏、肾大盏和肾盂，新鲜猪肾比陈旧人肾构造清楚。

4. 被膜　在显示肾被膜的瓶装标本（经肾和肾上腺的纵切面和平肾门的横切面）上观察肾的被膜。肾的表面自内向外有 3 层被膜。纤维囊：为贴于肾实质表面的一层致密结缔组织膜，薄而坚韧，在正常状态下，容易与肾实质剥离。脂肪囊：位于纤维囊的外面，为肾周围呈囊状的脂肪层，该层后部较前部厚，并通过肾门与肾窦内的脂肪组织相续。肾筋膜：位于脂肪囊的外面，分前、后两层包绕肾和肾上腺。向上、向外侧两层互相融合。向下两层分开，形成开放的间隙，其间有输尿管通过。前后两层向下消失在腹膜外组织内。向内两层分开，前层经腹主动脉和下腔静脉的前面，与对侧肾筋膜前层相续连；后层与腰大肌筋膜融合。

（二）输尿管

在带腹后壁的男、女性盆腔矢状切标本上观察。可见输尿管自肾盂起始，沿腰大肌前面下降，在小骨盆入口处跨过髂血管前方进入盆腔，沿盆壁向后下，然后转向前内侧达膀胱底（女性两侧输尿管达到膀胱后壁前经子宫颈外侧约 2.5 cm处，从子宫动脉后下方绕过达膀胱底），在膀胱底处向内下斜穿膀胱壁，以输尿管口开口于膀胱内。因此，输尿管可依其位置分为腹部、盆部和壁内部。其全程有 3 处生理性狭窄：肾盂与输尿管移行处；与髂血管交叉处；壁内部。这些狭窄常是结石滞留的部位。

（三）膀胱

结合离体膀胱标本和男、女性盆腔矢状切标本进行观察。

膀胱的形态、位置：膀胱是一个肌性囊状贮尿器官，其位置、大小、形态均随尿液充满的程度而异。膀胱空虚时，呈三棱锥体形，可分为膀胱尖、膀胱体、膀胱底和膀胱颈4部分。膀胱尖朝向前上方，膀胱底朝向后下方，膀胱体是介于膀胱尖与膀胱底之间的部分，膀胱颈是膀胱的下部逐渐变细的部分。颈下端有一开口，名尿道内口。于离体膀胱标本上分清膀胱的4部分。

成人膀胱空虚时，全部位于盆腔内。膀胱尖不超过耻骨联合上缘。前为耻骨联合，后方男性为精囊腺、输精管壶腹和直肠，女性为子宫和阴道。膀胱的下方，于盆腔矢状切标本或模型上观察，男性邻前列腺；女性为尿生殖膈。膀胱充盈时，膀胱尖即上升至耻骨联合以上，这时腹前壁折向膀胱的腹膜也随之上移，使膀胱前下壁直接与腹前壁相贴。

在切开前壁的膀胱标本上观察膀胱内面，可见黏膜由于膀胱肌层的收缩而形成许多皱襞，当膀胱充盈时，皱襞消失。在膀胱底部的内面，有一三角形的区域，此区因缺乏黏膜下层，故黏膜与肌层紧密相连，无论在膀胱充盈或空虚时均保持平滑状态，此区称膀胱三角。膀胱三角恰好位于两个输尿管口和尿道内口之间，是结核和肿瘤的好发部位。输尿管间襞是位于两输尿管口之间的横襞，则是膀胱镜检时寻找输尿管口的标志（沿此襞向两侧寻觅即可找到）。

（四）尿道

男性尿道在下面的“男性生殖系统”观察。女性尿道在耻骨联合与阴道之间斜向前下，终于尿道外口，与男性尿道相比，其特点为短、直、宽，长4～5cm。上述特点是易于引起女性泌尿系统上行感染的原因之一。

二、男性生殖系统

于男性泌尿生殖系统模型上观察男性生殖系统的组成。

男性生殖系统包括内生殖系统和外生殖器。内生殖器由生殖腺（睾丸）、输送管道（附睾、输精管、射精管、尿道）和附属腺体（精囊腺、前列腺、尿道球腺）组成。外生殖器包括阴囊和阴茎。

（一）睾丸

睾丸位于阴囊内，左、右各一。取离体睾丸标本结合男性泌尿生殖系统模型一起观察。睾丸呈内、外侧略扁的椭圆形，表面光滑，包有一层浆膜。睾丸可分内、外侧两面，前、后两缘及上、下两端。上端和后缘有附睾贴附。

（二）附睾

略呈新月形，可分为附睾头、附睾体和附睾尾。附睾头膨大而钝圆，贴附于睾丸上端。附睾体呈扁圆形，借结缔组织与睾丸后缘相连。附睾尾细圆，由结缔组织固定于睾丸下部。

（三）输精管

在附睾尾的内侧稍上处可摸到一类似火柴棍粗细的较硬的管子，即输精管。它全程可分4部分。睾丸部：行程较迂曲，位于睾丸后缘，自附睾尾端沿附睾内侧上行；精索部：介于睾丸上端与腹股沟管皮下环之间，易于经皮肤以手触知，为结扎输精管的良好部位；腹股沟管部：位于腹股沟管内的一段；盆部：为最长的一段，穿过腹环，向下沿盆侧壁行向后下，经输尿管末端的前方至膀胱底的后面，在此两侧逐渐接近并扩大成输精管壶腹。输精管下端变细，与精囊的排泄管汇合成射精管。

（四）精囊和射精管

在膀胱底和直肠之间、输精管壶腹的外侧，可见一表面凹凸不平的囊状器官，即精囊。其排泄管向下和同侧的输精管末端会合成射精管（在模型上观察）。射精管穿过前列腺，开口于尿道前列腺部。

（五）精索

精索是一对柔软的圆索状结构，起于腹股沟管腹环，止于睾丸上端。精索主要内容物是输精管、睾丸动脉和蔓状静脉丛，此外还有输精管的动脉、静脉、神经丛、淋巴管和腹膜鞘突的残余。自皮下环以下，其表面有3层被膜，从外向内为精索外筋膜、提睾肌和精索内筋膜。用拇指和食指捏一下精索，分辨出其内的输精管。在活体上，由于输精管周围的软组织很软，更易摸清分辨输精管。

（六）前列腺

在离体男性生殖器标本上，观察前列腺。前列腺位于膀胱颈的下方，略似板栗状，上端宽大，名前列腺底，与膀胱颈邻接；下端尖细，名前列腺尖，朝向前下，位于尿生殖膈之上。底与尖之间的部分称前列腺体。体的后面较平坦，在正中线上有一纵行的浅沟，名前列腺沟。直肠指诊可触知。

（七）阴囊

1. 阴囊为耻骨联合下方的一个皮肤囊袋。在切开的阴囊标本上观察，可见阴囊皮肤很薄，在活体较柔软，在尸体上阴囊处于收缩状态，故呈现很多皱褶。其深面为缺乏脂肪的肉膜，两者紧密愈着不可分离。

肉膜在阴囊中缝处向深面延伸而构成阴囊隔，把阴囊分成左、右两腔，分别容纳两侧的睾丸和附睾等。

2. 睾丸和精索的被膜　在肉膜深面，睾丸和精索有数层共同的被膜，不必细查。这里只观察睾丸鞘膜。

睾丸鞘膜是来源于腹膜的盲囊，分为壁层和脏层。脏层紧贴衬在睾丸和附睾表面，壁层衬于精索内筋膜的内面，脏、壁两层之间的腔隙为鞘膜腔，脏、壁两层在睾丸后缘处返折而互相移行。

（八）阴茎

离体生殖器串连标本结合原位标本观察。阴茎为男性外生殖器，分为头、体、根3部分。阴茎根隐于阴囊及会阴的皮下。中部为阴茎体，悬于耻骨联合前下方，体的前端膨大为阴茎头。阴茎头的尖端有矢状位的尿道外口，头后方稍细，称阴茎颈，是头与体的移行部。

阴茎有3个海绵体，两个在背侧，称阴茎海绵体，一个位于两个阴茎海绵体之间的腹侧，名尿道海绵体。阴茎海绵体为前、后端尖细的圆柱体，其后端名阴茎脚，附于耻骨弓。尿道海绵体的前、后端均膨大，前端膨大成阴茎头，头的底面凹陷与阴茎海绵体的前端相接。后端膨大称尿道球，位于两阴茎脚之间，固定于尿生殖膈的下面。尿道海绵体内有尿道通过。

每个海绵体的表面均包有一层坚韧的膜，称海绵体白膜。同时，3个海绵体又共同被筋膜和皮肤所包被。皮肤在阴茎颈处游离向前延伸，形成双层皮肤的环形皱襞，称阴茎包皮。阴茎包皮内层在阴茎颈处返折移行于阴茎头皮肤。包皮与尿道外口下端相连的皱襞，称包皮系带。

（九）男性尿道

在男性盆腔正中矢状切标本上观察。

男性尿道自膀胱的尿道内口开始，穿过前列腺、尿生殖膈（在会阴模型上观察，尿生殖膈由上、下两层筋膜夹着一层肌肉构成）和阴茎，最后终于尿道外口。在尿道穿过尿生殖膈处的后方，可见一对小的腺体（在模型上观察），叫尿道球腺，它们的导管开口于尿道球部。男性尿道全程可分为前列腺部、膜部和海绵体部。

男性尿道全长有 3 个狭窄、两个弯曲和 3 个扩大部。3 个狭窄：第 1 个在尿道内口；第 2 个在尿道膜部；第 3 个在尿道外口。两个弯曲：一个为耻骨下弯，位于耻骨联合下方 2cm 处，凹向上，包括尿道前列腺部、膜部和海绵体部的起始部，此弯曲是恒定的。另一个为耻骨前弯，位于耻骨联合的前下方，凹向下，在阴茎根与体之间。将阴茎上提时，此弯曲变直，并与耻骨下弯形成一个凹侧向上的大弯曲。在临床上向尿道内插入器械时，必须顺着弯曲推进，并小心通过狭窄处，以免损伤尿道。3 个扩大部：前列腺部、尿道球部和尿道舟状窝。

【复习思考题】

1. 请弄懂下列名词的含义：肾门、肾窦、肾蒂、肾皮质、肾髓质、肾柱、肾锥体、肾乳头、肾小盏、肾大盏、肾盂和肾区。
2. 何谓膀胱三角？
3. 男性肾盂结石排出体外要经过哪些狭窄？
4. 简述精子产生和排出的途径。
5. 什么叫精索？其中包括哪些结构？
6. 填图　图Ⅳ-1、图Ⅳ-2、图Ⅴ-1、图Ⅴ-2。

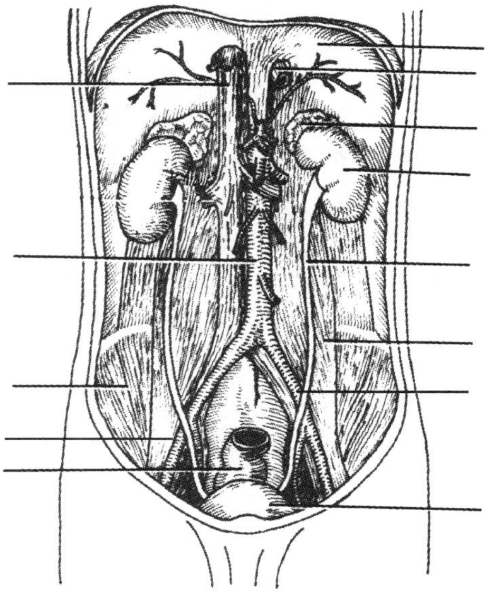

图Ⅳ-1　肾和输尿管

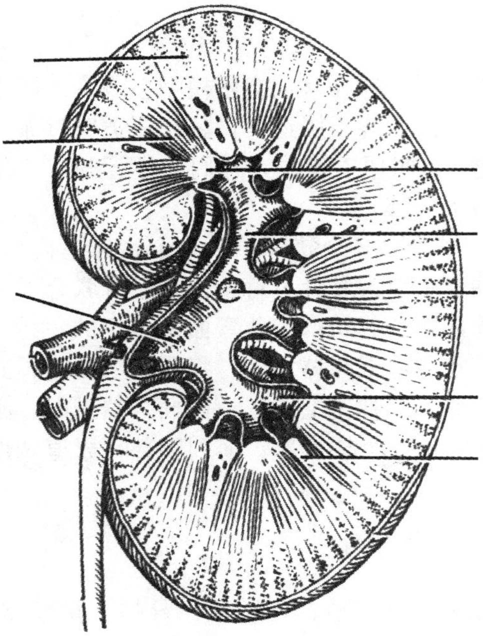

图Ⅳ-2　肾的构造

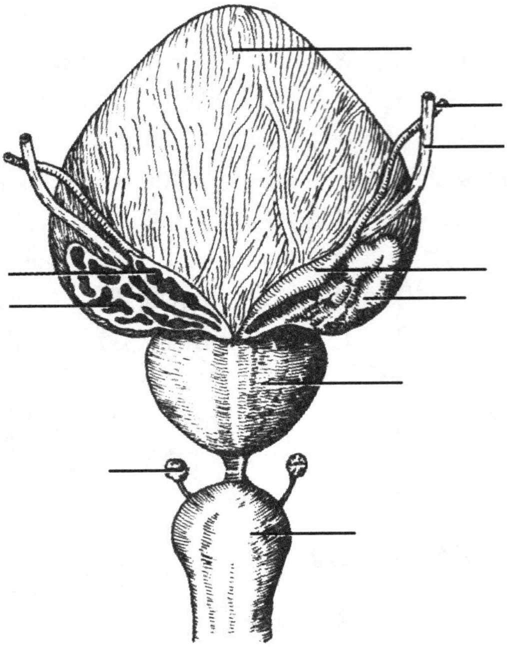

图Ⅴ-1　前列腺、精囊腺和输精管

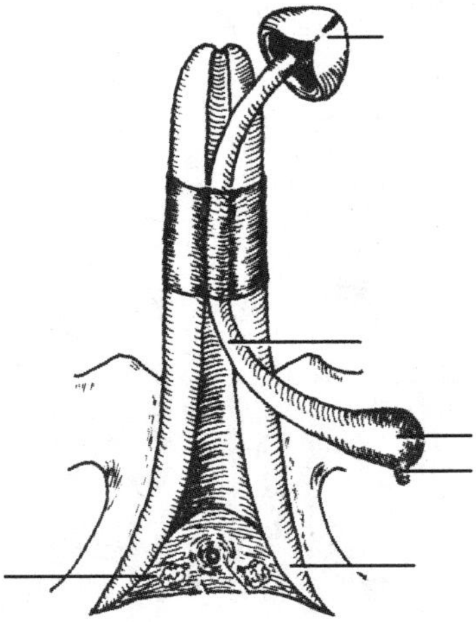

图Ⅴ-2　阴茎的结构

（徐四元）

实验十六　女性生殖器（附：乳房）和腹膜

【目的要求】

1. 掌握女性生殖器的系统概念。

2. 掌握卵巢、子宫的形态、位置和子宫的固定装置，了解卵巢和子宫的功能。

3. 掌握输卵管的位置、分部、形态及常选的结扎部位。

4. 掌握阴道的形态和位置，了解女性外生殖器的组成、形态、结构。

5. 熟悉乳房的形态、位置和构造。

6. 掌握腹膜腔的概念，熟悉腹膜形成的结构。

【实验材料】

1. 女性整尸标本和腹腔原位标本。

2. 离体女性生殖系统标本和瓶装标本。

3. 女性盆腔正中矢状切标本及盆腔腹膜完整标本。

4. 模型　女性内生殖器，带器官的盆腔，腹膜形成的结构，男、女性腹、盆腔矢状切。

5. 挂图　图Ⅳ-10 女性骨盆正中矢状面、图Ⅳ-11 女性内生殖器、图Ⅳ-12 女性外生殖器、图Ⅳ-13 女性盆腔器官前面观、图Ⅳ-16 骨盆额状切面模式图，示尿生殖膈、图Ⅳ-17 盆膈、图Ⅳ-18 乳房、图Ⅱ-22 网膜、图Ⅱ-23 腹膜正中矢状切面（示腹膜垂直配布）、图Ⅱ-24 腹后壁腹膜的配布、图Ⅱ-25 腹腔横切面（平网膜孔）。

【实验内容】

一、女性生殖器

在女性生殖系统模型上首先认清女性生殖系统各器官。

女性生殖系统包括内生殖器和外生殖器。内生殖器由生殖腺（卵巢）、输送管道（输卵管、子宫、阴道）和附属腺体（前庭大腺）组成。外生殖器，即女阴。

（一）卵巢

在离体女性内生殖器、盆腔正中矢状切标本和模型上观察。卵巢为成对器官，呈扁卵圆形，活体略呈灰红色。位于骨盆侧壁的卵巢窝内（相当于髂内、外动脉的夹角处），恰在子宫两旁、输卵管的后下方。卵巢可分为内、外侧两面，前、后两缘和上、下两端。

（二）输卵管

为成对弯曲的肌性管道，内侧端连于子宫底两侧，并开口于子宫腔内；外侧端游离，靠近卵巢。输卵管全长由内侧向外侧分为 4 部分：

1. 输卵管子宫部　位于子宫壁内，以输卵管子宫口开口于子宫腔。

2. 输卵管峡　位于子宫底外侧，内接输卵管子宫部，直而短，管细壁厚，是输卵管结扎术比较合适的部位。

3. 输卵管壶腹　为输卵管最长的一段，占全长的2/3，粗而弯曲，为卵细胞受精部位。

4. 输卵管漏斗　输卵管外侧端的膨大部分，呈漏斗状。漏斗底部朝向腹膜腔开口，称输卵管腹腔口，开口周缘有许多指状突起，名输卵管伞，是输卵管结扎时，辨认输卵管的标志。

三、子宫

在离体完整子宫、子宫冠状切面、女性盆腔正中矢状切标本上观察。

（一）子宫的形态和位置

1. 子宫的形态　子宫呈前、后稍扁的倒放的梨形。整个子宫可以分成底、体、颈3部分。两侧输卵管子宫口的水平以上为子宫底，可在子宫冠状切面上分清。子宫下端狭窄部为子宫颈，子宫颈的下段插入阴道，这一部分称子宫颈阴道部，子宫颈的其余部分位于阴道上方，称子宫颈阴道上部。子宫颈与子宫底之间的部分称子宫体。子宫体与子宫颈阴道上部之间较为窄细的部分，称子宫峡，属于子宫颈，非妊娠期不明显。

子宫内腔甚窄，分上、下两部（在子宫冠状切面标本上观察）。子宫内腔的上部在子宫体内，称子宫腔，为呈前后略扁的三角形腔隙。尖向下，底向上，两端各有输卵管开口。子宫内腔的下部在子宫颈内，呈梭形，称子宫颈管。子宫颈管上端有子宫颈管内口与子宫腔通连，子宫颈管下端开口于阴道，叫子宫口。未产妇的子宫口为圆形，分娩后呈横裂状。子宫口的前缘称前唇，后缘称后唇，后唇较长，位置也较高。

2. 子宫的位置　子宫位于盆腔中央，介于直肠与膀胱之间。成年女子的子宫正常位置为轻度前倾、前屈。前倾即子宫长轴和阴道长轴之间呈向前开放的角度，稍大于90°。前屈为子宫体与子宫颈之间形成的钝角。

3. 子宫的韧带（老师示教）

（1）子宫阔韧带：为双层腹膜皱襞。在盆腔腹膜完整标本上观察，可见子宫两侧缘至骨盆腔侧壁间形成了一大片腹膜皱襞，即子宫阔韧带。上缘游离，其内有输卵管，阔韧带后层向后伸延包被卵巢。子宫阔韧带可限制子宫向两侧移动。

（2）子宫圆韧带：起自输卵管与子宫连接处的前下方。在阔韧带前层覆盖下向前外侧弯行，经腹股沟管腹环入腹股沟管，而后出皮下环，止于阴阜和大阴唇皮下。其功能是维持子宫的前倾。

（3）子宫主韧带：自子宫颈两侧缘延至盆腔侧壁，位于子宫阔韧带基部两层腹膜之间。它是防止子宫向下脱垂的重要结构。

（4）骶子宫韧带：起自子宫颈上部后面的平滑肌结缔组织束，向后绕过直肠两侧，附于骶骨前面。在盆腔腹膜完整标本上，可见腹膜遮盖着两侧的骶子宫韧带，形成两个皱襞。其功能是维持子宫的前倾、前屈。

（二）阴道

为连接子宫与外生殖器的管道。在阴道上端，可见子宫颈阴道部插入阴道，子宫颈阴道部与阴道壁之间围成的间隙，称阴道穹。子宫颈阴道部与阴道前、后壁之间的间隙，分别称阴道前穹和阴道后穹。在子宫颈阴道部与阴道侧壁之间，每侧还有一个阴道侧穹。4个穹中，以后穹最深，并与直肠子宫陷凹紧密相邻。

阴道位于骨盆腔下部的中央。在女性盆腔正中矢状切标本上可见，其前方为膀胱和尿道，后方为直肠，腹膜自子宫后面返折至直肠前面，形成子宫直肠陷凹，此凹在阴道后上方，为腹膜腔的最低点。

（三）女性外生殖器

女性外生殖器，即女阴。在女外阴完整标本和模型上观察，女阴包括阴阜、大阴唇、小阴唇、阴蒂、阴道前庭、前庭球、处女膜和前庭大腺。

1. 阴阜　在耻骨联合前方隆起，生有阴毛。

2. 大阴唇　为纵行隆起的皮肤皱襞，自阴阜向后下围成阴裂。两侧大阴唇在阴裂的前、后端互相连接，前端称唇前连合，后端称唇后连合，大阴唇外侧面皮肤亦有阴毛。

3. 小阴唇　为在大阴唇内侧的两个较小的皮肤皱襞。每侧小阴唇的前端分成两个小皱襞，两侧的外皱襞相遇在阴蒂的上面而成为阴蒂包皮，两侧的内皱襞附于阴蒂下方成为阴蒂系带。

4. 阴蒂　由两个阴蒂海绵体构成，体积很小，把阴蒂包皮向上牵拉，可显露阴蒂下端小部分，即阴蒂头。

5. 阴道前庭　为两侧小阴唇之间的间隙，尿道外口、阴道口均开口于阴道前庭内，尿道外口在前，阴道口在后。尿道外口较小，位于阴蒂与阴道口之间。阴道口较大，在未婚妇女，阴道口周围可见到处女膜，但在成年女尸标本上多已观察不到。

6. 前庭球　位于大阴唇的皮下，呈蹄铁形，相当于男性的尿道海绵体。

7. 前庭大腺（在女会阴模型上观察）　相当于男性的尿道球腺，状如豌豆，位于阴道口后外侧，其导管开口于阴道前庭。

附：乳房

乳房并不是生殖器官，但功能上与生殖器官关系密切，故习惯在学习女性生殖器时一并观察。乳房左、右各一。成年女子的乳房约呈半球形，位于胸大肌和前锯肌的表面，其基底面积约占第 2 肋至第 7 肋范围。乳房皮肤薄而柔软，乳房中央有乳头，乳头周围的颜色较深，叫乳晕，乳头顶端有输乳孔。

乳房内部有乳腺，被脂肪组织分隔成 15～20 个乳腺小叶，每个乳腺小叶都有排泄管，称输乳管，每个乳腺小叶的输乳管，都向乳头集中并呈放射状排列。输乳管在靠近乳头处都扩大而形成输乳窦，其末端则变细而开口于乳头上的输乳孔。

二、腹膜

（一）腹膜与腹膜腔

在腹腔原位标本上观察，可见腹膜被覆于腹、骨盆壁的内面和腹、盆腔脏器表面的一层浆膜。衬贴腹、盆壁内面的部分，称壁腹膜；被覆于腹、盆腔脏器表面的部分，称脏腹膜，两层互相移行围成不规则的潜在性间隙称腹膜腔。男性为密闭的囊，女性与外界相通。

（二）腹膜形成的结构

1. 网膜

（1）大网膜：由 4 层腹膜组成，是从胃大弯下垂再返折至横结肠的一大片腹膜。在成人，横结肠以下 4 层愈合在一起像一个围裙，盖在腹腔脏器前面。而自胃大弯至横结肠的一部分大网膜（只有两层）称胃结肠韧带。

(2) 小网膜：是从肝门移行至胃小弯和十二指肠上部的双层腹膜皱襞。可分为两部分：连于肝门与胃小弯之间的部分，称肝胃韧带；连于肝门与十二指肠上部之间的部分，称肝十二指肠韧带。

(3) 网膜囊：又称小腹膜腔，它属于腹膜腔的一部分，主要位于胃和小网膜后方的腔隙，借网膜孔（肝十二指肠韧带后方）与大腹膜腔相通。

2. 系膜

(1) 小肠系膜：是将空肠、回肠固定于腹后壁的双层腹膜结构，呈扇形，它附着于腹后壁的部分称小肠系膜根，其附着线是由第 2 腰椎左侧斜向右下，至右骶髂关节前方，长约 15cm。

(2) 横结肠系膜：是将横结肠连于腹后壁的双层腹膜结构。

(3) 乙状结肠系膜：是将乙状结肠连于盆壁的双层腹膜结构，其根部附着于左髂窝和骨盆左后壁。

(4) 阑尾系膜：是阑尾与小肠系膜下端之间的双层三角形腹膜结构。其游离缘内有阑尾血管经过。

3. 韧带

(1) 肝的韧带：有肝胃韧带，肝十二指肠韧带，镰状韧带，冠状韧带和左、右三角韧带等。

(2) 胃的韧带：有胃结肠韧带、胃脾韧带、胃膈韧带等。

(3) 脾的韧带：有脾肾韧带、膈脾韧带等。

4. 陷凹　观察男性盆腔正中矢状切标本，认清膀胱与直肠。于两器官之间，腹膜腔是一陷凹，称直肠膀胱陷凹，它是男性腹膜腔的最低处。

观察女性盆腔正中矢状切标本，认清膀胱、子宫和直肠，前两者之间的陷凹称膀胱子宫陷凹。后两者之间的陷凹，称直肠子宫陷凹，其是女性腹膜腔最低的部位。

【复习思考题】

1. 描述子宫的形态、位置及固定装置。
2. 描述输卵管的形态、分部，女性绝育常选结扎输卵管的哪一段？
3. 什么是腹膜腔？腹膜内位器官是否位于腹膜腔内？为什么？
4. 填图　图Ⅴ-3、图Ⅵ-1。

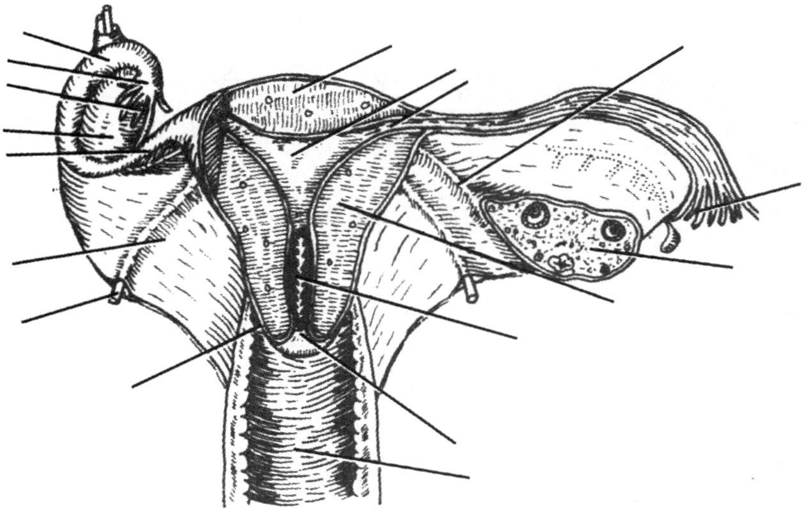

图Ⅴ-3　女性内生殖器

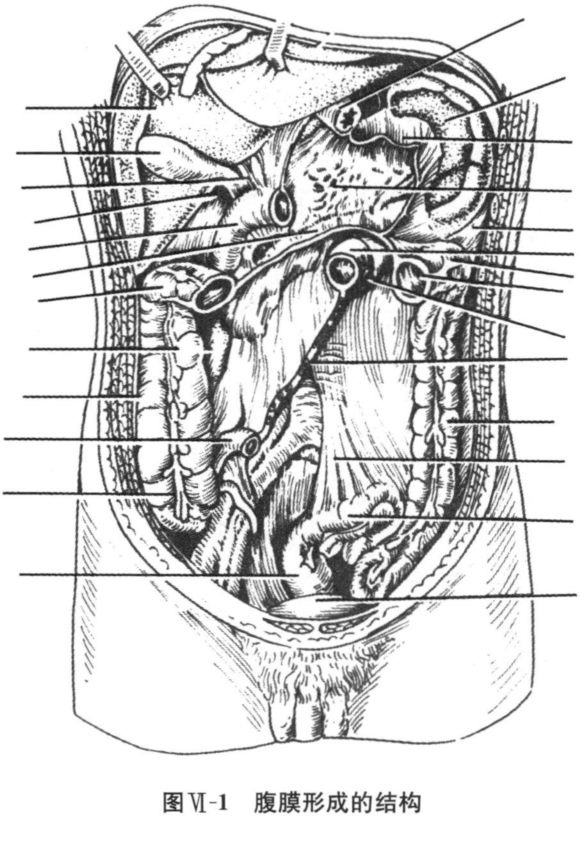

图Ⅵ-1　腹膜形成的结构

（徐四元）

第三篇　脉　管　学

实验十七　心

【目的要求】

1. 掌握心的位置、外形、内部结构及心的体表投影。
2. 熟悉心内血流途径及心瓣膜的作用、心的传导系统、心包的概念及分层。
3. 了解心的血液供应、静脉回流。

【实验材料】

1. 打开胸前壁的完整尸体标本。
2. 显示纵隔、心包及心的标本。
3. 离体心（包括完整的和切开的）标本。
4. 心的动脉、静脉铸型标本。
5. 牛心或羊心传导系统（瓶装）标本。
6. 猪心或牛心（解剖观察心腔结构）。
7. 模型　纵隔、心（完整心和打开心腔2种）、心传导系统电动模型。
8. 挂图　图Ⅴ-1血管分布模式图、图Ⅴ-2大、小循环示意图、图Ⅴ-3心脏的外形和血管（前面）、图Ⅴ-4心脏的外形和血管（后面）、图Ⅴ-5心脏的位置、图Ⅴ-6心包及心脏体表投影、图Ⅴ-7右心房、右心室内腔、图Ⅴ-8左心房、左心室内腔、图Ⅴ-9心室底及心脏传导系统。

【注意事项】

1. 一定要把心放在解剖位置后再进行观察。
2. 在切开猪心或牛心之前，先观察心的表面结构，再解剖观察心各腔的形态结构（瓣膜、腱索、乳头肌、纤维、骨骼等）。

【实验内容】

先示教后，学生分组观察。

一、心的位置

在已打开胸腔的完整尸体标本上进行观察，可见心位于纵隔内，居两肺之间，膈的上方，为心包所包裹。翻开心包的前份，可见心略呈圆锥形，约2/3偏向正中线左侧，1/3在正中线右侧。心尖钝圆，朝向左前下方。心底较宽，朝向右后上方（即朝向脊柱）。上方有出入心的大血管。心的长轴由右后上方斜向左前下方，与右手写字时的钢笔方向相似。

二、心的外形

在离体心标本或模型上观察，可见心呈圆锥形，为中空的肌性器官，分为右心房、右心室、左心房、左心室 4 部分。它具有一底、一尖、两面、三缘。

心底：朝向右后上方，由左、右心房构成，与出入心的大血管相连，因而固定。

心尖：圆钝，由左心室构成，朝向左前下方，在左侧第 5 肋间隙，距左锁骨中线内侧 1～2cm 处。

两面：胸肋面为心的前面，朝向胸骨体与肋软骨，膈面为心的后下面，向后下方贴近膈。

三缘：右缘圆钝较垂直，由右心房构成；前下缘较锐，接近水平位，由右心室和心尖构成；左缘圆钝而斜，由左心耳和左心室构成。

心表面有一环行的沟，叫冠状沟，将心分为上、下两部，上部为心房，下部为心室，故又名房室沟。心室的前、后面各有一条纵行的浅沟，分别称为前室间沟和后室间沟，此两沟是左、右心室在心表面的分界线，其内有脂肪和血管。心底后面，上、下腔静脉口左侧的浅沟，叫后房间沟，是左、右心房在心表面的分界线。后房间沟、后室间沟与冠状沟的相交处，称房室交点。

三、心的内部结构

把已切开的离体心标本及模型放在解剖位置上，分别观察右心房、右心室、左心房、左心室的内部结构。在观察其内部结构时，要随时与外形联系起来。

在剖开的心标本上，见心壁由 3 层组成，其外层为心外膜即浆膜，中层为心肌层，由心肌构成，很厚，其内面较光滑为心内膜，并在房室口和动脉口处形成瓣膜。

（一）右心房

右心房构成心的右上部。壁薄腔大，它向左前方的突出部称为右心耳，打开其壁，见有纵行的肌隆起名界嵴，相对于外面的界沟处。由界嵴发出布于右心耳内面的大致平行的肌隆起，形如梳齿，叫梳状肌。在右心房腔的后上方有上腔静脉的入口，后下方有下腔静脉的入口，此口的稍内上方还有较小的口，为冠状窦口。右心房的前下方有右房室口，用探针通过此口，可到右心室。

（二）右心室

位于右心房的左前下方，构成心脏胸肋面的大部分。将右心室前壁打开，见室壁较厚，其内面高低不平，其中几束发达的锥状突起称乳头肌。乳头肌在右心室内有前、后、内侧 3 组。前乳头肌的基部，有一粗状的肌性索样结构连至室中隔，此结构名节制索。在右心室的上方有右房室口，此口周围附有 3 个三角形的瓣膜，称三尖瓣（右房室瓣）。每瓣的基部附着于右房室口的周围，瓣的尖端上有数条细索状结构，称腱索，这些腱索集中附于乳头肌上。这样使瓣膜只朝向心室开，保证血液从心房进入心室，而不逆流。

右心室向左上方突出的部分，称动脉圆锥。向上延伸为肺动脉干。从肺动脉断面或剖面观察肺动脉口，有 3 个袋状半月瓣，称肺动脉瓣。其作用是防止血液逆流。

在右房室口和肺动脉口之间的室壁上可见一弓形肌性隆起，叫室上嵴。

（三）左心房

将心标本翻转，在心底找到左心房，揭开其壁，其内表面大部分光滑，其两侧各有两条肺静脉进入，在左心房的前下方有左房室口，通左心室。左心房向前突出部分称为左心耳。

（四）左心室

位于右心室的左后方。于前壁剖开室壁，见室壁很厚，在其内腔上方有左房室口，口的周围附有两个瓣膜，称为二尖瓣（左房室瓣），瓣的尖端亦有腱索连于乳头肌上。其中较大的一个在前内侧，称为前瓣（又名前尖），较小的一个在后外侧，称为后瓣（又名后尖）。

在左房室口的前上方，有通升主动脉的主动脉口，从主动脉断面或剖面观察主动脉口亦附有 3 个半月瓣，称主动脉瓣。从升主动脉腔内观察，可见每个半月瓣与其相对的主动脉壁之间有一个小腔隙，称为主动脉窦。

（五）室间隔与房间隔

介于左、右心室之间的隔为室间隔，室间隔大部分由很厚的肌所构成，称为肌部；隔的上方较薄，称为膜部。

介于左、右心房之间的隔则为房间隔。正常成年人心房间隔右侧壁有一卵圆形的凹陷，称卵圆窝。胎儿时则为卵圆孔，出生后 1 岁左右闭锁。

四、心传导系统

在瓶装标本和电动模型上示教。

心传导系统主要包括窦房结，房室结，房室束，左、右束支等。

在上腔静脉根部与右心耳之间的心外膜深面（相当于界沟的上端），约绿豆大的小结即窦房结。在房间隔下部右侧，冠状窦口前方的心内膜深面有一小结为房室结。由此发出房室束，走向室间隔，达室间隔肌部上方分为左、右两束支，分别沿室间隔左、右侧面的心内膜深面下行，经多级分支后达左、右室壁的心肌。

五、心的血管

（一）动脉

营养心的动脉为左、右冠状动脉，均起于主动脉窦，在心外膜深面沿冠状沟和前、后室间沟走行，分支至心壁。

1. 右冠状动脉　在心的胸肋面冠状沟的右侧份内，可见到一条较大的动脉，即右冠状动脉。右冠状动脉自升主动脉右窦发出后，经右心耳与肺动脉干之间达冠状沟内向右下行至心的右缘，绕右缘转向膈面，沿后室间沟下行改名为后室间支，直达心尖。右冠状动脉主要分布于右心房、右心室、左心室后壁的一部分、室间隔后 1/3、窦房结和房室结等处。

2. 左冠状动脉　自主动脉左窦发出后经左心耳与肺动脉干起始部之间，向左前方行走，出左心耳下方分为旋支和前室间支两支。旋支沿冠状沟向左后至左心室后面。前室间支沿前室间沟下降，直达心尖切迹。左冠状动脉主要分布于左心房、左心室、右心室前壁小部分、室间隔前 2/3 及窦房结等处。

（二）静脉

在心室间沟内找到管壁较薄、腔大的血管为心的静脉，与动脉伴行最后汇入冠状窦，再经冠状窦口注入右心房。静脉主要有：

1. 心大静脉　起于心尖，伴前室间支，位于前室间沟内，向左上行进入冠状沟，绕心左缘至心后面，注入冠状窦左端。

2. 心中静脉　在心的膈面观察，可见此静脉起于心尖，伴后室间支，位于后室间沟内，上行汇入冠状窦右端。

3. 心小静脉　起于心右缘，伴右冠状动脉，沿冠状沟向左注入冠状窦右端。

六、心的体表投影

心在胸前壁体表，以胸廓肋为标志，可以用以下 4 点之间的连线表示：

第一点：平左侧第 2 肋软骨下缘，距胸骨左缘 1.2 cm处。

第二点：平右侧第 3 肋软骨上缘，距胸骨右缘 1 cm处。

第三点：右侧第 6 胸肋关节处。

第四点：左侧第 5 肋间隙，距前正中线 7～9 cm处（或左锁骨中线内侧 1～2 cm），相当于心尖处。

用弧线连接上述 4 点，即心的体表投影。

七、心包

在未切开心包的标本上观察，可见心的周围由一个膜性囊包裹，为囊状圆锥形，即心包。它的最外层由致密的纤维结缔组织构成，叫纤维心包，向上与大血管的外膜相连续，下附于膈。翻开已切开的心包，可见心包的内面和心的外表面很光滑，此称为浆膜心包。浆膜心包又可分为脏、壁两层：壁层衬于纤维心包内面；脏层紧贴在心表面即心外膜。脏、壁两层之间为心包腔，腔内有少量液体，有润滑作用。心包腔在主动脉、肺动脉干的后方与上腔静脉、左心房前壁之间的间隙，称心包横窦；心包腔在左心房后壁、左右肺静脉、下腔静脉与心包后壁之间的腔隙，称心包斜窦；心包腔在心包胸肋部与膈部转折处的间隙，称心包前下窦。

【复习思考题】

1. 心是一个什么器官？它位于什么位置？其外形有何特点？
2. 心房与心室，左、右心室及左、右心房表面分界的标志是什么？
3. 心内有哪些瓣膜？各位于何处？这些瓣膜各有什么作用？
4. 试从心的内部结构说明血流是如何通过心的。
5. 简述左、右冠状动脉的起始、走行、主要分支和分布。
6. 在活体上如何确定心的境界？
7. 何谓心包？其构造如何？什么是心包横窦和心包斜窦？
8. 填图　图Ⅶ-1、图Ⅶ-2、图Ⅶ-3、图Ⅶ-4、图Ⅶ-5。

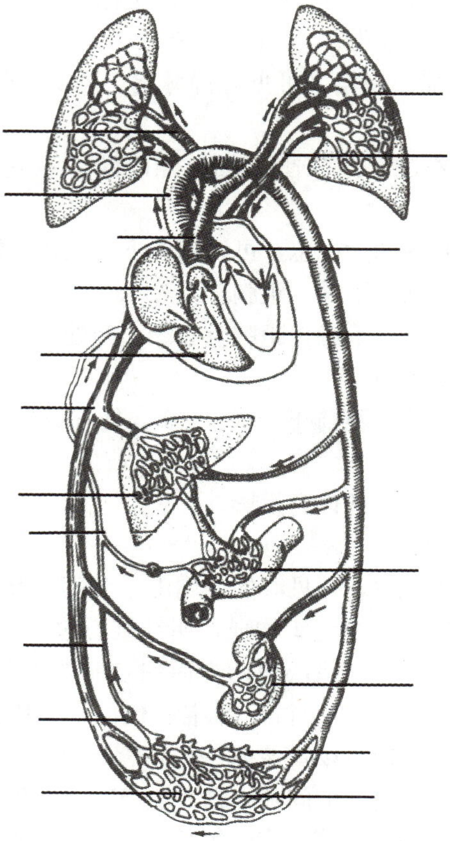

图Ⅶ-1　血循环模式图

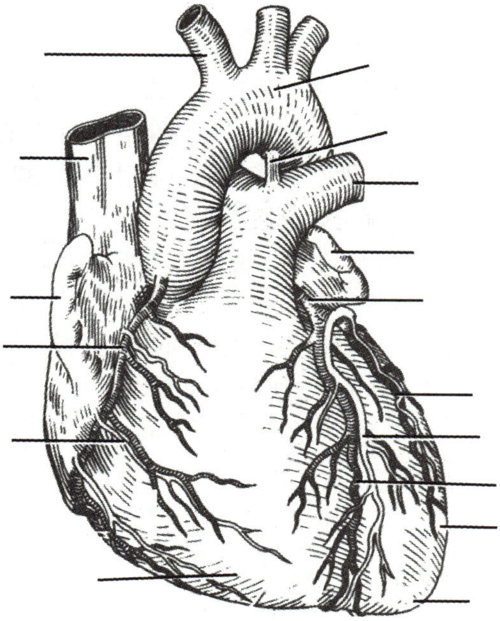

图Ⅶ-2　心的外形、血管

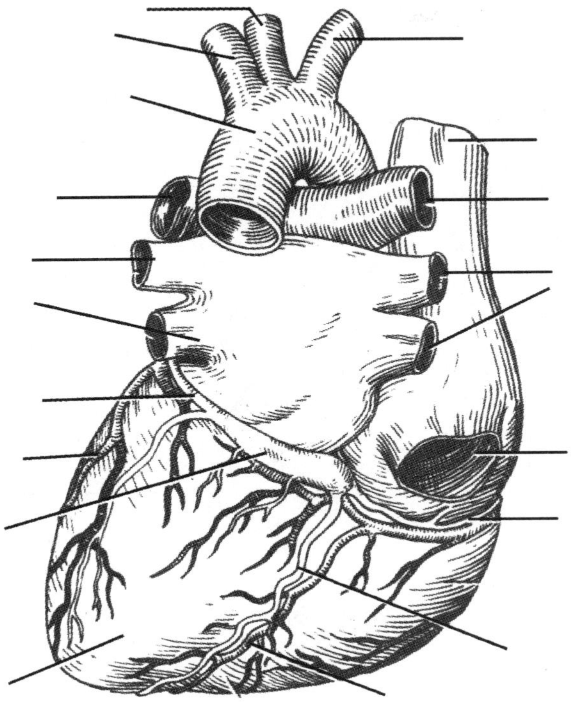

图Ⅶ-3　心的外形、血管

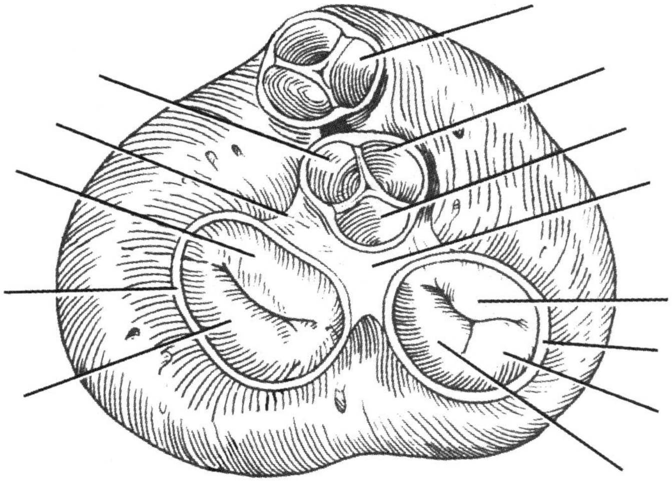

图Ⅶ-4　心的瓣膜

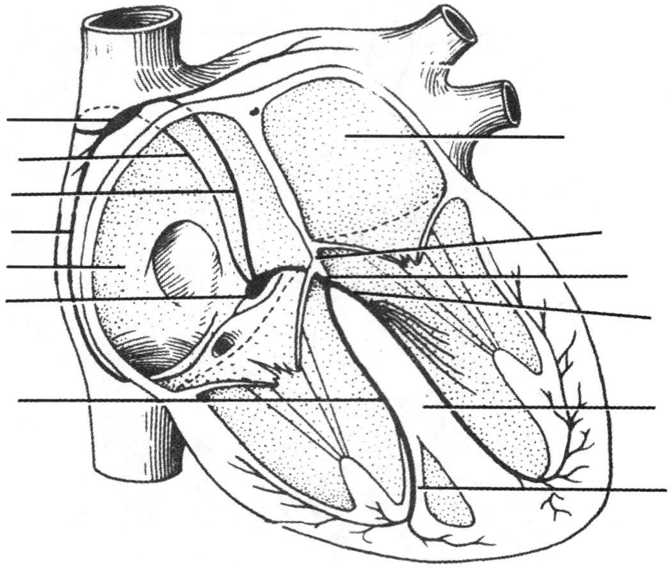

图Ⅶ-5　心的传导系统

（刘万胜）

实验十八　肺循环的血管和体循环的动脉（Ⅰ）（主动脉，头颈部、上肢、胸部的动脉）

【目的要求】

1. 掌握肺循环的概念及肺动脉、肺静脉肺外段的形态、结构。
2. 掌握主动脉的位置、行程、分段、各段的分支与分布概况。
3. 掌握颈总动脉的行程及体表投影、颈外动脉主要分支的名称与分部范围。
4. 掌握锁骨下动脉、腋动脉、肱动脉、桡动脉、尺动脉的行程，熟悉其分布范围及体表投影，掌浅、深弓的组成与位置。
5. 熟悉肋间后动脉的数目、行程及位置。
6. 在活体上确定头颈部及上肢动脉的压迫止血点。

【实验材料】

1. 连肺动、静脉的离体心标本。
2. 离体肺标本。
3. 显示全身主要血管的尸体标本。
4. 头颈部动脉及锁骨下动脉标本。
5. 离体上肢动脉标本和掌浅、深弓瓶装标本。
6. 胸主动脉及其分支标本。
7. 头颈、上肢动脉的铸型标本。

8. 模型　心、肺、头颈部动脉、手掌血管。

9. 挂图　图Ⅸ-3（3）头颈部右侧面的肌肉、血管、神经、图Ⅸ-4（4）头颈部右侧面的肌肉、血管和神经、图Ⅸ-15 胸主动脉及其分支、图Ⅸ-31（1）腋窝的肌肉、血管和神经、图Ⅸ-35（2）肩及上臂前面的肌肉、血管和神经、图Ⅸ-39（2）前臂前面的肌肉、血管和神经、图Ⅸ-45（2）手掌的肌肉、血管和神经、图Ⅸ-46（3）手掌的肌肉、血管和神经、图Ⅸ-49 手部血管、神经投影。

【注意事项】

1. 注意在标本上区别动脉和静脉。
2. 注意在心、肺模型上辨认肺循环动、静脉。
3. 根据动脉的起止、行程、分支（一级分支及分布）来学习。
4. 观察时动作要轻巧，不要用力牵拉，以免将动脉扯断。

【实验内容】

教师示教后，学生分组观察。

肺循环血管

一、肺动脉

在打开胸前壁的完整尸体和离体心标本及模型上观察，可见肺动脉干粗而短，起于右心室的动脉圆锥，向左上行到主动脉弓的下方分为左、右肺动脉。左肺动脉较短，横行于胸主动脉及左主支气管的前方，经肺门进入左肺。右肺动脉向右行于升主动脉及上腔静脉的后方，经肺门进入右肺。在肺动脉干分叉处稍左侧可见一纤维索连于主动脉弓下缘，称动脉韧带，是胚胎时期动脉导管闭锁的遗迹。

二、肺静脉

是运送肺内血液返回左心房的血管。于心底处，见左心房的两侧壁上各有两条肺静脉，它们来自左、右肺，出肺门后，注入左心房。

体循环血管——动脉

一、主动脉

在已打开胸前壁的尸体标本上进行观察，可见主动脉起于左心室向右上升，至右侧第2胸肋关节处即向左后转弯至脊柱左侧，继续沿脊柱的左前方下行至胸、腹腔。按其行程分为升主动脉、主动脉弓、降主动脉3段。现分别按主动脉各段及其分支进行观察。

（一）升主动脉

起于左心室主动脉口，向右前上行经肺动脉干后方至右侧第2胸肋关节后方延续为主动脉弓。升主动脉起始部的两侧发出左、右冠状动脉分布于心。

（二）主动脉弓

是升主动脉的延续，位于胸骨柄之后，呈弯弓状。它由右经气管的左前弯向第4胸椎体下缘的左侧，移行为降主动脉。在主动脉弓的凸侧常见3个分支，由右到左分别为头臂干、左颈总动脉、左锁骨下动脉。头臂干粗而短，向右上行至右胸锁关节后方处又分为右颈总动脉和右锁骨下动脉。主动脉弓的分支主要分布于头颈部与上肢。

（三）降主动脉

是主动脉弓的延续，从第4胸椎体下缘左侧沿脊柱左前方下行，至第12胸椎下缘，称胸主动脉。降主动脉穿过膈肌主动脉裂孔至腹腔的一段为腹主动脉。腹主动脉于腹后壁脊柱的前面左侧下降到第4腰椎体下缘，分为左、右髂总动脉。降主动脉的分支按其分布区域，分为壁支和脏支，主要分布于胸、腹壁及胸、腹腔的脏器。

二、头颈部的动脉

在显示头颈部血管的标本或模型上观察，见颈部两侧各有一较粗的动脉，为颈总动脉。

（一）颈总动脉

是头颈部的动脉主干，左、右颈总动脉的起始不同，右颈总动脉发自头臂干，左颈总动脉直接发自主动脉弓。两动脉沿食管、气管和喉外侧上行达甲状软骨上缘处分为颈内动脉和颈外动脉。由下颌角与乳突尖之间的中点，向胸锁关节作一连线，此连线下2/3（甲状软骨上缘以下的部分）即颈总动脉的体表投影。当外伤引起一侧头、颈部出血时，可在胸锁乳突肌前缘下份、平环状软骨处，用拇指向后将颈总动脉压迫于第6颈椎横突上进行止血。颈总动脉分叉处，颈总动脉末端和颈内动脉起始处的膨大部分，名颈动脉窦，壁内有压力感受器。在颈总动脉分叉处后方有一扁圆形小体，叫颈动脉小球，为化学感受器。

1. 颈内动脉　自颈总动脉发出后，先在颈外动脉外侧，然后上行逐渐居颈外动脉的内侧，上行至颅底穿经颈动脉管入颅腔，在颅内分支至脑、视器等。此支在颈部无分支。

2. 颈外动脉　自颈总动脉发出后，在胸锁乳突肌深面上行，进入腮腺，在腮腺内分为颞浅动脉与上颌动脉两终支。颈外动脉分支很多，分布于面部、颈部（甲状腺等）、枕部、鼻腔、口腔等处。重要分支有：

（1）甲状腺上动脉：在颈外动脉的起始部发出，向前内下行至甲状腺上部，分布于甲状腺及喉。

（2）舌动脉：在平舌骨大角水平处，发自颈外动脉的前面，分布于舌。

（3）面动脉（颌外动脉）：在舌动脉起点稍上方，即于下颌角高度发自颈外动脉，沿下颌下腺深面向上，在咬肌前缘处绕过下颌骨下缘，转向前，上行入面部，经口角和鼻翼外侧最后达眼内眦，改名为内眦动脉。面动脉分布于面部肌肉及皮肤。如面部浅层出血时，可在下颌骨下缘与咬肌前缘交界处，将面动脉压迫在下颌骨上进行止血。

（4）颞浅动脉：是颈外动脉终支之一，在耳廓前方穿腮腺上行分布于颞、顶部头皮。若颅顶区出血，可在耳屏前方进行压迫止血。

（5）上颌动脉（颌内动脉）：为颈外动脉另一终支。在显示头面部深层血管的标本上观察，见上颌动脉从下颌支深面向前内行，分支至口腔、鼻腔、齿槽等处。其重要分支有：①脑膜中动脉，该动脉经颅底的棘孔入颅腔分布于脑膜，其前支经过翼点内面，故翼点处骨折时，易伤及此动脉，引起硬膜外血肿。②下牙槽动脉，从下颌孔入下颌管，出颏孔后改名颏动脉，下牙槽动脉分布于下颌牙齿等处。

（二）锁骨下动脉

左、右起始不同，右锁骨下动脉发自头臂干，左锁骨下动脉直接发自主动脉弓。左、右锁骨下动脉皆在锁骨下后方斜跨过胸膜顶的前方到颈根部，行至第 1 肋外侧缘进入腋窝改名为腋动脉。它除分布于上肢外，还分布到颈部、肩背部、胸壁和腹壁、脑和脊髓等处。其主要分支有：

1. 椎动脉　为锁骨下动脉最内侧的一个分支，垂直向上穿过上 6 个颈椎横突孔，经枕骨大孔入颅腔，分布于脊髓和脑。

2. 甲状颈干　为一短干的分支，在前斜角肌内侧缘处起自锁骨下动脉上壁，立即分为甲状腺下动脉、肩胛上动脉、颈横动脉，主要分布于颈部、肩部及甲状腺下部。

3. 胸廓内动脉（乳房内动脉）　在椎动脉起点相对面起于锁骨下动脉，经胸廓上口入胸腔，沿胸骨两侧下行，进入腹直肌鞘，改名为腹壁上动脉，分布于胸、腹前壁，乳房以及心包、膈等。

锁骨下动脉的体表投影：相当于从胸锁关节处起向上外弯曲到锁骨中点的一条弓状线（弓的最高点距离锁骨上方约 1 cm）。当上肢外伤出血时，可在锁骨中点上方将锁骨下动脉压向第 1 肋止血。

三、上肢的动脉

在显示上肢血管的标本上观察。

（一）腋动脉

在第 1 肋外侧缘处，为锁骨下动脉的延续，行于腋窝中，至大圆肌下缘移行为肱动脉。其主要分支有胸肩峰动脉、胸外侧动脉、肩胛下动脉及旋肱后动脉等，分布于肩部、胸外侧壁等处。

（二）肱动脉

是腋动脉的延续，大圆肌下缘处起始，沿肱二头肌内侧下降至肘窝，在桡骨颈处分为尺动脉与桡动脉。肱动脉分支分布于上臂，在其起始处有较大的分支为肱深动脉，在桡神经沟中行进，分支分布于臂肌后群及肘关节。肱动脉行于肘窝肱二头肌肌腱的内侧，位置表浅，可触及其搏动。故此处是临床上测量血压时听诊的部位。

腋动脉及肱动脉的体表投影：当上肢外展 90°时，由锁骨中点到肘窝正中点稍下方的连线，即为腋动脉和肱动脉的体表投影。在上肢远侧部外伤出血时，可在臂中部肱二头肌内侧缘处向外后方将肱动脉压于肱骨上止血。

（三）尺动脉

为肱动脉的终支，较粗大，发出后沿前臂尺侧腕屈肌与指浅屈肌之间下降，经豌豆骨桡侧入手掌，其末端与桡动脉的掌浅支吻合成掌浅弓。尺动脉分支分布于前臂和手。

尺动脉重要的分支有骨间总动脉，该动脉短而粗，平桡骨粗隆处自尺动脉发出，在前臂骨间膜上缘分为骨间掌、背侧两动脉。

（四）桡动脉

为肱动脉的终支。发出后向外下，沿前臂外侧肱桡肌深面下降，至桡骨下端浅出（此处可摸到动脉跳动，常为切脉处），然后绕桡骨茎突至手背，再穿第 1 掌骨间隙至手掌深面与尺动脉掌深支吻合形成掌深弓。桡动脉的分支有：①掌浅支，于腕关节处发出；②拇主要动脉，在桡动脉穿过第 1 掌骨间隙至手掌深面发出。桡动脉分支分布于前臂及手。

（五）掌浅弓和掌深弓

在显示手血管的标本或瓶装标本上观察。

1. 掌浅弓　由尺动脉终支和桡动脉的掌浅支，在掌腱膜深面吻合而成，它的位置相当于自然握拳时中指所指的部位。

2. 掌深弓　由尺动脉的掌深支和桡动脉的终支在屈指肌腱的深面吻合而成。

从掌浅弓下缘向远侧发出 3 条指掌侧总动脉，它与掌深弓发出的 3 条掌心动脉吻合后，又分为两支指掌侧固有动脉布于第 2～5 指相对缘的掌侧。当手指出血时，可在手指两侧血管经过部位压迫止血。

四、胸部的动脉

在已取出肺显示胸后壁的标本上观察。

胸主动脉：是胸部的动脉主干。在平第 4 胸椎体下缘高度续主动脉弓，沿脊柱左前方下降至第 12 胸椎体前方，穿膈的主动脉裂孔延续为腹主动脉。其分支分布于胸腔器官（心除外）和胸壁。其分支有：

（一）脏支

较细，有支气管动脉、食管动脉和心包支，分别布于支气管、肺、食管和心包等。标本上不必寻找。

（二）壁支

粗大，有肋间后动脉和肋下动脉。

1. 肋间后动脉　通常有 9 对（即第 3～11 对。第 1、2 对肋间后动脉发自锁骨下动脉），每对肋间后动脉与肋间后静脉、肋间神经一起沿肋沟走行，分布于胸壁、背部、腹壁上部及脊髓等处，肋间后动脉的终支与胸廓内动脉的肋间前动脉吻合。

2. 肋下动脉　沿第 12 肋下缘走行。

【复习思考题】

1. 血液由右心室出发，经过哪些主要血管，而从左手大拇指或右侧颅顶颞部破皮处流出？

2. 简述颈总动脉、颈外动脉、锁骨下动脉的起始、走行、主要分支和分布。

3. 头、颈部有哪些动脉可以在体表何处摸到其搏动？当右侧头、面部及右手臂外侧出血时，可在何处压迫什么动脉止血？

4. 在活体上找出颈总动脉、锁骨下动脉、腋动脉和肱动脉的体表位置。

5. 填图　图Ⅶ-6、图Ⅶ-7。

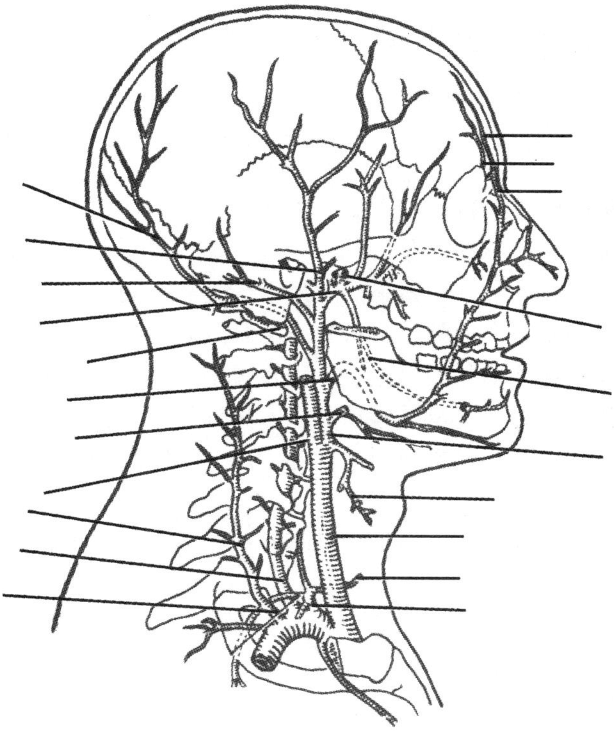

图Ⅶ-6　头颈部血管

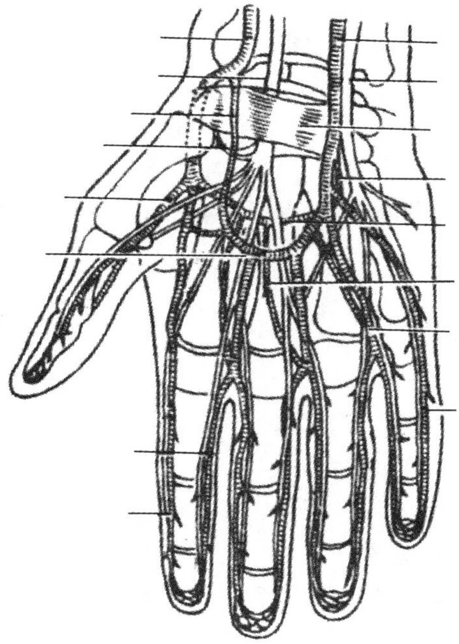

图Ⅶ-7　掌浅弓和掌深弓

（刘万胜）

实验十九　体循环的动脉（Ⅱ）（腹部、盆部、下肢的动脉）

【目的要求】

1. 掌握腹主动脉的起止、行程和主要分支。
2. 了解膈下动脉、腰动脉的分布。
3. 熟悉肾动脉、睾丸动脉（或卵巢动脉）、肾上腺中动脉的起止和分布。
4. 掌握腹腔干、肠系膜上动脉、肠系膜下动脉及其分支和分布。
5. 熟悉髂总动脉、髂外动脉的起止、行程及腹壁下动脉的发起、行程和分布。
6. 掌握髂内动脉的主要分支及子宫动脉与输尿管的位置关系。
7. 掌握股动脉、腘动脉、胫前动脉、胫后动脉、足背动脉的起止、行程、主要分支和分布。
8. 了解腓动脉，足底内、外侧动脉，足底弓；熟悉下肢动脉的压迫止血点。

【实验材料】

1. 显示全身血管的尸体标本。
2. 腹主动脉的分支标本和显示腹腔干、肠系膜上动脉、肠系膜下动脉的瓶装标本。
3. 男、女性盆腔血管标本和瓶装标本。
4. 离体下肢动脉标本及盆腔、下肢动脉铸型标本。
5. 挂图　图Ⅸ-20 腹上部器官和腹腔动脉（1）、图Ⅸ-21 腹上部器官和腹腔动脉（2）、图Ⅸ-23 小肠、大肠和肠系膜上动脉、图Ⅸ-24 小肠、大肠和肠系膜下动脉、图Ⅸ-25 膈、腹后壁的肌肉和神经、图Ⅸ-26 盆部的血管（男）、图Ⅸ-27 盆部的血管（女）、图Ⅸ-28 男性会阴的肌肉、血管和神经、图Ⅸ-29 女性会阴的肌肉、血管和神经、图Ⅸ-53（3）大腿前内侧面的肌肉、血管和神经、图Ⅸ-57（2）臀部及大腿后面的肌肉、血管和神经、图Ⅸ-61（2）小腿后面的肌肉、血管和神经、图Ⅸ-64（2）足底的肌肉、血管和神经。

【注意事项】

同实验十八的【注意事项】。

【实验内容】

教师示教后，学生分组观察。

一、腹部的动脉

在显示腹部血管的标本上观察。

腹主动脉：为胸主动脉的延续，位于腹后壁，沿脊柱左前下行至第 4 腰椎体下缘处分为左、右髂总动脉。腹主动脉的分支按其分布区域，可分为壁支和脏支。

（一）壁支

1. 膈下动脉　为腹主动脉最上的 1 对分支。

2. 腰动脉　共有 4 对，将腹主动脉轻轻夹起，可见在腹主动脉后方有 4 对腰动脉发出，向外行达腰大肌深面，分布于腰背部和脊髓等。

（二）不成对的脏支

1. 腹腔干　在第 12 胸椎水平，起于腹主动脉前壁，本干粗而短，随即分为 3 支。

（1）胃左动脉：向左上行至胃贲门处再沿胃小弯右行，分支布于食管腹段及胃小弯附近胃壁。

（2）肝总动脉：向右上行，进入肝十二指肠韧带内分为肝固有动脉和胃十二指肠动脉。

①肝固有动脉：向右上方行入肝十二指肠韧带内，发出分支至肝（左、右支）、胆囊（胆囊动脉）和胃小弯（胃右动脉）。

②胃十二指肠动脉：向下经幽门后方，在幽门下缘分为胃网膜右动脉和胰十二指肠上动脉，再分支布于胃大弯、大网膜、胰头及十二指肠。

（3）脾动脉：轻轻把胃向上翻起，可见脾动脉沿胰的上缘左行至胰尾处分出数支至脾，沿途发出胰支至胰，胃网膜左动脉和胃短动脉分布于胃和大网膜。

2. 肠系膜上动脉　起于腹腔干起点的稍下方，发自腹主动脉前壁，向前下行于胰与十二指肠水平部之间进入肠系膜根部。将小肠翻向左下方，可见肠系膜上动脉斜向右下沿途分支有空肠动脉、回肠动脉、回结肠动脉、右结肠动脉、中结肠动脉等，分布于小肠、盲肠、升结肠、横结肠和阑尾（阑尾动脉）。

3. 肠系膜下动脉　先将小肠翻向右上方，可见肠系膜下动脉在相当于第 3 腰椎处起于腹主动脉，向左下方下降分支分布于降结肠的左结肠动脉与分布于乙状结肠的乙状结肠动脉，以及分布于直肠上段的直肠上动脉。

（三）成对的脏支

1. 肾动脉　约在第 2 腰椎高度，发自腹主动脉的两侧，分别经肾门入左、右肾。

2. 精索内动脉（女性为卵巢动脉）　细而长，在肾动脉发出处稍下方，从腹主动脉发出，斜向外侧，行经腹股沟管进入阴囊，分布于睾丸（女性则下降至盆腔，分布于卵巢）。

二、髂总动脉

左、右各一，为腹主动脉的终支，在第 4 腰椎左前方，起自腹主动脉，向下外侧行至骶髂关节处分为髂外动脉和髂内动脉。

（一）髂内动脉

取示盆部血管的标本观察，可见髂内动脉由髂总动脉发出后，即下行入盆腔，分支分布于盆腔所有脏器与盆壁及大腿内侧、髋关节等处。其重要分支有：

1. 壁支

（1）臀上、下动脉：在臀部梨状肌上、下孔观察之。再从盆腔验证，可见其发自髂内动脉。

（2）闭孔动脉：发自髂内动脉，沿盆腔侧壁伴闭孔神经，出闭膜管至股部，分布于股内侧肌群和髋关节。

2. 脏支

（1）脐动脉：由髂内动脉前方发起，沿盆侧壁向前上行，然后沿腹前壁内表面至脐。

脐动脉在出生后大部分闭锁形成脐内侧韧带，其根部未闭锁的部分，发出2～3支膀胱上动脉，分布于膀胱中、上部。

(2) 膀胱下动脉：自髂内动脉分出后，行向前内，分布于膀胱、精囊腺及前列腺等。

(3) 子宫动脉（女性）（妇幼、助产专业要求学生自己观察）：较粗，自髂内动脉发出后向下内侧行于子宫阔韧带内，在子宫颈外侧约2.5cm处越过输尿管前上方达到子宫颈，沿子宫两侧上升，分布于子宫和输卵管，并向下发出一降支至阴道。

(4) 直肠下动脉：发自髂内动脉，顺直肠两侧下行，分布于直肠下段。

(5) 阴部内动脉：由髂内动脉发出，经梨状肌下缘出盆腔，再经坐骨小孔进入坐骨肛门窝，分出肛门动脉、会阴动脉和阴茎动脉等，分布至肛门、会阴及外生殖器等。

(二) 髂外动脉

自骶髂关节处发出后沿腰大肌内侧缘向外下行经腹股沟韧带中点的深面，进入股前部改名为股动脉。其分支有腹壁下动脉，在腹股沟韧带上方由髂外动脉发出，斜向内上方，入腹直肌鞘，并与腹壁上动脉吻合。

三、下肢的动脉

在下肢标本上观察。

1. 股动脉　在腹股沟韧带中点深面，由髂外动脉延续，通过股三角，经收肌管下降至股下1/3处，穿收肌腱裂孔入腘窝改名为腘动脉。在腹股沟韧带下方2～5cm处，股动脉上端可见一较大的分支，称为股深动脉，分支分布于股部。

当股外展、外旋时，从髂前上棘与耻骨联合连线的中点到股骨内侧髁稍上方连线的上2/3份，即股动脉的体表投影。在腹股沟韧带中点稍内侧的下方可触及股动脉的搏动。当下肢外伤出血时，可在此向外后方将股动脉压在耻骨上而进行止血。

2. 腘动脉　将下肢标本翻转，可见腘动脉在收肌腱裂孔处起于股动脉，下行于腘窝深部至腘窝下角处，即分为胫前、后动脉。发出数小支分布于膝关节及附近肌肉。

3. 胫前动脉　为腘动脉的终支之一，在腘窝下角处分出向前穿小腿骨间膜上份，沿趾长伸肌与胫骨前肌之间下行，至踝关节处移行为足背动脉。其分支分布至小腿前群肌。

4. 足背动脉　为胫前动脉的延续，在踝关节前方循足背向前行至第1跖骨间隙穿其至足底，与足底外侧动脉吻合成足底弓。

5. 胫后动脉　为腘动脉的另一终支，沿小腿后面浅、深层肌之间下行至内踝与跟骨之间转入足底，分为足底内、外侧动脉。胫后动脉在腘窝下角下方2～3cm处发出一支粗大的腓动脉。胫后动脉其分支分布于足底与小腿后、外侧群肌。

【复习思考题】

1. 简述腹腔干、肠系膜上动脉、肠系膜下动脉的分支和分布。
2. 腹、盆腔内的脏器各由哪些动脉供血？
3. 下肢的动脉主干包括哪些动脉？在体表划出股动脉的体表位置。
4. 填图　图Ⅶ-8、图Ⅶ-9。

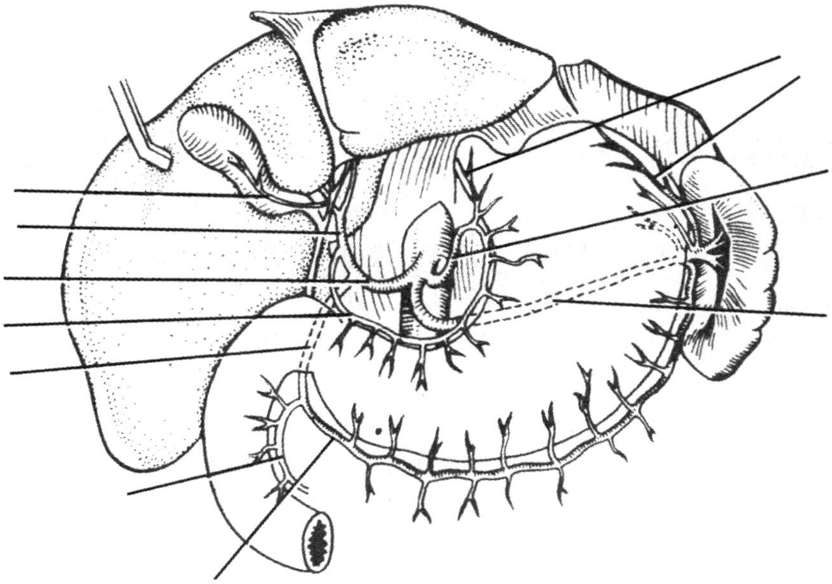

图Ⅶ-8　腹腔干及其分支

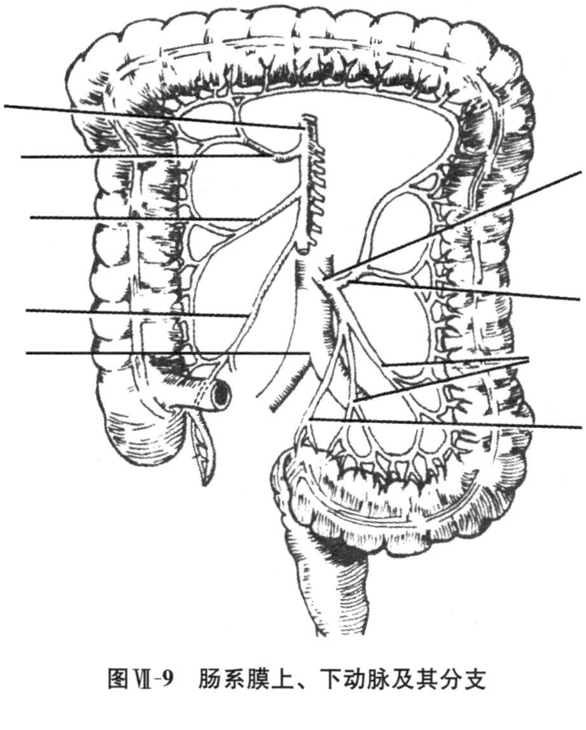

图Ⅶ-9　肠系膜上、下动脉及其分支

（刘万胜）

实验二十　体循环的静脉与淋巴系统

【目的要求】

1. 掌握上、下腔静脉的合成、起止、行程及收集范围，头臂静脉的组成、行程。

2. 熟悉颈内静脉、锁骨下静脉、奇静脉、股静脉的起止、行程及颈外静脉的位置。

3. 掌握四肢浅静脉主干的名称、行程及注入处。

4. 掌握肝门静脉的组成、行程、分支、属支及收集范围，熟悉肝门静脉与上、下腔静脉的吻合部位。

5. 熟悉九大淋巴干及乳糜池。

6. 掌握右淋巴导管、胸导管的组成、行程、注入处及收集范围。

7. 熟悉下颌下淋巴结，颈外侧浅、深淋巴结，锁骨上淋巴结，腋淋巴结，肺门及腹股沟淋巴结群的位置、收集范围。

8. 了解腹腔淋巴结，肠系膜上、下淋巴结，髂内、外淋巴结，腰淋巴结的分布、收集范围；大分子物质进入毛细淋巴管及淋巴流向。

9. 掌握脾的形态、位置，熟悉胸腺的形态、位置。

【实验材料】

1. 显示全身静脉的尸体标本，上、下肢浅静脉标本。

2. 显示肝门静脉、肝静脉的特制标本。

3. 显示全身主要淋巴结群标本。

4. 显示乳糜池、胸导管、右淋巴导管标本（或瓶装标本）。

5. 显示脾与胸腺标本。

6. 模型　胸、腹后壁模型，肝门静脉及其属支模型，全身浅静脉、浅淋巴结群模型，肝、脾、胸腺模型。

7. 家兔、手术剪、刀、镊子、止血钳、注射器及 4 号或 5 号针头、墨水等（解剖家兔观察淋巴的流向）。

8. 挂图　图Ⅴ-11 头颈部的静脉、图Ⅴ-12 奇静脉及腔静脉、图Ⅴ-13 椎静脉丛、图Ⅴ-14 胸腹壁的静脉和胸导管、图Ⅴ-15 肝门静脉及其属支、图Ⅴ-16 门腔静脉吻合模式图、图Ⅴ-18 体腔后壁的静脉和胸导管、图Ⅴ-19 淋巴系统模式图、图Ⅴ-20 头颈部的淋巴管和淋巴结、图Ⅴ-21 乳腺的淋巴管和腋窝的淋巴结。

【注意事项】

1. 在标本上区别动脉和静脉。

2. 观察时动作要轻巧，不要用力牵拉，以免将静脉扯断。

3. 有些与动脉伴行的静脉可能已切除，可观察同名动脉体会之。

4. 静脉的变异较多，尤以浅静脉变异更多。

5. 胸导管壁很薄，观察时切莫用镊子拉扯，以免拉断。

6. 观察淋巴系统模型时不得用探针或镊子在模型上随意夹划以免着色脱落，指点时要稍离开模型一点。

7. 在动物解剖观察大分子物质进入毛细淋巴管及淋巴流向时，一定要将大分子物质注入小肠壁的浆膜下，否则不能成功。

【实验内容】

教师示教后，学生分组观察。

一、体循环静脉

在四肢标本上观察静脉，可见静脉可分为浅、深静脉。浅静脉位于皮下，故又称皮下静脉（活体可透过皮肤看到，呈蓝色），追索浅静脉，见其最后汇入深静脉。深静脉位于深筋膜的深面或体腔内，多数与同名动脉伴行，故又称为同名静脉。少数与动脉行程并不一致，且不与动脉同名，故观察静脉时主要观察较大的浅静脉以及深静脉中不与动脉同名的静脉，与动脉同名的静脉在标本中大都已切除，可参照其伴行动脉的行程、分布得到体会。静脉比同名动脉管壁薄，管腔大，数目多于动脉，静脉之间常吻合成网状。

体循环的静脉可分为上腔静脉系和下腔静脉系。其中下腔静脉系包括肝门静脉系。

（一）上腔静脉系

在显示全身静脉标本、上肢浅静脉标本及模型上观察。

1. 上腔静脉　是一条粗短的静脉干，由左、右头臂静脉在右侧第1胸肋结合处的后方汇合而成，垂直下降，至第3胸肋关节处穿纤维心包注入右心房。在其注入右心房之前还有奇静脉注入之。

2. 头臂静脉　又名无名静脉，左、右各一，分别由同侧的颈内静脉和锁骨下静脉在胸锁关节后方汇合而成，其汇合处所形成的夹角，称静脉角。左头臂静脉较长，斜向右下。右头臂静脉较短，几乎呈垂直下降。

3. 头颈部的静脉　头颈部有两条静脉主干即颈内、外静脉。

（1）颈内静脉：在颅底的颈静脉孔处续于乙状窦，沿颈部的两侧下降并与颈总动脉和迷走神经伴行。它收集颅内、面部和颈部的静脉血，下行于颈根部与锁骨下静脉汇合形成头臂静脉。

颈内静脉属支分为颅内支及颅外支，颅内支在神经系统观察。颅外支主要收集咽、舌、甲状腺、面部和颈部静脉血。其主要属支有：①面静脉，收集面前部静脉血，与面动脉伴行，注入颈内静脉。面静脉借内眦静脉与眼静脉吻合。②下颌后静脉，由颞浅静脉和上颌静脉在腮腺实质内汇合而成，下行至腮腺下端分为前、后两支，前支向前下注入面静脉，后支汇入颈外静脉。

（2）颈外静脉：为颈部最粗大的浅静脉，位置较浅，由耳后静脉和枕静脉汇合而成。沿胸锁乳突肌表面下行注入锁骨下静脉。颈外静脉收集头部及颈浅静脉血。该静脉常作为静脉穿刺的部位。

（3）锁骨下静脉：为腋静脉的延续，自第1肋外侧缘弓行向内，至胸锁关节后方，与颈内静脉汇合成头臂静脉。锁骨下静脉除收集腋静脉的血液外，还有颈外静脉注入。

2. 胸部的静脉

（1）奇静脉：在胸腔后壁胸椎前面右侧，见一条较大的静脉，即奇静脉，它起于右腰升静脉，上行到第 4 胸椎处弯向前绕过右肺根上方汇入上腔静脉。沿途收集右侧肋间后静脉、食管和气管的静脉等，还收集半奇静脉的血液。

（2）半奇静脉：起自左腰升静脉，沿胸椎前面左侧上行，在第 8、9 胸椎高度转向左侧汇入奇静脉。主要收集左侧下部肋间后静脉和副半奇静脉的血液。副半奇静脉收集左侧上部肋间后静脉，下行汇入半奇静脉。

3. 上肢的静脉　上肢的静脉分浅、深静脉。深静脉与动脉伴行并同名，可能已切除，可观察同名动脉理解之。浅静脉主要有：

（1）头静脉：起自手背静脉网的桡侧，在桡腕关节的上方转至前臂前面，沿前臂桡侧皮下上行至肘窝，通过肘正中静脉与贵要静脉吻合。主干再沿肱二头肌外侧缘上行，经三角肌胸大肌间沟，穿深筋膜注入腋静脉或锁骨下静脉。

（2）贵要静脉：起自手背静脉网的尺侧，逐渐转至前面，沿前臂内侧上升，至肘窝处接受肘正中静脉后管径变粗大，再沿臂内侧上升至臂中部穿深筋膜注入肱静脉或上行注入腋静脉。

（3）肘正中静脉：在肘窝处可见贵要静脉与头静脉之间的连通静脉，即肘正中静脉。常为静脉穿刺部位。

上肢的深静脉汇成腋静脉，腋静脉在第 1 肋外侧缘移行为锁骨下静脉。

（二）下腔静脉系

下腔静脉系是由下腔静脉及其属支组成，收集下肢、盆部、腹部等处的血液。在显示全身静脉标本、下肢浅静脉标本及模型上观察。

下腔静脉：为人体最大的静脉干，由左、右髂总静脉在第 4、5 腰椎体之间的右侧合成。位于腹后壁，沿脊柱右前方腹主动脉的右侧上行，经肝的腔静脉沟，再穿膈的腔静脉孔至胸腔，后穿纤维心包注入右心房。下腔静脉收集腹腔、盆腔、会阴及下肢的静脉血。

1. 下肢的静脉　下肢静脉分浅、深静脉。深静脉一般与动脉伴行，而且同名，故不另行观察。浅静脉主要有两支：

（1）大隐静脉：起于足背静脉弓内侧，从内踝前方沿小腿及大腿内侧上行，至耻骨结节下外方 3～4cm 处，穿隐静脉裂孔（卵圆窝）而注入股静脉。大隐静脉在隐静脉裂孔附近接纳腹壁浅静脉、阴部外静脉、旋髂浅静脉、股外侧浅静脉和股内侧浅静脉 5 个属支的注入。临床上常在内踝前上方进行大隐静脉穿刺或静脉切开。

（2）小隐静脉：起于足背静脉弓的外侧，经外踝后方至小腿后面上行，于腘窝下角处穿深筋膜注入腘静脉。

下肢的深静脉汇集成股静脉，股静脉经腹股沟韧带深面上升延续为髂外静脉。

2. 盆部的静脉

（1）髂总静脉：由髂内静脉和髂外静脉在骶髂关节前方汇合而成，左侧较右侧长。

（2）髂内静脉：收集盆腔器官和盆壁的静脉血，其属支也都与同名动脉伴行，但脏支都起于各器官周围的静脉丛。如子宫阴道静脉丛、膀胱静脉丛及直肠静脉丛等。

（3）髂外静脉：是股静脉的直接延续，收集下肢与腹壁下部的静脉血。

3. 腹部的静脉　腹部的静脉直接或间接注入下腔静脉。在剖开腹腔显示腹部静脉的标本或模型上观察。

（1）肾静脉：成对，在动脉的前面与其伴行，左肾静脉比右肾静脉长，左肾静脉横跨腹主动脉前方，汇入下腔静脉。

(2) 睾丸静脉或称精索内静脉（女性为卵巢静脉）：细而长，起于精索内蔓状静脉丛，与同名动脉伴行。右侧汇入下腔静脉，左侧汇入左肾静脉，故此侧易发生静脉曲张。

(3) 肝静脉：在显示肝静脉的专用标本上观察。肝静脉收集肝内的血液，有2～3条主干，从肝后缘腔静脉沟处出肝，注入下腔静脉。

(4) 肝门静脉系：肝门静脉系由肝门静脉及其属支组成，收集腹腔不成对脏器（肝除外）的静脉血。

肝门静脉为一短而粗的静脉干，长6～8cm，在胰头后方由肠系膜上静脉与脾静脉汇合而成。向上经十二指肠上部后方，行经肝十二指肠韧带内，在胆总管和肝固有动脉后方，达肝门处分为左、右支，经肝门入肝。

肝门静脉的属支有：

①肠系膜上静脉：收集小肠及大肠右半（盲肠、阑尾、升结肠、横结肠）的血液，与肠系膜上动脉伴行，上行至胰头后方与脾静脉汇合成肝门静脉。

②肠系膜下静脉：收集大肠左半（直肠下段除外，即降结肠、乙状结肠、直肠上段）的血液，多数注入脾静脉。

③脾静脉：起自脾门向右横行，在胰头后方与肠系膜上静脉汇合成肝门静脉。

④胃左静脉：与同名动脉伴行，注入肝门静脉。它在贲门处与食管下端静脉丛相交通。

⑤胃右静脉。

⑥胆囊静脉。

⑦附脐静脉：起自脐周静脉网，沿肝圆韧带上行终于肝门静脉。

二、淋巴系统

淋巴系统由淋巴管、淋巴器官和淋巴组织组成。淋巴器官包括淋巴结、脾和胸腺等。淋巴管以盲端的毛细淋巴管起于组织间隙，由毛细淋巴管汇成淋巴管，经过淋巴结，最后汇合成2条导管——胸导管、右淋巴导管，分别注入左、右静脉角。

先由教师示教，解剖家兔，观察毛细淋巴管对大分子物质的吸收，淋巴的流向和淋巴管。再由学生分组操作观察。操作步骤：先将家兔绑于动物解剖台上，沿腹前正中剪去兔毛，进行局部浸润麻醉（或省略），再沿腹前正中线切口打开腹腔，找出小肠。然后用注射器将抽取好的墨水注入浆膜下，立即在浆膜下和肠系膜上观察淋巴的流向和显示着的淋巴管（大分子物质只能被吸收入毛细淋巴管）。

（一）主要淋巴管

在肝门静脉模型上观察9大干：

1. 淋巴干　左、右颈干，左、右锁骨下干，左、右支气管纵隔干，左、右腰干和肠干。

2. 胸导管　是全身最大的淋巴管。在腹后壁第1～2腰椎前方，起于左、右腰干和肠干合成的乳糜池，上行穿膈肌主动脉裂孔入胸腔，在食管后方、主动脉与奇静脉之间上行，达第5胸椎高度向左斜行，至左侧颈根部，注入左静脉角。

它收集人体下肢，腹、盆腔，左侧的头颈部，胸部以及上肢的淋巴液。

3. 右淋巴导管　在颈根部右静脉角处，可见由右颈干、右锁骨下干和右支气管纵隔干汇合成一短而薄的导管，即右淋巴导管，注入右静脉角。它收集右侧的头颈部、胸部、上肢的淋巴液。

（二）主要淋巴结

在显示淋巴结的标本或模型上观察。

1. 头部淋巴结　下颌下淋巴结：位于下颌下腺附近，主要收集面部、口腔和下颌下腺等处的淋巴。

2. 颈淋巴结

（1）颈外侧浅淋巴结：位于颈外静脉和胸锁乳突肌后缘，主要收集耳后部浅层淋巴。

（2）颈外侧深淋巴结：位于颈内静脉周围，分上、下两群，其上群多沿颈内静脉上段排列，叫颈外侧上深淋巴结，下群位于锁骨上窝中，又名锁骨上淋巴结。颈外侧深淋巴结群，主要收集面部淋巴和颈浅淋巴结输出管及颈深部的淋巴。锁骨上淋巴结的输出管汇合成颈干。

3. 腋淋巴结　位于腋窝内，沿腋血管排列，按其所在位置可分为胸肌淋巴结、外侧淋巴结、肩胛下淋巴结、中央淋巴结及尖淋巴结5群，收集上肢、胸壁外侧及乳房外侧区的淋巴。

4. 肺门淋巴结（支气管肺淋巴结）　位于肺门处，收集支气管和肺的淋巴。

5. 腹股沟淋巴结

（1）腹股沟浅淋巴结：位于腹股沟韧带下方和大隐静脉上端附近，数目较多，收集下肢、会阴和外阴部的淋巴。

（2）腹股沟深淋巴结：位于股静脉内侧。其输出管注入髂外淋巴结。

6. 髂外淋巴结。

7. 髂内淋巴结。

8. 髂总淋巴结。

9. 腰淋巴结：位于腹主动脉和下腔静脉周围，其输出管组成腰干。

10. 腹腔淋巴结。

11. 肠系膜上淋巴结。

12. 肠系膜下淋巴结。

后3群淋巴结均位于同名动脉根部，收集同名动脉分布区的淋巴，它们的输出管共同组成肠干。

（三）脾

脾是最大的淋巴器官，位于左季肋区，胃底与膈之间，相当于第9～11肋的深面，正常不超过肋弓下缘。脾的内侧凹陷处为脾门，有血管、神经出入。其上缘有2～3个小切迹，名脾切迹。

（四）胸腺（以小儿胸腺示教）

胸腺属淋巴器官，又是内分泌腺，位于上纵隔前部内，贴于胸骨柄的后方，上窄下宽，常分为不对称的左、右两叶，质软，新生儿及幼儿时期发育较大。

【复习思考题】

1. 上腔静脉由什么合成？它收纳的静脉有哪些？主要收集哪些部位的静脉血？

2. 上、下肢较为恒定的浅静脉各有哪些？它们各自的起始、走行及注入深静脉的部位如何？

3. 腹腔内哪些脏器的静脉血流入肝门静脉？

4. 若从贵要静脉或大隐静脉注入药物，此药物经过哪些途径才能到达阑尾？

5. 口服抗生素药物需经过哪些途径才能到达脑？

6. 简述胸导管的起始、行程、注入部位及收集范围。

7. 胃癌晚期的病人，为什么可摸到肿大的左锁骨上淋巴结？

8. 填图　图Ⅶ-10、图Ⅶ-11、图Ⅶ-12、图Ⅶ-13。

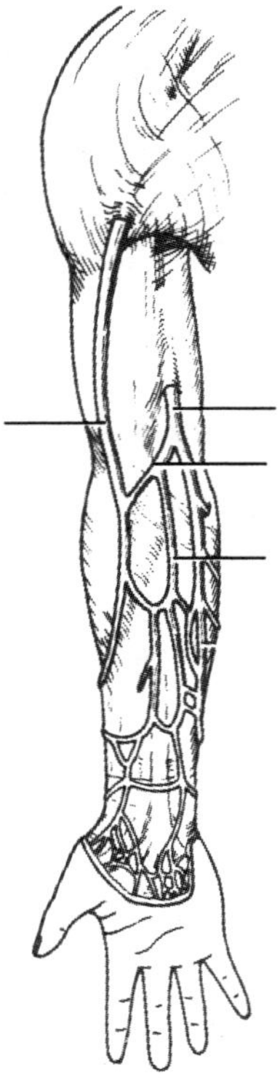

图Ⅶ-10　上肢静脉

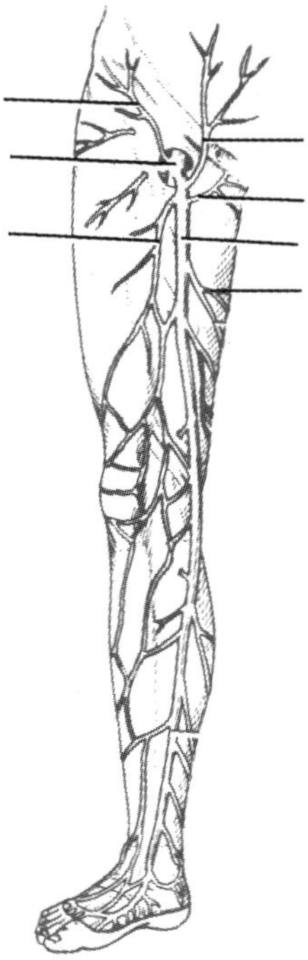

图Ⅶ-11　下肢静脉

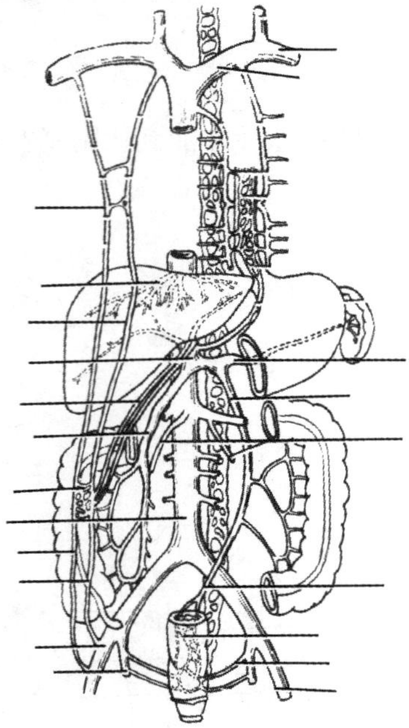

图Ⅶ-12　肝的静脉及循环

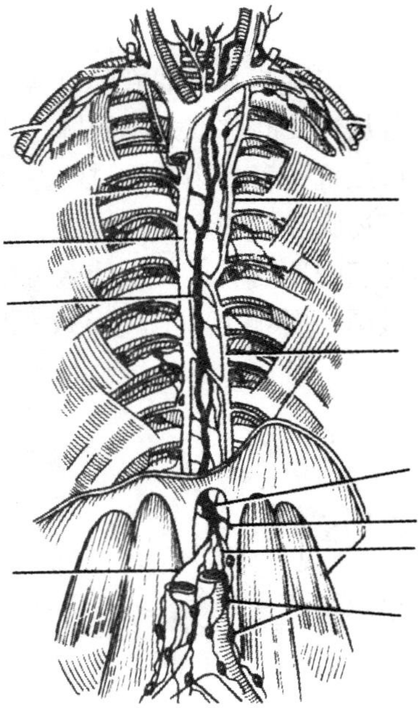

图Ⅶ-13　胸导管及右淋巴导管

（刘万胜）

第四篇　感　觉　器

实验二十一　视　器

【目的要求】

1. 掌握视器的组成、眼球及眼副器的大体结构。
2. 在活体上辨认有关结构。

【实验材料】

1. 猪眼或牛眼标本。
2. 眼及眼外肌标本。
3. 眶的解剖标本及泪器瓶装标本。
4. 模型　眼及眼外肌、眼球、泪器。
5. 挂图　图Ⅶ-1 右侧眼球水平面模式图、图Ⅶ-2 虹膜、睫状体、晶状体及眼底、图Ⅶ-3 泪器和眶隔、图Ⅶ-4 眼肌及眼球筋膜、图Ⅶ-5 眶及眶内容（上面观，右侧）。

【注意事项】

1. 实验多使用标本，能在活体上看到的尽量在活体上观察。活体观察态度要严肃认真。
2. 注意眼肌的起止点和作用，注意在活体上认识瞳孔。
3. 解剖猪眼球时动作要轻巧，注意操作步骤，认真观察眼球壁各层结构及眼球内容物。

【实验内容】

教师示教后，由学生分组解剖动物眼球，配合模型进行观察，并在活体上互相观察眼前部结构。

视器由具有感光作用的眼球和具有保护、运动眼球的眼副器两部分组成。

一、眼球

在眼球标本和模型上观察。眼球位于眼眶内，它近似球形，由眼球壁和眼球内容物所构成。剖开牛或猪眼标本并对照模型观察。

（一）**眼球壁**

由浅而深，可分为 3 层。

1. 外膜或纤维膜　较厚，可分为前 1/6 的角膜和后 5/6 的巩膜两部分。

（1）角膜：是位于眼球前端，朝向前方呈圆凸的透明膜，有屈光作用，没有血管，但有丰富的神经末梢分布。

（2）巩膜：续角膜之后的一层坚韧白色的膜，其后端有视神经通过。

在巩膜与角膜交界处称角膜缘。在角膜缘深面有一环形的小管叫巩膜静脉窦。

2. 中膜或血管膜　呈棕色，由前向后可分为虹膜、睫状体和脉络膜 3 部分。

（1）虹膜：位于中膜前部，为游离的圆盘状呈棕黑色的膜即虹膜，虹膜中央有一圆形小孔，叫瞳孔。

（2）睫状体：是虹膜后方的环形增厚向内突起的部分，切面略呈三角形。

（3）脉络膜：是贴附于巩膜内表面的棕色膜，占中膜的后 2/3，含有丰富的色素和血管。

3. 内膜或视网膜　贴附于血管膜内面，由前向后可分为视网膜盲部和视网膜视部两部分。在标本上所见的最内层呈乳白色。视网膜的后部偏内侧，视神经纤维聚集处，称为视神经乳头（视神经盘）。在视神经乳头的颞侧约 3.5mm 稍下方的一淡黄色小区，叫黄斑，其中央有一凹陷，称中央凹，是感光辨色最敏感之处。

（二）眼球内容物

眼球内容物包括房水、晶状体和玻璃体。均无色透明，有屈光作用。故将它们与角膜一起合称为屈光系统。

1. 房水　角膜与晶状体之间的空隙即眼房，此房被虹膜分隔为前房和后房，在活体上眼房内充满了房水。

虹膜与角膜交界处构成的环形夹角称虹膜角膜角（前房角）。

2. 晶状体　位于玻璃体与虹膜之间，为一透明的双凸透镜状的结构。晶状体外面包以晶状体囊，囊借周围的睫状小带连于睫状体，睫状小带在标本上多被除去，不易见到。

3. 玻璃体　位于晶状体与视网膜之间，略成球形，为胶状透明的结构，在标本上常被破坏，只见透明的胶状物质。

二、眼副器

包括眼睑、结膜、泪器、眼球外肌等。

（一）眼睑

位于眼球前方，分上、下眼睑，在活体上观察睑缘、睫毛、睑裂、泪点、外眦、内眦。内眦与眼球之间的空隙叫泪湖。泪湖底有一微红色小突起，称泪阜。在模型上观察眼睑的结构可分 5 层，由外向内分别为皮肤、皮下组织、肌层、睑板、睑结膜。

（二）结膜

结合标本与活体观察，可见结膜衬覆于眼睑内表面和眼球前面的一层富含血管的透明薄膜。依其所处部位，可分为 3 部分：

1. 睑结膜　衬覆于眼睑内表面。

2. 球结膜　覆盖于眼球前面（除角膜部分），其深面为白色的巩膜。

3. 结膜穹窿　为睑结膜与球结膜之间的返折部。

闭眼时，整个结膜围成的囊状腔隙，叫结膜囊。

（三）泪器

泪器可分为泪腺与泪道两部分。泪道包括泪点、泪小管、泪囊和鼻泪管。

1. 泪腺　在标本或模型上观察。泪腺位于眼球外上方，其导管开口于结膜上穹的外侧部（标本上难看清楚）。

2. 泪点　在活体上观察。位于上、下睑缘近内眦处一小孔为泪点。

3. 泪小管　在标本或模型上观察。泪小管由泪点处起，其末端终于泪囊。

4. 泪囊　在标本或模型上观察。位于泪囊窝内，为鼻泪管上端的扩张部分。

5. 鼻泪管　在模型和颅骨标本上观察。鼻泪管起自泪囊，开口于下鼻道的前部。

（四）眼球外肌

眼眶内有 7 块骨骼肌，包括 6 条运动眼球的肌和 1 条提上睑肌。结合标本和模型观察。

1. 4 条直肌　分别为上、下、内、外直肌，以一总腱起于视神经孔周围，4 条肌自起点发出后，向前分别止于眼球前部的上、下、内侧和外侧面。4 条肌的作用分别是使瞳孔转向上内方、下内方、内侧和外侧。

2. 上斜肌　于上直肌与内直肌之间向前行至眶内侧壁前上方，以细腱穿过滑车，再转向后方，经上直肌下方，止于眼球上面的后外侧部。其作用是使瞳孔转向外下方。

3. 下斜肌　起自眶下壁内侧部近前缘处，经下斜肌下方斜向后方，止于眼球下面的后外侧部。其作用是使瞳孔转向外上方。

4. 上睑提肌　起自视神经管的上方，向前以宽阔的腱膜止于上睑。其作用是提上睑、开大睑裂。

三、眼的血管

在标本和模型上观察。

（一）动脉

1. 眼动脉　起自颈内动脉，在视神经下方经视神经管入眶，分支营养眼球、眼球外肌、泪腺、眼睑及额部皮肤等。

2. 视网膜中央动脉　由眼动脉发出，在视神经下方前行，后穿入视神经中央前行，再经视神经盘穿出，然后分出视网膜鼻侧上、下小动脉和颞侧上、下小动脉 4 支分布于视网膜。

（二）静脉

1. 眼上静脉　起自眶的前内侧，向前借内眦静脉与面静脉吻合，向后经眶上裂注入海绵窦。

2. 眼下静脉　起自眶下壁和内侧壁的静脉网，向后方分为两支，一支注入眼上静脉，另一支注入翼静脉丛。

【复习思考题】

1. 眼球位于何处？其组成包括哪些？
2. 屈光系统是指哪些结构？它们有何共同特点和作用？
3. 眼球外肌有哪些？各有什么作用？使瞳孔扩大与缩小的有哪些肌？
4. 泪液由何处产生？经何处排泄？
5. 房水由什么产生？如何循环？房水循环障碍时有何临床意义？
6. 填图　图Ⅷ-1、图Ⅷ-2。

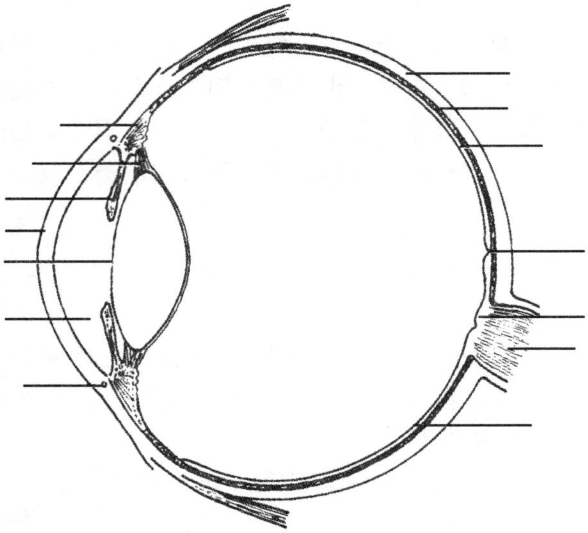

图Ⅷ-1　眼球水平切面

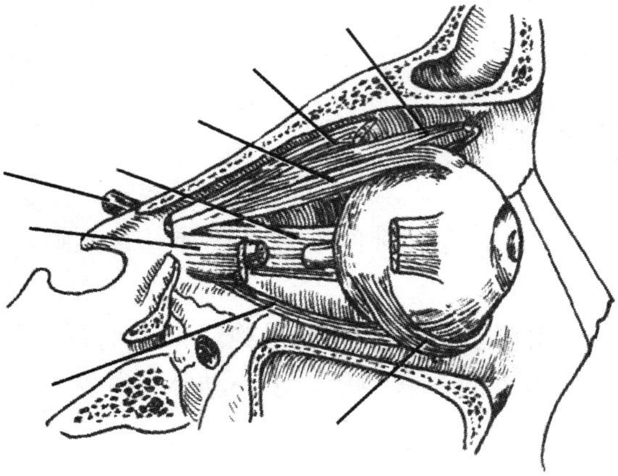

图Ⅷ-2　眼球外肌

（姜吉良）

实验二十二　前庭蜗器

【目的要求】

1. 掌握前庭蜗器的组成及功能。
2. 熟悉外耳的分部、外耳道及鼓膜的形态、结构。
3. 掌握中耳的分部、鼓室的6壁，熟悉听小骨的名称和位置关系。
4. 掌握内耳的位置和分部。

【实验材料】

1. 显示前庭蜗器的瓶装标本。
2. 颅底内面观，颞骨及颞骨锯开显示中耳、内耳的瓶装标本。
3. 听小骨瓶装标本。
4. 模型　前庭蜗器、耳、听小骨、内耳骨迷路放大模型。
5. 挂图　图Ⅶ-7 位听器模式图、图Ⅶ-8 鼓室内侧壁（右侧）、图Ⅶ-9 鼓室外侧壁及听小骨、图Ⅶ-10 骨迷路及膜迷路、图Ⅶ-11 骨迷路及耳蜗。

【注意事项】

1. 在活体上认真观察外耳，观察时态度要严肃认真。
2. 放在解剖学位置上观察中耳鼓室各壁内容物，观察内耳的位置、分部。
3. 观察时使用模型并对照标本。

【实验内容】

以教师示教为主，学生分组观察。

前庭蜗器分为外耳、中耳、内耳 3 部分。

一、外耳

外耳包括耳廓、外耳道、鼓膜 3 部分。

（一）耳廓

在活体上对照教材上的图进行观察。在活体上见耳廓由软骨和皮肤组成。耳廓边缘向内卷入的部分，称耳轮，其下部无软骨处为耳垂，在耳轮前方与其平行的隆起部分，称对耳轮。对耳轮前内的深窝为耳甲腔，耳甲腔内有一孔为外耳门，外耳门前方的突起结构，称耳屏。

（二）外耳道

是外耳门至鼓膜之间的弯曲管道。外耳道可分为外侧 1/3 的软骨部和内侧 2/3 的骨性部两部。两部交界处较狭窄。由于外耳道向前下方弯曲，故检查成人鼓膜时，必须将耳廓向后上方拉，才能见到鼓膜。

（三）鼓膜

在标本或模型上观察，见鼓膜为位于外耳道与中耳鼓室之间的一浅色半透明的卵圆形薄膜。向前下方倾斜，与外耳道底和前壁各约成 45°角。鼓膜可分为前上 1/4 的松弛部和后下 3/4 的紧张部。鼓膜中心略向内凹陷，称鼓膜脐，其内侧与锤骨柄相连。

二、中耳

由鼓室、咽鼓管、乳突窦和乳突小房组成。在耳模型、完整颅骨及锯开的颞骨标本上对照观察，注意它们的解剖位置。

（一）鼓室

位于颞骨岩部内，是形态不规则的一个含气小骨腔。鼓室具有 6 壁，内有 3 块听小骨和 2 块听小骨肌。

1. 鼓室 6 壁

（1）上壁：为鼓室盖，借薄的骨板使鼓室与颅中窝相隔。

（2）下壁：为颈静脉壁以薄骨板与颈内静脉起始部相隔。

（3）前壁：为颈动脉壁，与咽鼓管相通。

（4）后壁：为乳突壁，骨面上有与乳突窦和乳突小房相通的乳突窦开口。

（5）外侧壁：为鼓膜壁，主要由鼓膜构成。

（6）内侧壁：为迷路壁，即内耳的外侧壁，其中部隆凸，称岬。岬的后下方有圆形小孔名蜗窗，活体时有第二鼓膜封闭。岬的后上方有一卵圆形孔，称前庭窗，为镫骨底封闭。此窗的后上方有一弓形隆起，称面神经管凸，内有面神经通过。

2. 3 块听小骨　即锤骨、砧骨及镫骨，借韧带和关节互相连接成听骨链。外侧以锤骨柄与鼓膜相连，内侧则以镫骨底借韧带连于前庭窗。

（二）咽鼓管

是连通中耳鼓室与咽腔鼻部的管道。幼儿较成人的短粗而平，故易患中耳炎。

（三）乳突窦（鼓室）和乳突小房

前者为位于鼓室与乳突小房之间的含气小腔。后者是位于颞骨乳突内的许多含气小腔，为蜂窝状的小房。乳突小房借乳突窦与鼓室相通。

三、内耳

内耳是埋藏在颞骨岩部内，介于鼓室与内耳道底之间的一套曲折的双层小管，又称迷路，由骨迷路和膜迷路组成。在模型上见骨迷路分为耳蜗、前庭和半规管 3 部分。每部分内部的膜性管道称膜迷路。

（一）骨迷路

1. 骨半规管　位于内耳的后外侧，为 3 个互相垂直的半环形小管，分别称为上半规管、后半规管和外侧（水平）半规管。均以骨脚与前庭相连接。其一端膨大的部分称为骨壶腹。

2. 前庭　位于中间部的一个不规则的椭圆形腔隙。其前下方接一形似蜗牛壳的耳蜗，后上方以 5 个小孔接骨半规管，外侧壁上有前庭窗和蜗窗与中耳相邻。

3. 耳蜗　位于前庭的前方，似蜗牛壳。由蜗螺旋管围绕其中央的蜗轴两圈半或 $2\frac{3}{4}$ 圈而成。蜗顶朝向前外方，蜗底朝向后内（即内耳道底）。

（二）膜迷路

是套在骨迷路内的一膜性小管和囊，可分为膜半规管、椭圆囊、球囊和蜗管。在内耳放大模型上观察。

1. 膜半规管　套于骨半规管内，其形态与骨半规管一致。各膜半规管呈球形的膨大部分，称膜壶腹，壁上有隆起的壶腹嵴，它是位觉感受器。

2. 椭圆囊和球囊　位于前庭内，椭圆囊在后上方，球囊居前下方。囊壁上均有囊斑，分别叫椭圆囊斑和球囊斑，亦是位觉感受器。

3. 蜗管　套在蜗螺旋管内，介于骨螺旋板与蜗螺旋管外侧壁之间，横切面呈三角形，其下壁（即基底膜）上有螺旋器（Corti 器），是听觉感受器。

【复习思考题】

1. 中耳的组成包括哪些？鼓室位于何处？其各壁的名称、结构、毗邻和临床意义如何？
2. 声波由外界传导至内耳听觉感受器需经过哪些结构？
3. 填图　图Ⅷ-3、图Ⅷ-4、图Ⅷ-5、图Ⅷ-6。

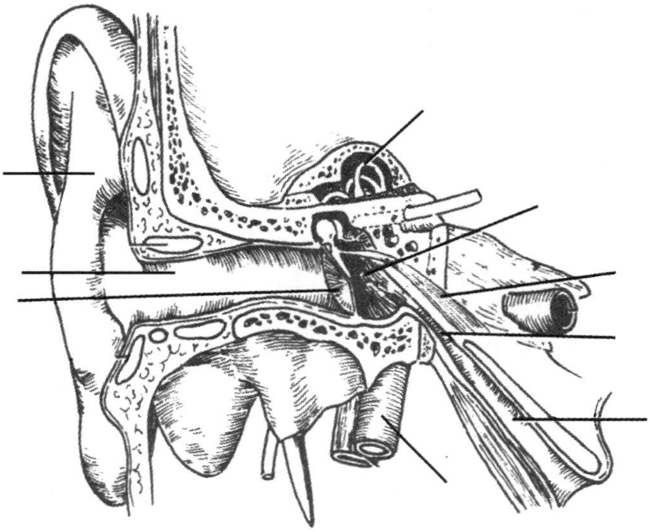

图Ⅷ-3　前庭蜗器全貌

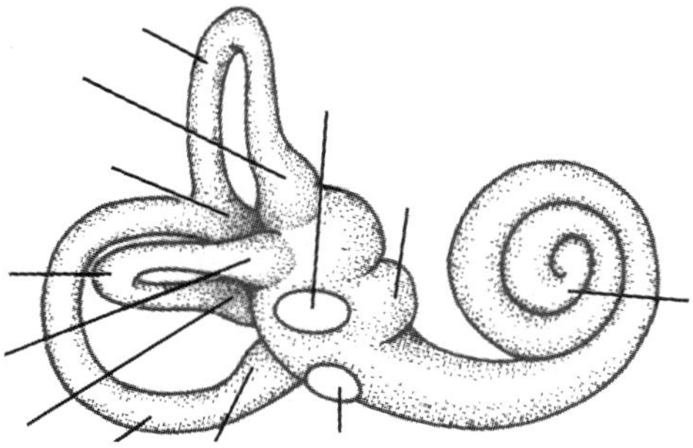

图Ⅷ-4　骨迷路

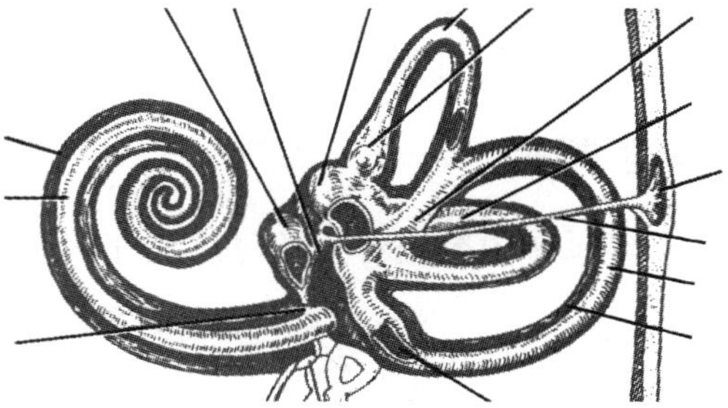

图Ⅷ-5　膜迷路

（姜吉良）

第五篇　神经系统

实验二十三　脊髓、脑干、小脑

【目的要求】

1. 掌握脊髓的位置、外形及内部结构的配布。
2. 掌握脊髓节段的概念。
3. 掌握脑的分部、脑干的分部、外形及内部结构。
4. 熟悉小脑的位置、外形、分叶和内部结构及第四脑室的位置及其连通关系。
5. 了解脊髓、脑干和小脑的功能。

【实验材料】

1. 离体脊髓标本。
2. 整体脑标本（主要示脑干及与其相连的脑神经根）和脑的正中矢状切标本。
3. 小脑标本（整体观、水平面、冠状面观）。
4. 模型　脑干、小脑、脊髓分段及脊髓横切面、透明电动脑干模型。
5. 挂图　图Ⅵ-1 神经系统模式图、图Ⅵ-4 脊髓的外形、被膜的横切面、图Ⅵ-5 脊髓的灰质、节段和马尾、图Ⅵ-8 脑干腹面观、图Ⅵ-9 脑干背面观、图Ⅵ-10 脑神经核模式图（背面观）、图Ⅵ-16 小脑。

【注意事项】

1. 神经系统内容相对抽象，应在充分理解书本知识的基础上，进行实验方能获得满意的效果。

2. 神经中枢结构小，而且组织柔嫩、脆弱，观察时要仔细，不能用镊、钳等硬物去穿、刺、拉或用力夹持，这些动作都会导致标本的损坏。

3. 脊髓节段与椎骨的对应关系只是一个大概，勿机械地去推算。

【实验内容】

1. 在从背部打开椎管的尸体标本上观察脊髓，可见脊髓表面覆以硬脊膜，并有脊神经相连。翻开已切开的硬脊膜，从脊髓的后面可观察到脊髓的全长。脊髓上端平枕骨大孔与延髓相续，下端因年龄而异（正常成人平第 1 腰椎体下缘，新生儿平第 3 腰椎）。在离体脊髓标本上（硬膜已剥除或切开），可见脊髓呈前后略扁的圆柱形，全长 42～45cm，有两处膨大，上部为颈膨大，下部为腰骶膨大。自腰骶膨大以下逐渐变细，呈圆锥形，称脊髓圆锥。圆锥末端有细丝相连，称为终丝。其向下连于尾骨背面，有固定脊髓的作用。脊髓表面有 6 条纵沟。前正中裂和后正中沟各 1 条，前外侧沟和后外侧沟各 2 条，前正中裂较深，余者皆较浅。前、后外侧沟均有神经根丝相连，分别称脊神经前、后根。在脊神经后根上可见膨大的脊神经节，由假单极神经元胞体聚集而成。从第 5 颈节起，脊神经根向下逐渐倾斜，至腰骶部以下几乎垂直下降，连同终丝一起，称为马尾。

2. 于离体脊髓标本上观察，与脊髓相连的脊神经有 31 对，由此脊髓也可分为相应的 31 个节段，称为脊髓节段，即每一对脊神经根最上根丝与最下根丝之间所连的那一段脊髓就称为一个脊髓节段。各个脊髓节段并不是等长的，从标本上我们可以看出：胸髓的节段最长；骶尾髓节段就很短。脊髓节段与椎骨的对应关系见教材表Ⅸ-1。

3. 从脊髓横切面模型上观察脊髓的内部结构，应建立整体观念。脊髓中央有细小的中央管，该管纵贯脊髓全长。中央管周围的“H”形或蝶形结构为脊髓灰质，前部宽而短的部分称前角（柱），内含躯体运动神经元胞体；后部细而长的部分称后角（柱），内含联络神经元胞体。在胸髓 1 至腰髓 3，前、后角（柱）之间尚有侧角（柱），内含交感神经元胞体。在脊髓骶 2～4 节的前角基部，含有副交感神经元胞体，即骶副交感核。中央管前、后分别有灰质前连合和灰质后连合。灰质的外周为脊髓的白质，按部位分为 3 个索：前正中裂与前外侧沟之间称前索；后正中沟与后外侧沟之间为后索；前、后外侧沟之间，称外侧索。相邻各索间无明确的分界。每个索内由许多上行或下行的纤维束组成。

4. 脑干由 3 个部分组成，自下而上为延髓、脑桥和中脑。脑干下续脊髓，上接间脑，背侧面连小脑。从离体脑标本上观察脑干，因脑干体积较小，很多结构不易看清，但仍可分辨出脑干的 3 个部分及与脑干相连的一些脑神经根。结合脑干模型，可从腹侧面和背侧面来观察脑干的外形。

脑干腹侧面：延髓上宽下窄，有由脊髓延续而来的前正中裂和前外侧沟，前正中裂的两侧有向表面突出的锥体，为皮质脊髓束的纤维所形成，锥体下方可见锥体交叉，锥体的外侧有卵圆形的橄榄。延髓腹侧面有第Ⅸ、Ⅹ、Ⅺ、Ⅻ 对脑神经根相连。

脑桥居脑干中部，膨隆部分称脑桥基底部。该部正中有较浅的基底沟；基底部向后外延伸为小脑中脚。脑桥腹侧面有第Ⅴ、Ⅵ、Ⅶ、Ⅷ 对脑神经根相连。

中脑居脑干上部，腹侧面可见两个粗大的柱状结构，称大脑脚，意为支撑大脑。两脚之间的凹陷称脚间窝，有第Ⅲ对脑神经根相连。

脑干背侧面：延髓下部后正中沟两侧有薄束结节和楔束结节，楔束结节外上方的隆起称小脑下脚；延髓上部因中央管展开而成为菱形窝的下半部。

脑桥背侧面成为菱形窝的上半部，其外侧有与小脑相连的纤维束，即小脑上脚。

中脑背侧面有两对隆起，上一对称上丘，与视觉反射有关；下一对称下丘，是听觉传导的中继核。下丘的下方有唯一与脑干背侧面相连的第Ⅳ对脑神经根相连。

于脑的正中矢状切标本上观察，第四脑室是位于延髓、脑桥与小脑之间的腔隙。室底为菱形窝，室顶为小脑。于脑干背侧面和脑干模型上观察，菱形窝中部有横行的髓纹，可作为延髓和脑桥在脑干背侧面的分界。菱形窝的正中线上有纵贯菱形窝全长的正中沟，在它的两侧有与它平行的界沟。正中沟与界沟之间有内侧隆起，靠近髓纹上方的内侧隆起特别膨隆，名面神经丘，它的深面有展神经核。界沟外侧微微隆起的三角区，名前庭区，内有前庭神经核。前庭区的外侧有个小结节，名听结节，内含蜗神经核。髓纹下面，正中沟两侧有尖向下的舌下神经三角，内藏舌下神经核。舌下神经三角的外侧有迷走神经三角，内藏迷走神经背核。第四脑室内有脉络组织，后者形成脉络丛，能产生脑脊液。

5. 通过透明电动脑干模型可观察到脑干的内部结构。先辨明模型的前、后面，认清延髓、脑桥、中脑。然后接通电源，按照开关上标明的脑神经核名称逐个开开关（每次开一个，看清后关掉再开另一个）。看清所有脑神经核，并熟悉它们的位置后，切断电源，再观察下列内容：

运动功能柱（躯体运动核）：有动眼神经核、滑车神经核、展神经核、舌下神经核、三叉神经运动核、面神经核、疑核和副神经核，在模型上都染成红色。

内脏运动柱（内脏运动核）：有动眼神经副核、上泌涎核、下泌涎核和迷走神经背核，在模型上都染成黄色。

躯体感觉柱（躯体感觉核）：有三叉神经中脑核、三叉神经脑桥核、三叉神经脊束核、前庭神经核和蜗神经核，在模型上染成蓝色或绿色。

内脏感觉柱（内脏感觉核）：有孤束核，在模型上染成紫色。

在此模型上，还可以看到位于中脑内的红核（呈鲜红球形）、黑质（位于红核腹外侧，呈黑块状）、上丘深面的上丘灰质、下丘深面的下丘核；位于延髓橄榄深面的下橄榄核。

6. 通过透明电动脑干模型观察脑干的白质，可见到锥体束。该束起于大脑皮质运动中枢，一部分纤维在下行过程中终止于脑神经躯体运动核，称皮质核束；另一部分纤维下行至脊髓，为皮质脊髓束。上行纤维束的各个丘系和其他下行纤维束在模型上均不可见，可通过挂图和教材、图谱学习。

7. 在离体脑标本和小脑模型上观察小脑的外形。小脑上面平坦；下面膨隆；两侧膨大部分称小脑半球；中部缩窄为小脑蚓；小脑半球下面近枕骨大孔处有小脑扁桃体，颅内水肿时小脑扁桃体被挤嵌入枕骨大孔，压迫延髓内的“生命中枢”，可危及生命。小脑表面有许多大致平行的浅沟，上面前 1/3 与后 2/3 交界处有较深的原裂，是小脑的分叶标志。

小脑可分为三叶：①绒球小结叶，由半球上的绒球和小脑蚓中的小结组成，称古小脑；②小脑前叶，由原裂以前的半球部分和蚓垂、蚓锥体组成，称旧小脑；③小脑后叶，小脑的其余大部分，称新小脑。古小脑与维持身体平衡有关，旧小脑调节肌张力，新小脑在运动中起协调作用。

小脑的内部结构，于小脑的厚切片上观察。

小脑表面的一层灰质，颜色较深，是小脑皮质，它一直延伸到沟、裂的底。小脑皮质的深面为颜色较浅的白质，叫髓体。髓体内可看到的灰质，是小脑核。在切面上可见到弯曲的齿状核，少数切面上还可看到位于齿状核内侧的栓状核，它们都是小脑核，切片上不易看清，不必深究。

【复习思考题】

1. 反射弧由哪几部分组成？如仅传出神经受损，反射是否出现？

2. 何谓脊髓节段？脊髓各段分别有多少个节段？何谓马尾？马尾属中枢神经还是周围神经？为什么？

3. 脑干外形各部能看到哪些结构？脑干中的主要上、下行纤维有哪些？其起始、终止、功能如何？

4. 小脑分几叶？说出小脑扁桃体的位置及临床意义。

5. 填图　图Ⅸ-1、图Ⅸ-2、图Ⅸ-3。

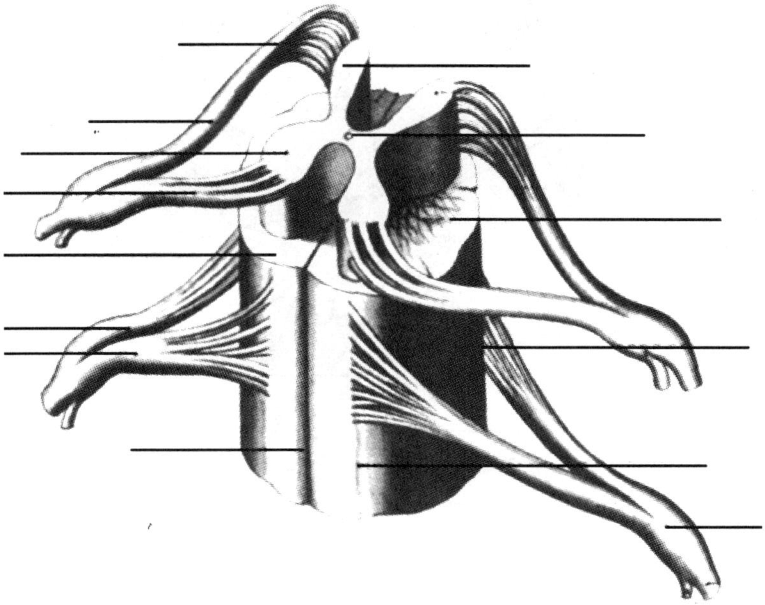

图Ⅸ-1　脊髓结构示意图

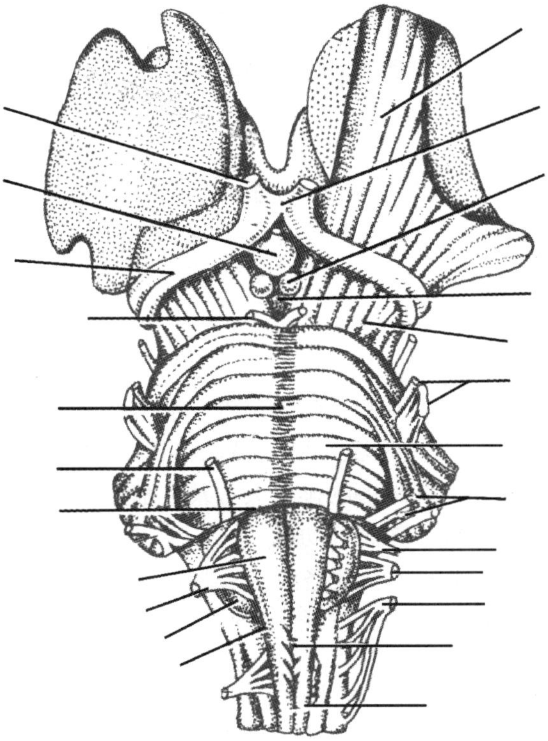

图Ⅸ-2　脑干腹侧面观

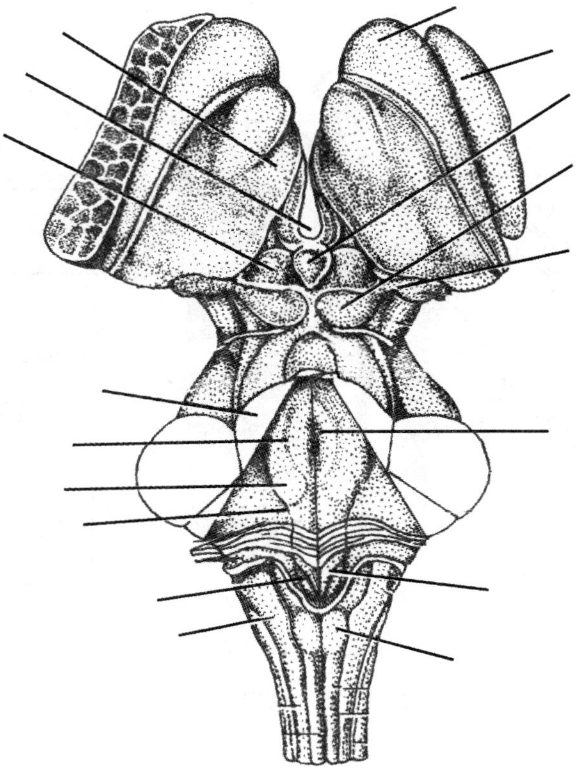

图Ⅸ-3 脑干背侧面观

（江宇贤 潘 波 闫四平）

实验二十四 间脑、端脑、脑和脊髓的被膜、血管、脑脊液循环

【目的要求】

1. 掌握间脑的分部，下丘脑、背侧丘脑的位置、形态。
2. 掌握大脑半球的分叶，各主要沟、回的位置、名称及大脑皮质各功能区的定位。
3. 掌握内囊的位置、分部、纤维束的排列关系及其临床意义。
4. 掌握基底核的名称、位置，熟悉其功能。
5. 掌握脑和脊髓被膜各层名称，熟悉各层被膜形成的结构。
6. 掌握脑脊液的生成、作用和循环途径，大脑半球的血液供应及大脑动脉环的组成。

【实验材料】

1. 离体整体脑标本和脑冠状切面、矢状切面、水平切面标本及脑剥制标本（瓶装标本）。

2. 脑和脊髓的被膜及脑室标本。

3. 模型 全脑，脑矢状切面、冠状切面、水平切面，间脑脑室，基底核，内囊，大脑半球髓质、脊髓脑被膜和脑的血管等。

4. 挂图　图Ⅵ-17 大脑半球外侧面、图Ⅵ-18 大脑半球内侧面、图Ⅵ-19 脑底面、图Ⅵ-20 脑的正中矢状切面和脑岛、图Ⅵ-21 脑的水平切面、图Ⅵ-22 脑的冠状切面、图Ⅵ-23 脑的内部结构（示侧脑室）、图Ⅵ-24 脑底的动脉、图Ⅵ-25 大脑半球的动脉、图Ⅵ-26 脑和脊髓的血管、图Ⅵ-27 脊髓动脉和被膜、图Ⅵ-28 硬脑膜及硬脑膜静脉窦、图Ⅵ-30 脑脊液循环模式图。

【注意事项】

1. 脑结构较细，界限不清，在观察中先看模型，参阅图谱、挂图。
2. 区分硬膜外隙与蛛网膜下隙，使之不致混淆。
3. 其它同实验二十三　脊髓、脑干、小脑的【注意事项】。

【实验内容】

一、间脑

从离体脑标本上观察间脑，因其大部分被大脑半球遮盖，只有腹侧部外露于脑的底面，故能够看到的仅为下丘脑的部分结构。而这些结构均较细小，不易看清。从脑的剥制标本上也只能观察其大致形态，故间脑的实验以观察模型为主。通过透明脑干模型可观察到间脑的大部分结构。

（一）背侧丘脑

背侧丘脑由两个卵圆形灰质块组成，是感觉传导通路上的主要中继核，从透明脑干模型上或离体背侧丘脑模型上方可以见到，不同的色调代表各个核团，重要的核团有丘脑前核群、内侧核群和外侧核群中的腹后内、外侧核。

（二）后丘脑

位于丘脑后部的外下方，包括内侧膝状体和外侧膝状体两个核团，分别为听觉和视觉的传导中继核。

（三）下丘脑

位于丘脑的前下方，包括视交叉、灰结节、乳头体等结构。视交叉前连视神经，后连视束；灰结节位于视交叉后方，而灰结节后方有成对的乳头体。下丘脑具有调节内脏活动和内分泌活动等功能。

（四）第三脑室

位于两侧背侧丘脑和下丘脑之间的矢状位窄隙，向上经双侧室间孔通两侧脑室（以后学），向下经中脑水管通第四脑室。

二、端脑

端脑是神经系统的最高中枢，由左、右大脑半球构成，约占全脑体积的 3/4。

（一）大脑半球的外形

从离体脑标本上观察，可见脑的表面有许多不规则的沟，称大脑沟；沟与沟之间的隆起部分，称大脑回；左、右大脑半球之间的纵裂，称大脑纵裂，裂底的白质纤维板，称胼胝体，是连结两侧半球的结构。端脑与小脑之间的水平位裂隙称大脑横裂。每侧半球有3个面和3条主要的沟，分为5个叶。3个面即上外侧面、内侧面和下面；3条沟即外侧沟、中央沟和顶枕沟；5个叶即额叶、顶叶、颞叶、枕叶和隐于外侧沟深处的岛叶。

（二）大脑半球的重要沟、回

脑标本上的沟、回除外侧沟较典型外，其余均弯曲迂回，可结合模型、挂图一起观察。

在大脑半球的上外侧面，中央沟以前、外侧沟以上的部分称为额叶。中央沟前方有与之大致平行的中央前沟，两沟之间的脑回，称中央前回，是额叶重要的皮质中枢，额叶前面的大部分由额上、下沟将其分为额上、中、下回。颞叶为外侧沟下方的部分，由颞上、下沟将其分为颞上、中、下回，在颞上回中部，有数条呈冠状位伸入的短回，称颞横回，是颞叶主要的皮质中枢。中央沟之后，外侧沟之上，顶枕沟之前的部分称顶叶，顶叶的重要皮质中枢为中央后回，该脑回位于中央沟与中央后沟之间。中央后沟以后的顶叶皮质部分，被顶内沟分为顶上小叶和顶下小叶，后者包括角回和缘上回。岛叶位于外侧沟的深面，将外侧沟两侧的皮质轻轻拉开，或将外侧沟周围的大脑皮质去除，可见略呈三角形的岛叶，脑干模型上方的外侧可观察到岛叶的形态。

从大脑半球的内侧面观察，胼胝体后端有斜向后上的顶枕沟，顶枕沟以后的皮质部分为枕叶，胼胝体后端的下方有伸向半球后端（枕极）的距状沟，距状沟两侧的脑回，是枕叶重要的皮质中枢；胼胝体的背侧，有与其走行一致的扣带回，扣带回中部稍后与半球上缘之间，有由中央前、后回在内侧面延伸的部分，合称中央旁小叶；扣带回与颞叶内侧面的海马旁回和钩，合称为边缘叶。

大脑半球的下面，额叶的腹侧有一对椭圆形的膨大，称嗅球。第Ⅰ对脑神经即嗅神经连于嗅球，嗅球发出的轴突组成嗅束，可传导嗅觉冲动。

（三）大脑半球的内部结构

从脑剥制标本和切面标本上观察，可见脑的表面为灰质，即大脑皮质，由神经元胞体和短树突构成。按照进化先后和功能，大脑皮质各部的厚度有差异，也形成了能完成某些反射活动的相对集中区，称大脑皮质机能定位。

1. 重要的皮质中枢

（1）躯体运动区：主要位于中央前回和中央旁小叶前部。

（2）躯体感觉区：主要位于中央后回和中央旁小叶后部。

（3）视觉中枢：位于距状沟两侧的皮质。

（4）听觉中枢：位于颞横回。

（5）内脏活动中枢：位于边缘叶。

（6）说话中枢（语言中枢）：位于额下回后部。

（7）书写中枢：位于额中回后部。

（8）听话中枢：位于颞上回后部。

（9）阅读中枢：位于角回。

2. 侧脑室　侧脑室为大脑半球内的腔室，可于脑切面标本模型上和合金铸型的侧脑室标本上观察，侧脑室可分为前角、中央部、后角和下角。侧脑室借室间孔与第三脑室相连通。

3. 基底核　在透明脑干模型上方可观察到基底核，基底核包括尾状核、豆状核、杏仁体和屏状核。尾状核呈开口朝向前下的“C”字形，分头、体、尾 3 部；豆状核呈扁椭圆形，脑水平切面上看到的豆状核略呈三角形；杏仁体连于尾状核尾端，较小而圆；屏状核为在岛叶与豆状核之间的薄层灰质。豆状核和尾状核为锥体外系的组成部分，杏仁体则与内脏活动等功能有关，屏状核功能不明。

4. 大脑半球的髓质　从脑剥制标本和切面标本上可观察大脑髓质。按联系范围不同，可将大脑髓质分为连合纤维、联络纤维和投射纤维 3 类。①连合纤维：是联系左、右大脑半球的横行纤维，以胼胝体为代表，在大脑半球的内侧面可观察到胼胝体的断面，其形如弯弓，为一宽厚的白质板，由前向后可分为嘴、膝、干和压部 4 部分。另外，还有前连合和穹窿连合。②联络纤维：是联系同侧半球叶与叶之间、回与回之间的纤维，包括弓状纤维、上纵束、下纵束、扣带和钩束，可在脑剥制标本上观察到。③投射纤维：是联系大脑皮质与皮质下各中枢的上、下行纤维束，在脑的冠状切面和水平切面瓶装标本上均可观察到，为一宽厚的白质板，称为内囊，其位于豆状核、尾状核和背侧丘脑之间，呈尖向内侧的“V”字形，分为尾状核与豆状核之间的内囊前肢、背侧丘脑与豆状核之间的内囊后肢和前、后肢相交处的内囊膝 3 部。各部位通过的纤维束，标本上不清楚，请参考教材。

三、脑和脊髓的被膜

脑和脊髓的外面包有 3 层被膜，由外向内依次为硬脊膜、蛛网膜和软脊膜，有支持和保护功能。

1. 从打开椎管的尸体标本上和离体含有脊髓被膜的标本上观察。

厚而致密的是硬脊膜，硬脊膜与椎管内骨膜之间的间隙，称硬膜外隙，内有脊神经根、椎内静脉丛等结构。硬膜外麻醉是将药物注入此隙，以阻断神经根的传导。硬脊膜上端附于枕骨大孔周缘，下端包裹终丝，连于尾骨的背面。

翻开硬脊膜，可见半透明的脊髓蛛网膜，其与脑蛛网膜相延续。蛛网膜与深面的软脊膜之间称蛛网膜下隙，透过脊髓蛛网膜，可见其深面的脊髓及脊神经根丝，脊髓下端至第 2 骶椎处蛛网膜下隙扩大，称终池，内有马尾。“腰穿”时穿刺针即进入此处抽取脑脊液。

软脊膜紧贴脊髓表面，随沟裂而伸入，在脊髓下端延为终丝。软脊膜在脊髓两侧形成齿状韧带，后者是固定脊髓的结构之一，也可作为椎管内手术的标志。

2. 在保留脑和去脑的硬脑膜标本上观察硬脑膜，可见硬脑膜厚而光泽，其与颅盖骨的连接较疏松，易于分离，故外观完整，而在颅底部，硬脑膜与颅骨牢固结合，不易分离，故外伤颅底骨折时，易撕裂硬脑膜及其深面的蛛网膜，导致脑脊液和血液外漏。颅顶外伤则可导致硬膜外血肿。硬脑膜内层折叠形成镰刀形的大脑镰和新月形的小脑幕，分别伸入大脑纵裂和大脑横裂内，小脑幕前缘的弧形切迹，称小脑幕切迹。颅内高压时可致小脑幕切迹疝。硬脑膜在某些部位两层分开，内衬内皮，含脑的静脉血，称硬脑膜静脉窦。较大的窦有上矢状窦、下矢状窦、横窦、乙状窦、窦汇、海绵窦和直窦。颅内的静脉血经这些静脉窦收集出颅。海绵窦内有血管、神经通过，病变时可累及这些结构，可从颅底蝶骨体的一侧切开观察。硬脑膜静脉窦内血流的流注关系可参考教材表Ⅸ-3 学习。脑蛛网膜与脊髓蛛网膜相延续，结构相同，其与深面的软脑膜之间仍为蛛网膜下隙，在某些部位扩大为蛛网膜下池，如小脑延髓池，为穿刺抽取脑脊液的部位；脑蛛网膜在靠近上矢状窦处突入窦内，形成颗粒结构，称蛛网膜粒，切开上矢状窦可观察到，是脑脊液回流入血的通道。软脑膜与软脊膜结构相同，软脑膜在脑的室腔内参与形成脉络丛，是产生脑脊液的主要结构。

3. 脑脊液产生于脑室的脉络丛，为无色透明液体，循环于脑室系统和蛛网膜下隙，经蛛网膜粒回流入静脉。参考脑脊液循环的挂图。

4. 脑和脊髓的血管　从取出的脑标本上或模型、挂图观察，可见布于脑的血管很多，说明脑的血供相当丰富，供应脑的动脉有两条：颈内动脉和椎动脉。颈内动脉供应大脑半球前 2/3 和部分间脑的血液，椎动脉供应大脑半球后 1/3、部分间脑、小脑和脑干的血液。颈内动脉入颅后的主要分支有眼动脉、大脑前动脉和大脑中动脉，大脑中动脉是大脑半球的主要供血动脉，发出后沿外侧沟向后上走行，分布于大脑半球上外侧面的大部。椎动脉发自锁骨下动脉，入颅后左右合并为一条基底动脉，在脑桥上缘再发出左、右大脑后动脉，布于大脑半球后 1/3，还分支至脑干、间脑和小脑。

在脑底部，两侧大脑前动脉、两侧颈内动脉、两侧大脑后动脉借前、后交通支吻合成一个动脉环，称大脑动脉环（大脑中动脉不参与大脑动脉环的组成）。该环围绕视交叉、灰结节、乳头体，是脑内重要的侧支吻合，在脑血供中起代偿作用。

脑的动脉在脑实质内的分支有两类：①皮质支：布于大脑皮质和大脑髓质浅部；②中央支：细而长，几乎以垂直角度进入脑实质，布于大脑髓质的深层、基底部、内囊和间脑等深部结构。当动脉硬化、血压过高时，易致破裂出血，如供应内囊的血管破裂出血，压迫内囊导致“三偏综合征”。

从大脑半球表面可见脑的静脉，这些静脉不与动脉伴行，收集大脑皮质、大脑髓质浅部的静脉血汇入邻近的硬脑膜静脉窦。大脑深部结构的静脉血，最后汇合为一条大脑大静脉，注入直窦。

从脊髓的前正中裂和后外侧沟分别可见一条脊髓前动脉和两条脊髓后动脉，这些血管均发自入颅后的椎动脉。脊髓前、后动脉在下降过程中有肋间后动脉和腰动脉的根动脉加入，沿途分支供应脊髓各节段。供应脊髓的动脉，先在脊髓周围形成动脉冠，动脉冠再分支进脊髓。

脊髓的静脉血借椎内、外静脉丛回流，在硬膜外隙内可见椎内静脉丛。

【复习思考题】

1. 间脑分哪几部？背侧丘脑腹后核和内、外侧膝状体接受什么纤维？各纤维传递什么性质的感觉冲动，然后发出什么纤维，投射到哪些位置？

2. 大脑半球分几叶？各叶有哪些主要的沟、回？

3. 试述脑脊液的生成及其循环途径。

4. 大脑动脉环由哪些动脉组成？其功能、意义如何？

5. 填图　图Ⅸ-4、图Ⅸ-5。

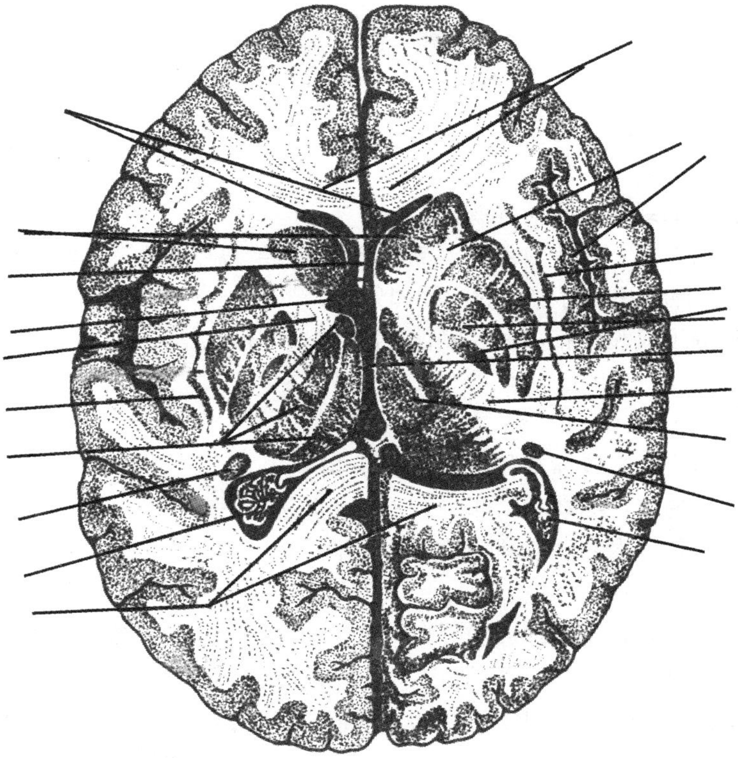

图Ⅸ-4 端脑水平切面

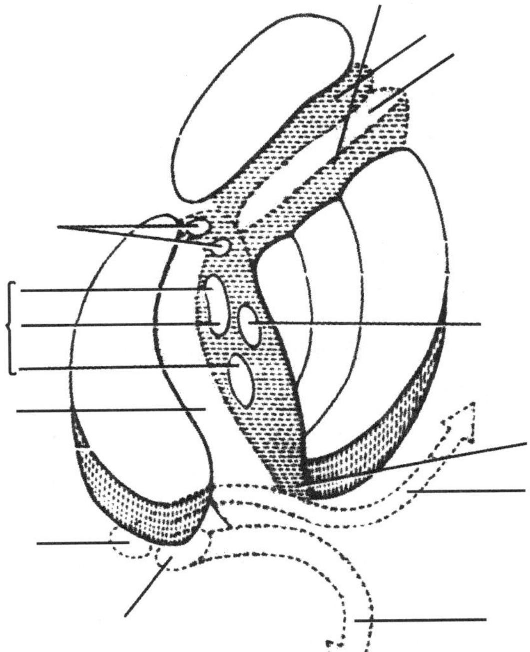

图Ⅸ-5 内囊

（江宇贤 潘 波 闫四平）

实验二十五　脊神经（Ⅰ）概述：颈丛、臂丛

【目的要求】

1. 掌握脊神经的组成及其纤维成分。

2. 掌握臂丛的组成，正中神经、尺神经、桡神经、腋神经的起始、行程和分布；熟悉肌皮神经、胸长神经和胸背神经的行程和分布。

3. 熟悉颈丛的组成和分布，掌握膈神经的行程和分布。

【实验材料】

1. 示脊神经组成的瓶装标本和离体脊髓标本。

2. 切除胸前壁的整尸标本和离体头、颈、上肢标本。

3. 颈部神经瓶装标本和示膈神经的瓶装标本。

4. 模型　头、颈部模型。

5. 挂图　图Ⅵ-7 脊神经的组成和分布模式图、图Ⅸ-39（2）前臂前面的肌肉、血管和神经、图Ⅸ-3（3）头颈部右侧面的肌肉、血管和神经、图Ⅸ-16 纵隔（右侧）、图Ⅸ-31（1）腋窝的肌肉、血管和神经、图Ⅸ-35（2）肩及上臂前面的肌肉、血管和神经、图Ⅸ-45（2）手掌的肌肉、血管和神经、图Ⅸ-46（3）手背的肌肉、血管和神经、图Ⅸ-49 手部的血管、神经和投影。

【注意事项】

1. 课前预习脊神经的有关内容，并复习上肢肌学的有关内容。

2. 理解掌握脊神经的纤维成分及其分布，对以后学习脊神经的分支、分布有很大的帮助。

3. 不要忽略脊神经后支。

【实验内容】

先由教师示教标本，然后在教师指导下观察标本、模型。

一、脊髓与脊神经根的关系

于离体脊髓标本上复习脊髓与脊神经根的全貌。从切开硬脊膜的部位观察，脊神经借前根和后根分别连于脊髓的前、后外侧沟，脊神经根的根丝先是均匀地排列在前、后外侧沟内，然后向外分别集中成较大的前根和后根。脊神经前根为运动纤维，后根为感觉纤维，二者在椎间孔处合成脊神经干，脊神经干在出椎间孔后分为脊神经前支、后支、脊膜支和交通支，前支和后支均含运动纤维和感觉纤维，因此前支和后支均为混合性神经。每一对脊神经的后根上都有膨大的脊神经节，由感觉神经元的胞体聚集而成。

脊神经共 31 对，分为 5 部：颈神经 8 对、胸神经 12 对、腰神经 5 对、骶神经 5 对和尾神经 1 对。脊神经根在椎管内的走行方向和长度各有区别，其中颈神经根最短，近于水平位走行；胸神经根较长，斜行向外下；腰、骶、尾神经根最长，垂直下行构成了马尾。

这些神经根均经相应部位的椎间孔穿出椎管。

脊神经后支较细，不组成丛，呈节段性地分布于后正中线附近两侧的浅、深层结构；交通支和脊膜支细小，标本上不易观察，宜在模型、挂图上观察补充；脊神经前支粗大，走向前外侧和四肢的肌肉和皮肤。除胸 2 至胸 11 前支外，其余脊神经前支互相交织成丛，即有颈丛、臂丛、腰丛和骶丛。

二、颈丛

掀开胸锁乳突肌或头颈模型上可观察到颈丛，颈丛由颈 1～4 前支组成。颈丛可分为浅支和深支：浅支观察瓶装标本颈丛皮支，其有数条，分别称为枕小神经、耳大神经、颈横神经、锁骨上神经。自胸锁乳突肌后缘中点“神经点”浅出至皮下，分布于颈外侧区、头后外侧部、耳及肩部，这些部位的表浅手术宜在神经点进行阻滞麻醉。

深支为膈神经，观察标本和纵隔瓶装标本，其于前斜角肌前面下降，在锁骨下动、静脉之间入胸腔，经肺根前方下行至膈，支配膈肌的运动。此外，还传导心包和部分胸膜、腹膜的感觉冲动，右侧膈神经尚有纤维布于肝、胆囊和肝外胆道的浆膜。

三、臂丛

在头颈上肢血管神经标本上观察臂丛的位置及其分支。臂丛由颈 5～8 前支和胸 1 前支大部分组成。在斜角肌间隙，穿过的粗大神经是臂丛上部。臂丛从此处行向外下，经锁骨下动脉后上方、锁骨后方延伸到腋窝，经有规律的反复编织后，形成 3 个束围绕腋动脉排列。臂丛的主要分支有：

1. 肌皮神经　穿喙肱肌，经肱二头肌和肱肌之间下行，发出肌支支配臂前群肌；皮支下行至肘窝下方浅出，分布于前臂前面外侧皮肤，名前臂外侧皮神经。

2. 正中神经　发自内、外侧束，伴肱动脉下行至肘窝，入前臂浅、深层之间，发支支配前臂大部分屈肌（除肱桡肌、尺侧腕屈肌和指深屈肌尺侧半），再经腕管至手掌，发肌支支配手掌外侧群肌（拇收肌除外）和第 1、2 蚓状肌，皮支分布于手掌桡侧 2/3 和桡侧 3 个半指掌面及背面中节和远节的皮肤。

3. 尺神经　发自内侧束，伴肱动脉下行一段后绕过肱骨内上髁（尺神经沟）后面至前臂尺侧，发肌支至尺侧腕屈肌和指深屈肌尺侧半，主干继续下行至腕关节上方分为手背支和掌侧支，掌侧支至手掌、豌豆骨桡侧分为掌深支和掌浅支。其掌深支支配手内侧群肌、全部骨间肌、拇收肌和第 3、4 蚓状肌，其掌浅支分布于手掌内侧 1/3 皮肤、尺侧 1 个半指掌面。手背支分布于手背尺侧半和尺侧 2 个半指（除正中神经分布区）背面的皮肤。

4. 桡神经　发自后束，为上肢最粗大的神经。绕肱骨桡神经沟下降，在肱骨外上髁上方穿过外侧肌间隔，至肱骨外上髁前方分为浅、深两支。深支穿旋后肌，至前臂背侧，其肌支支配臂和前臂全部伸肌和肱桡肌，皮支分布于臂和前臂后面皮肤；浅支于肱桡肌深面下降至前臂中、下 1/3 交界处转向背侧，布于手背外侧半和外侧 2 个半指近节指背面（除正中神经分布区）的皮肤。

5. 腋神经　发自后束，绕肱骨外科颈后行，至三角肌深面，肌支支配三角肌，皮支布于肩关节和肩部的皮肤。

6. 胸长神经　沿腋中线附近，在前锯肌表面下行的一条细长神经，分布于前锯肌。

7. 胸背神经　与同名动脉伴行，沿肩胛骨外侧缘下行，分布于背阔肌。

【复习思考题】

1. 脊神经前根、后根和后支、前支的纤维成分有何不同?
2. 颈丛皮支和臂丛的阻滞麻醉应在何处进行较好?
3. 上肢有哪些肌群? 由哪些神经支配? 这些神经损伤后会出现哪些功能障碍?
4. 填图　图Ⅸ-6、图Ⅸ-7。

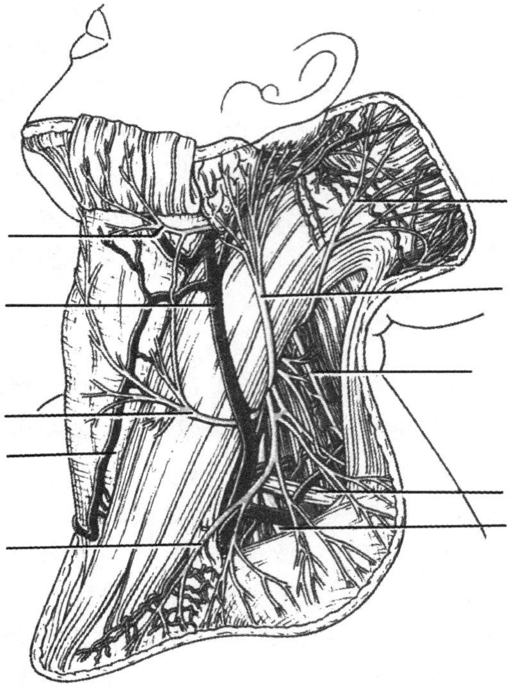

图Ⅸ-6　颈丛分支

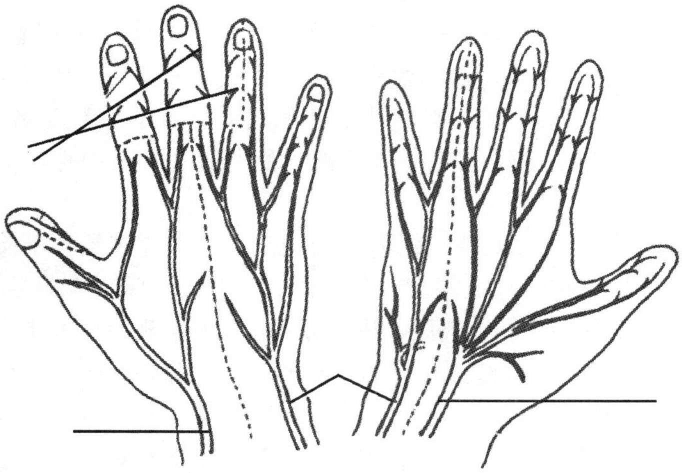

图Ⅸ-7　手的神经分布

(江宇贤　潘　波　闫四平)

实验二十六　脊神经（Ⅱ）：胸神经前支、腰丛、骶丛

【目的要求】

1. 掌握胸神经前支在胸、腹壁皮肤的节段性分布及其临床意义。

2. 熟悉腰丛的组成。掌握股神经的行程、分布。熟悉髂腹下神经、髂腹股沟神经的行程和分布，闭孔神经的分布。

3. 掌握坐骨神经、胫神经、腓总神经的行程与分布。熟悉臀上、下神经的分布和阴部神经的行程和分布。

4. 了解腰丛、骶丛其余各分支的名称与分布。

【实验材料】

1. 示肋间神经、交感干、交通支的胸壁标本。

2. 腹前外侧壁和腹后壁标本。

3. 离体盆下肢标本。

4. 瓶装标本　胸神经前支、腰丛和骶丛。

5. 挂图　图Ⅸ-25 膈、腹后壁的肌肉和神经、图Ⅸ-26 盆腔血管（男）、图Ⅸ-28 男性会阴的肌肉、血管和神经、图Ⅸ-29 女性会阴的肌肉、血管和神经、图Ⅸ-52 大腿前内侧面的肌肉、血管和神经、图Ⅸ-57（2）臀部及大腿后面的肌肉、血管和神经、图Ⅸ-58 小腿前外侧面及足背的肌肉、血管和神经、图Ⅸ-61（2）小腿后面的肌肉、血管和神经、图Ⅸ-64（2）足底的肌肉、血管和神经。

【注意事项】

1. 复习脊神经有关内容和胸腹壁肌及下肢肌。

2. 肋间神经较细，制作标本时可能暴露不完全，能在肋间隙观察到 1 支即可。交通支较细，连于交感干和脊神经之间，肉眼灰、白交通支不能辨认，参考挂图。

【实验内容】

先由教师示教标本，再由学生分组观察。

1. 胸神经前支　于离体的连有脊柱的胸壁上观察，胸神经前支有 12 对，每对（除第 1 对和第 12 对有部分纤维分别参加臂丛和腰丛外）都沿相应肋下缘走行，走在肋间内肌和肋间最内肌之间、肋间血管的下方，呈明显的节段性分布。上 11 对位于相应的肋间隙，称肋间神经。第 12 对胸神经前支行走于第 12 肋下缘，称肋下神经。肋间神经分布于相应肋间的肌、壁胸膜和皮肤，而下 5 对肋间神经除分布于相应肋间的肌、胸膜和皮肤外，还与肋下神经一起，远端走行至腹内斜肌和腹横肌之间，分布于腹前外侧壁各肌、皮肤和壁腹膜。于脊柱的两侧有纵行的交感干胸部，仔细观察在交感干与肋间神经之间有两支很细的神经纤维相连，这就是交通支。

2. 腰丛　在盆下肢血管、神经标本上找到腰大肌，体会腰丛位置即可。腰丛由第 12

胸神经前支的小部分、第1～3腰神经前支和第4腰神经前支的一部分组成。第4腰神经的其余部分和第5腰神经的前支共同组成腰骶干，参与构成骶丛。腰丛的分支分别从腰大肌外侧、内侧和前面穿出，其分支有髂腹下神经、髂腹股沟神经、闭孔神经和股神经、生殖股神经等。

(1) 髂腹下神经：主要分布于腹股沟区的肌和皮肤。

(2) 髂腹股沟神经：行于髂腹下神经的下方，分布于腹股沟区的肌和皮肤、阴囊（大阴唇）的皮肤。

(3) 生殖股神经：沿腰大肌表面下降，分生殖支和股支，分别布于提睾肌和阴囊（大阴唇）的皮肤和股三角上部的皮肤。

在临床上腹股沟疝手术或盲肠后位阑尾手术时，易伤及上述3条神经，应在术中进行保护。

(4) 股神经：在腰大肌和髂肌之间可找到一条粗大的神经，即股神经，是腰丛最大的分支，经腹股沟韧带中点稍外侧的深面、经股动脉外侧进入股三角，其肌支分布于大腿前群肌；皮支分布于大腿前面的皮肤，其长支隐神经伴大隐静脉下降至足内侧，分布于小腿内侧面及足内侧缘的皮肤。

(5) 闭孔神经：自腰大肌内侧穿出，与闭孔动脉伴行，沿骨盆侧壁前行，穿闭孔至大腿内侧，分布于大腿内收肌群及大腿内侧的皮肤。

3. 骶丛　位于盆腔内、梨状肌前方。由腰骶干及全部骶神经和尾神经的前支组成。翻开臀大肌和臀中肌，可见骶丛的主要分支：

(1) 臀上神经：与同名动、静脉伴行，穿梨状肌上孔出盆腔，位于臀中肌和臀小肌之间，布于臀中肌、臀小肌和阔筋膜张肌。

(2) 臀下神经：与同名动、静脉伴行，穿梨状肌下孔出盆腔，布于臀大肌。

(3) 阴部神经：梨状肌下孔的最内侧可找到一条较小的神经，即阴部神经，伴阴部内动、静脉出梨状肌下孔后，绕过骶棘韧带背面，经坐骨小孔入坐骨直肠窝，布于会阴部和外生殖器的肌和皮肤。主要分支有会阴神经、肛神经、阴茎（阴蒂）背神经。

(4) 坐骨神经：是全身最大的脊神经。穿梨状肌下孔出盆腔，在臀大肌深面外下行，经坐骨结节与股骨大转子之间入股后区，在大腿后肌群内下行至腘窝上角处分为胫神经和腓总神经。将臀大肌恢复原位，在臀大肌表面描绘出坐骨神经的投影，联系臀部肌注说明其关系。

①胫神经：是坐骨神经本干的直接延续，沿中线下行入腘窝，经小腿后区比目鱼肌深面伴胫后血管下降至内踝后方，分为足底内侧神经和足底外侧神经两终支行向足底。胫神经分支分布于膝关节小腿后群肌及小腿后面的皮肤、足底肌和皮肤。

②腓总神经：沿腘窝上外侧下降，绕腓骨颈的外侧面穿腓骨长肌至小腿前面分为腓浅神经和腓深神经。

腓浅神经：穿小腿外侧肌群至足背，分支分布于小腿外侧肌群以及小腿外侧面、足背的皮肤。

【复习思考题】

1. 足的内、外翻活动有哪些肌参与？参与的肌受何神经支配？

2. 腓骨颈部位骨折，可能损伤什么神经？如何判断该神经是否已受损伤？

3. 填图　图Ⅸ-8、图Ⅸ-9。

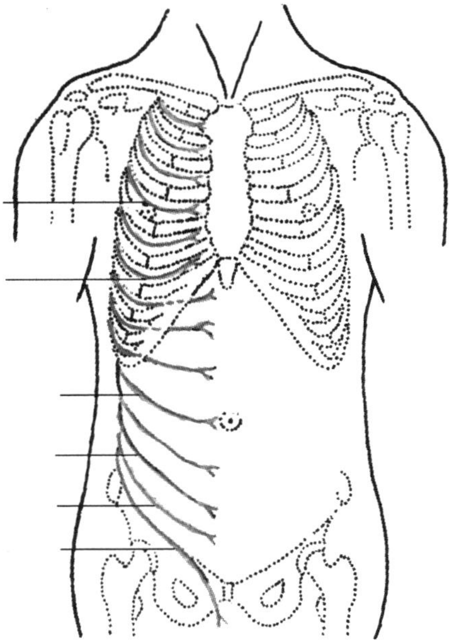

图Ⅸ-8　胸神经前支

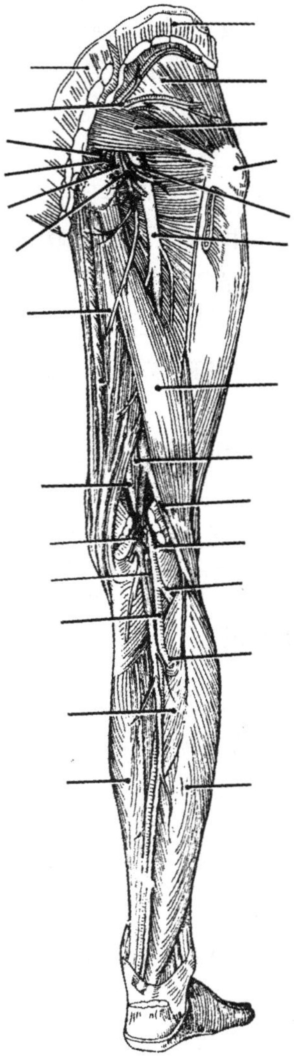

图Ⅸ-9　下肢后面的神经

（江宇贤　潘　波　闫四平）

实验二十七　脑神经、内脏神经

【目的要求】

1. 掌握脑神经的名称、序数、连脑部位、穿颅位置及纤维成分。

2. 掌握动眼神经、滑车神经、三叉神经、面神经、舌咽神经、迷走神经、副神经、舌下神经的行程、主要分支和分布范围。

3. 了解嗅神经的分布和功能，熟悉视神经、前庭蜗神经的起始、行程和功能。

4. 了解内脏神经，熟悉内脏运动神经的结构特点。

5. 掌握交感神经的中枢、交感干的组成和位置熟悉节前、节后纤维的出向。

6. 掌握副交感神经的中枢，熟悉副交感神经主要器官旁节的名称、位置及节前纤维伴随的脑神经或形成的神经和节后纤维的分布。

【实验材料】

1. 去颅盖（颅的水平切面）的颅骨标本。

2. 眶内结构标本、带脑膜的颅底瓶装标本、脑神经完整的脑瓶装标本。

3. 面、颈部深层和浅层结构标本，头颈部矢状切面标本。

4. 胸腔后壁和腹后壁标本。

5. 模型　面深、浅层结构模型，交感神经模型，三叉神经模型，内耳模型，自主神经电动模型。

6. 挂图　图Ⅵ-31 脑神经概况、图Ⅵ-32 眶及眶内容物（侧面观）、图Ⅵ-33 三叉神经（右侧、外侧面）、图Ⅵ-34 三叉神经（右侧、内侧面）、图Ⅵ-35 舌下神经及锁骨下动脉、图Ⅵ-36 舌咽、迷走、副神经的行程和分布、图Ⅵ-37 迷走神经颈段、图Ⅵ-38 自主神经系统概观、图Ⅵ-45 交感神经系统模式图。

【注意事项】

1. 复习颅底的主要孔、裂，脑神经名称及分类。

2. 大部分脑神经的标本可能暴露不完全，要多利用一些标本相互补充。

3. 内脏神经在标本上不易观察到，应结合模型、挂图补充。

【实验内容】

一、脑神经

1. 在带脑膜的颅底标本或瓶装标本上辨认各脑神经根，观察其穿硬脑膜的位置，并与颅底标本对照思考其穿颅部位。

2. 于头颈部矢状切面标本上观察嗅神经，在鼻中隔上部，可见形似草根的细条状隆起，即嗅神经。该神经为感觉性神经，起自鼻黏膜嗅区，向上经筛孔入颅连于嗅球。

3. 取眶内结构标本观察

（1）视神经：在眶内结构标本上把已切断的提上睑肌和上直肌的前半翻开，可见一条粗大呈圆柱状的神经，前连于眼球后部，后连视交叉，即视神经。该神经为躯体感觉性神经，传递视觉冲动。

（2）动眼神经：为运动性神经，经脚间窝出脑，分布于除外直肌和上斜肌以外的眼球外肌及瞳孔括约肌、睫状肌。该神经损伤可引起相应肌瘫痪，出现眼向下斜视、上睑下垂，瞳孔对光反射消失。

（3）滑车神经：找到上斜肌，在该肌上面稍偏后部，可见一条较细的神经进入该肌，即滑车神经，为躯体运动性神经，自下丘下方出脑，向前穿海绵窦，经眶上裂入眶，支配上斜肌。

（4）眼神经：属三叉神经，由三叉神经节发出的感觉纤维，向前穿海绵窦，经眶上裂入眶，分布于眼裂以上面部、头皮前部和鼻背的皮肤。

（5）展神经：将已切断的外直肌后半翻开后，可见该肌内侧面后端有一条神经进入该肌，即展神经，为躯体运动性神经，连于延髓脑桥沟，向前穿海绵窦，经眶上裂入眶，分布于外直肌。

4. 取面、颈部深层结构标本和三叉神经模型观察

（1）三叉神经：在颞骨岩部尖端的三叉神经压迹处观察三叉神经节及三叉神经 3 大分支，即眼神经、上颌神经、下颌神经。

①眼神经：前已述。

②上颌神经：由感觉纤维组成，自三叉神经节向前穿海绵窦经圆孔至翼腭窝，经眶下裂入眶，改名为眶下神经。分支分布于眼裂与口裂之间的面部皮肤及鼻腔、口腔黏膜、上颌牙和牙龈等。

于挂图上观察上牙槽神经前、中、后支起始、行程与分布。

③下颌神经：为混合性神经，也是 3 支中最粗大的一支。自三叉神经节发出，向下经卵圆孔达颞下窝，在翼外肌深面分为前、后两干，前干细小，为运动纤维，分布至咀嚼肌等；后支粗大，为感觉纤维，主要分布于口裂以下面部、耳前及颞部皮肤，舌和口底黏膜，硬脑膜、下颌牙和牙龈等。下颌神经的主要分支有耳颞神经、颊神经、舌神经、下牙槽神经。

（2）面神经：为混合性神经，含有躯体运动、内脏运动、内脏感觉 3 种纤维，其自桥延沟出脑入内耳门和内耳道穿面神经管，躯体运动纤维经茎乳孔出颅，穿腮腺实质后在其前缘呈放射状穿出。其主要分支有颞支、颧支、颊支、下颌支、颈支，主要支配面肌和颈阔肌。内脏运动纤维支配下颌下腺等腺体的分泌。内脏感觉纤维传导味觉等。

（3）前庭蜗神经：将一个小的内耳模型按原位放在耳模型上，连于蜗底的神经，名蜗神经；连于前庭和骨壶腹的神经，名前庭神经，二者合称为前庭蜗神经。前庭蜗神经经内耳道、内耳门入颅，在延髓、脑桥外侧入脑，传导身体平衡觉冲动和听觉冲动。

（4）舌咽神经：为混合性神经，经颈静脉孔出颅，在颈内动、静脉之间下行，经舌骨舌肌深面至舌根，主要分布于咽肌、咽黏膜、腮腺、软腭、舌后 1/3 的黏膜和味蕾等处。

（5）迷走神经：为混合性神经，是脑神经中行程最长、分布最广的神经。经颈静脉孔出颅，在颈部下行于颈动脉鞘内。位于颈总动脉与颈内动脉的后方，下行至颈根部，在颈外侧部、胸锁乳突肌深面颈血管鞘内可以找到。由此向下，迷走神经入胸腔后分别发出喉返神经，左喉返神经由前向后绕过主动脉弓，右喉返神经由前向后绕过右锁骨下动脉，两者返折向上，经气管食管之间的沟行向咽喉部。在胸腔内，左、右迷走神经于食管下段，分别组成迷走神经前干和后干，伴食管一起穿膈的食管裂孔进入腹腔，参与构成腹腔丛和肝丛，分布于胃前、后壁和肝及肝外胆道。迷走神经沿途分布于咽喉肌、咽喉黏膜、胸腔器官、腹腔内大部分器官、结肠左曲以上的消化器官、脾和肾。

（6）副神经：为躯体运动性神经，由脑根和脊髓根组成。脑根出颅后并入迷走神经支配咽喉肌，脊髓根经颈静脉孔出颅，绕颈内静脉行向外下方，经胸锁乳突肌深面下行，止于斜方肌，支配此两肌。

（7）舌下神经：为运动性神经，连于延髓的前外侧沟，经舌下神经管出颅，在颈内动、静脉之间下行，在舌神经和下颌下腺管下方穿颏舌肌入舌内，支配全部舌内肌和大部

分舌外肌。该神经损伤则出现舌肌瘫痪。

二、内脏神经

主要分布于内脏、心血管和腺体。

内脏神经是整个神经系统的一个组成部分，它包括内脏运动神经（又叫植物性神经或自主神经）和内脏感觉神经两部分。这里着重观察内脏运动神经的低级中枢、周围神经节和节前、节后纤维。

在标本上内脏运动神经的很多内容看不到，以观察模型为主。以张家港乐余模型厂制作的“自主神经电动模型”为例进行观察。首先认清模型上表示的神经系统的一些结构：处于模型正中的白色长条形结构表示脊髓；脊髓上方白色的为脑干（左侧半），分清脑干中的中脑、脑桥和延髓的位置；脊髓左侧黄色的串珠状结构表示交干感（右侧也有）；脊髓与交干感之间的神经纤维表示交通支；交干感左下方（实为交干感腰段内前方）腹主动脉前面找到涂成黄色的椎前神经节；由椎旁神经节和椎前神经节发出的轴突，为节后纤维；于脑干左侧（实为两侧）有器官旁节（睫状神经节、下颌下神经节、翼腭神经节和耳神经节），胸、腹、盆腔等脏器上有壁内节，器官旁节和壁内节模型当通电时以亮灯表示；脑干、骶髓与器官旁节和壁内节之间的纤维为节前纤维，由壁内节和器官旁节发出的纤维为节后纤维。其余各家模型也大同小异。也有表示内脏运动某一部分的，如平江县光明医学模型厂的内脏运动交感神经模型。

内脏运动神经由交感神经和副交感神经组成。

（一）交感神经

交感神经包括交感神经低级中枢和周围部。

1. 低级中枢　于自主神经电动模型上脊髓亮灯较广而连续的部分，位于胸髓 1 至腰髓 3 侧角处，这就是交感神经在脊髓的低级中枢，连续有 15 个脊髓节段。

2. 周围部　含周围神经节、交感干、节前纤维、节后纤维和神经丛（略）。

（1）交感神经节：因部位不同可分为椎旁神经节和椎前神经节。

1）椎旁神经节：于自主神经电动模型上观察，位于脊柱两侧（模型上只有左侧），由22～24对所构成。每侧的椎旁神经节通过节间支相连，形成串珠状的交感干，上附着于颅底，下终于尾骨前面的奇神经节，全长可分为颈、胸、腰、骶、尾 5 部，各部所含椎旁神经节多少不同。

2）椎前神经节：位于脊柱前面（邻腹主动脉），包括有腹腔神经节、主动脉神经节、肠系膜上神经节、肠系膜下神经节。

（2）节前纤维和节后纤维：于自主神经电动模型上观察。

1）节前纤维：由交感神经低级中枢侧角发出的轴突，称节前纤维，具有髓鞘而色白发亮。

2）节后纤维：由交感神经节发出的轴突，称节后纤维，因其表面无髓鞘而色泽灰暗。

（3）交通支：包括有白交通支和灰交通支两种，于交感神经电动模型上观察。

1）白交通支：所指的是相连于胸髓 1 至腰髓 3 的脊神经与交感干神经节之间的一段节前纤维（模型上呈红色的纤维），称白交通支。

2）灰交通支：是指连于 31 对脊神经与交感干之间的一段节后纤维，因外观色泽灰暗，因此称灰交通支。

（4）节前纤维与节后纤维的3个去向

1）节前纤维的去向：观察交感神经模型，红色纤维代表节前纤维。节前纤维有3个去向：①终止于相应的椎旁神经节；②在交感干内上升或下降，终止于上方或下方的神经节，于相邻椎旁神经节之间形成节间支；③穿干而过，至椎前神经节交换神经元，穿干而过的节前纤维组成内脏大神经、内脏小神经和腰内脏神经等。

2）节后纤维的去向：于自主神经电动模型上观察，节后纤维也有3个去向：①发自交感干神经节的节后纤维经灰交通支返回31对脊神经，随脊神经分布至头颈、躯干、四肢的血管、汗腺、竖毛肌；②缠绕动脉走行于该动脉表面形成相应的神经丛，并随动脉分支分布到所支配的器官；③独立走行直接分布到所支配的器官。

交感神经内容在模型上观察完毕后，于暴露胸腔后壁和腹后壁的标本上找到椎旁神经节、交感干和交通支，其它内容不必寻找。

（二）副交感神经

于自主神经电动模型上观察。

低级中枢位于脑干内的副交感核（脑干内亮灯部分）和脊髓骶部第2～4节段的骶副交感核（骶髓内亮灯部分）。这些核发出轴突形成节前纤维，分别参与构成第Ⅲ、Ⅶ、Ⅸ、Ⅹ对脑神经和盆内脏神经。副交感神经节（器官旁节和壁内节）发出的轴突形成节后纤维分布至效应器。

副交感神经低级中枢位置、周围神经节、节前纤维及参与构成的神经，节后纤维分布的效应器，以表格形式总结如下（请同学们于自主神经电动模型上找到这些结构）：

部位		低级中枢	节前纤维参与构成的神经	副交感神经节	节后纤维	分布的效应器
颅部	中脑	动眼神经副核	Ⅲ	器官旁节（睫状神经节）		瞳孔括约肌和睫状肌
颅部	脑桥	上泌涎核	Ⅶ 鼓索	器官旁节（下颌下神经节）		下颌下腺、舌下腺
颅部	脑桥	上泌涎核	Ⅶ 岩大神经	器官旁节（翼腭神经节）		泪腺、鼻腔、口腔及其腭黏膜腺体
颅部	延髓	下泌涎核	Ⅸ 岩小神经	器官旁节（耳神经节）		腮腺
颅部	延髓	迷走神经背核	Ⅹ	器官旁节和壁内节		心、肺、脾、胰、肝、肝外胆道、肾(肾上腺髓质除外)及结肠左曲以上的消化管
脊髓骶部	骶髓2～4节段	骶副交感核	盆内脏神经	器官旁节和壁内节		结肠左曲以下的消化管、盆腔脏器和会阴

【复习思考题】

1. 分布至视器和舌的脑神经各有哪些？其功能怎样？

2. 面神经有几种不同性质的纤维？面神经在管内和管外损伤出现的症状有何不同？说出其产生这些症状的原因。

3. 一侧舌下神经损伤会有什么临床表现？

4. 迷走神经发出的纤维通过什么途径到达喉黏膜、心脏和胃？

5. 交感神经和副交感神经的低级中枢各位于何处？

6. 何谓灰、白交通支？它们各有多少对？各含什么纤维成分？

7. 填图　图Ⅸ-10、图Ⅸ-11。

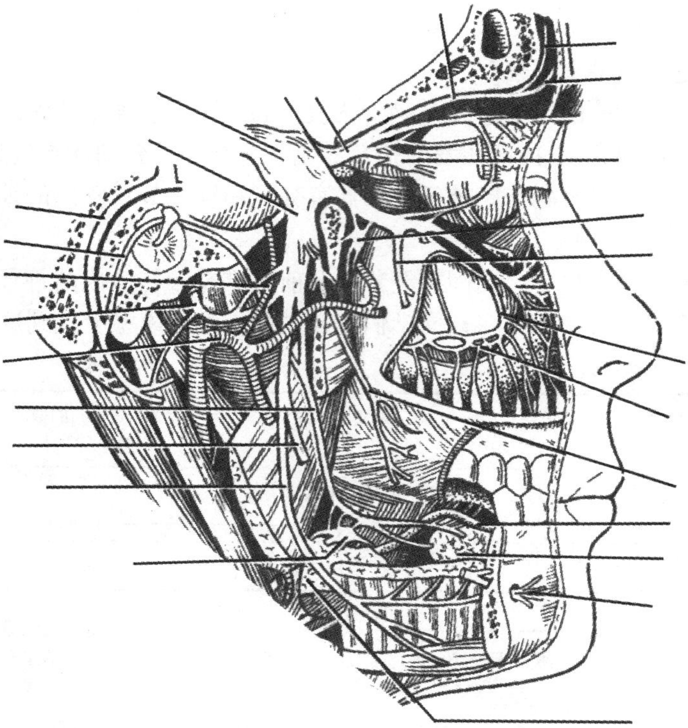

图Ⅸ-10　上、下颌神经

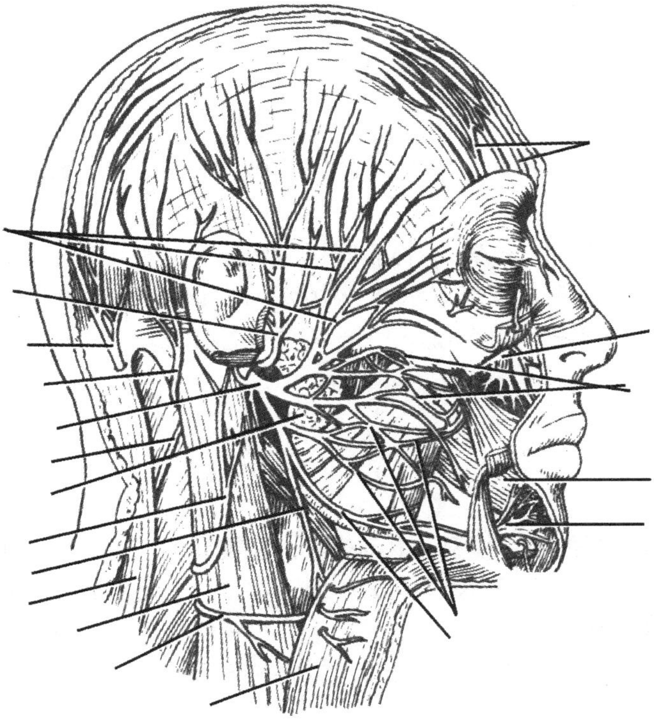

图Ⅸ-11　面神经

（江宇贤　潘　波　闫四平）

实验二十八　传导通路、内分泌系统

【目的要求】

1. 掌握躯干、四肢及头面部的深、浅感觉传导通路的组成，各级神经元胞体位置和纤维束的名称，交叉位置和皮质投射区。

2. 熟悉视觉传导通路及瞳孔对光反射通路的组成，了解听觉传导通路的概况。

3. 掌握锥体系的组成，上、下两级神经元所在的位置，皮质脊髓束、皮质核束的起始、越边和终止位置。

4. 熟悉甲状腺、甲状旁腺、肾上腺、脑垂体、松果体的位置、形态及毗邻关系。

【实验材料】

1. 脑的水平切面、矢状切面瓶装标本。

2. 颈部甲状腺和甲状旁腺标本、腹膜后器官示肾上腺标本。

3. 模型　深感觉、浅感觉、视觉、听觉、锥体系和锥体外系传导通路模型及电动传导通路模型，喉模型，耳模型，半身人体模型、头部正中矢状切面模型。

4. 挂图　图Ⅵ-38 浅部感觉传导通路、图Ⅵ-39 深部感觉传导通路、图Ⅵ-40 锥体系（皮质脊髓束）、图Ⅵ-41 锥体系（皮质核束）、图Ⅵ-42 锥体外系（皮质-小脑系）、图Ⅵ-43

锥体外系（纹状体-苍白球系）、图Ⅷ-1 内分泌腺概观、图Ⅷ-2 甲状腺及甲状旁腺、图Ⅷ-3 胸腺及肾上腺、图Ⅷ-4 垂体。

【注意事项】

1. 传导通路是神经系统中的重要内容，在中枢神经系统标本观察不到，只有靠模型和挂图体会。

2. 内分泌腺只要找到其位置，看到其形态即可。

3. 传导通路模型由有机玻璃表示神经中枢不同部位切面，然后用细金属丝表示不同传导路径，用金属小球表示神经元。使用时不要扯拉金属丝，小心轻放，以免损坏模型上的结构。

【实验内容】

一、传导通路

传导通路的实验只能观看模型和电动模板。在观察模型时，应明确不同传导通路的性质、神经元级数、各级神经元胞体的位置、交叉部位、交叉方式、通过内囊的部位以及在大脑皮质的投射区。在掌握这些内容的基础上，再观察该传导通路的路径（各传导通路的路径在教材中已有较为详细的描述，可参考教材内容和挂图学习）。首先用电动模板演示，然后再观察模型。

（一）感觉传导通路

1. 躯干、四肢的本体感觉和精细触觉传导通路　该传导通路于躯干、四肢深感觉传导通路模型上观察，其由 3 级神经元组成。

（1）第一级神经元：胞体位于脊神经节内，脊神经节发出的中枢突经后根进入脊髓后索直接上行，其中来自胸髓 5 以下传导本体感觉和精细触觉的纤维组成薄束，来自胸髓 4 以上传导本体感觉和精细触觉的纤维组成楔束。

（2）第二级神经元：胞体位于薄束核、楔束核内。第二级神经元发出的轴突于延髓越边，形成内侧丘系交叉，交叉后的纤维折转向上形成内侧丘系。

（3）第三级神经元：胞体位于背侧丘脑的腹后外侧核。腹后外侧核发出的轴突组成丘脑中央辐射，通过内囊后肢，投射到中央后回上 2/3 和中央旁小叶后部。

2. 躯干、四肢的痛觉、温度觉和粗略触觉（浅感觉）传导通路　该传导通路于浅感觉传导通路模型上观察，其由 3 级神经元组成。

（1）第一级神经元：胞体位于脊神经节内，该节发出的中枢突经后根进入脊髓后角。

（2）第二级神经元：胞体位于脊髓灰质后角，由后角固有核发出轴突斜行上升 1～2 个脊髓节段于白质前连合越边（也可在第一级神经元发出中枢突入脊髓后，走在背外侧束中，上行 1～2 个脊髓节段，再止于第二级神经元），至对侧外侧索和前索中上升，形成脊髓丘脑束（脊髓丘脑侧束和前束）。

（3）第三级神经元：胞体位于背侧丘脑的腹后外侧核，由该核发出轴突，组成丘脑中央辐射，通过内囊后肢，投射到中央后回上 2/3 和中央旁小叶后部。

3. 头面部的浅感觉传导通路　于浅感觉传导通路模型上观察，该传导通路由 3 级神经元组成。

（1）第一级神经元：胞体位于三叉神经节内，其中枢突经三叉神经根入脑桥。

（2）第二级神经元：胞体位于三叉神经脑桥核（触觉）、三叉神经脊束核（痛觉、温度觉）内，由第二级神经元发出轴突越边，组成三叉丘系上行。

（3）第三级神经元：胞体位于背侧丘脑的腹后内侧核内，由该核发出轴突参与构成丘脑中央辐射，经内囊后肢，投射至中央后回下1/3。

说明：头面部本体感觉（深感觉）传导通路目前尚不十分明确。

4. 视觉传导通路和瞳孔对光反射通路

（1）视觉传导通路：于视觉传导通路模型上观察，该传导通路由3级神经元组成。

①第一级神经元：胞体为视网膜的双极细胞。

②第二级神经元：胞体为视网膜的节细胞。其轴突于视神经盘汇聚，穿眼球3层壁形成视神经，经视神经管入颅腔，形成视交叉（在视交叉中，来自两眼视网膜鼻侧的纤维交叉；来自两眼视网膜颞侧的纤维不交叉）后延续为视束。

③第三级神经元：胞体位于外侧膝状体内，由外侧膝状体核发出轴突组成视辐射，通过内囊后肢后部，投射到枕叶内侧面距状沟两侧的皮质。

（2）瞳孔对光反射通路：自视网膜开始，经视神经、视交叉达视束，视束的部分纤维至顶盖前区（对光反射中枢），其发出的纤维与两侧动眼神经副核联系，动眼神经副核发出的纤维参与构成动眼神经经眶上裂入眶，止于睫状神经节，换元后由其发出节后纤维支配瞳孔括约肌和睫状肌。

5. 听觉传导通路　于听觉传导通路模型上观察，该传导通路由4级神经元组成。

（1）第一级神经元：胞体位于蜗神经节内。

（2）第二级神经元：胞体位于蜗神经核，于菱形窝外侧隐窝外侧的听结节内。

（3）第三级神经元：胞体位于中脑下丘。

（4）第四级神经元：胞体位于内侧膝状体内。

第一级神经元为蜗神经节的双极细胞，其周围突分布于内耳的螺旋器，中枢突组成蜗神经，止于第二级神经元蜗神经核，此核发出的纤维大部横行越边（交叉部位于脑桥，形成斜方体），与对侧不越边纤维一起折转向上组成外侧丘系，止于第三级神经元下丘，由下丘发出纤维到达第四级神经元内侧膝状体，自此核发出的纤维组成听辐射经内囊后肢后部，投射到大脑皮质听区——颞横回。第二级神经元蜗神经核发出的纤维有小部分直接止于第四级神经元内侧膝状体。

（二）运动传导通路

含锥体系和锥体外系两个部分。

1. 锥体系　锥体系由上运动神经元和下运动神经元两级神经元组成。上运动神经元的胞体为大脑皮质中央前回和中央旁小叶前份内的锥体细胞；下运动神经元的胞体位于脑神经躯体运动核和脊髓前角神经元运动核。锥体系包括皮质脊髓束和皮质核束。

（1）皮质脊髓束：于锥体系模型上观察皮质脊髓束，该传导通路由2级神经元构成。上运动神经元的轴突集合成皮质脊髓束，下行经大脑脚、脑桥基底部，至延髓形成向外凸的锥体，然后约75%的纤维越边，形成锥体交叉，交叉后的纤维向下走在脊髓外侧索，称皮质脊髓侧束，逐渐止于下运动神经元脊髓前角运动细胞外侧群，其发出的轴突支配四肢肌，一小部分没有交叉的纤维下行于同侧的前索内，称皮质脊髓前束，在下行过程中部分越边，止于两侧脊髓前角运动神经元的内侧群，其发出的轴突分布到躯干肌。

(2) 皮质核束：于锥体系模型上观察皮质核束，该传导通路由 2 级神经元组成。上运动神经元由在中央前回下部等处的锥体细胞的轴突集合而成，其纤维下行陆续分出侧支至下运动神经元双侧的脑神经躯体运动核。但有一个半核除外，面神经核下半和舌下神经核，该一个半核只接受对侧皮质核束支配。

2. 锥体外系　于锥体外系传导通路模型或挂图上做初步的了解。锥体外系是指锥体系以外的影响和控制躯体运动的一切传导路径，其结构十分复杂，包括大脑皮质、纹状体、背侧丘脑、红核、黑质、脑桥核、小脑和脑干网状结构。主要对大脑皮质运动区的活动起重要的反馈调节作用。

锥体外系包括有皮质-脑桥-小脑系和皮质-纹状体系。

(1) 皮质-脑桥-小脑系

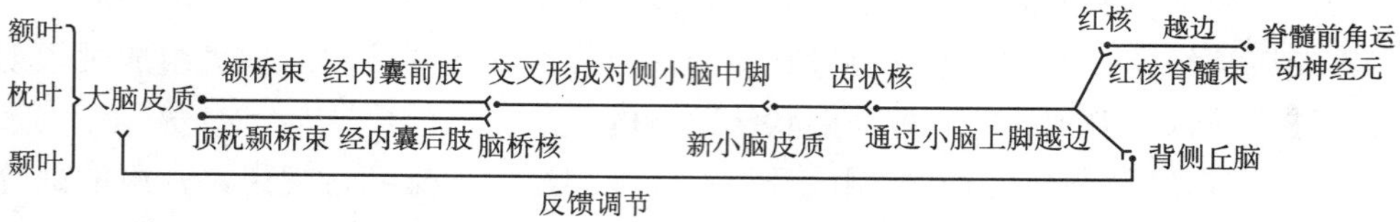

(2) 皮质-纹状体系

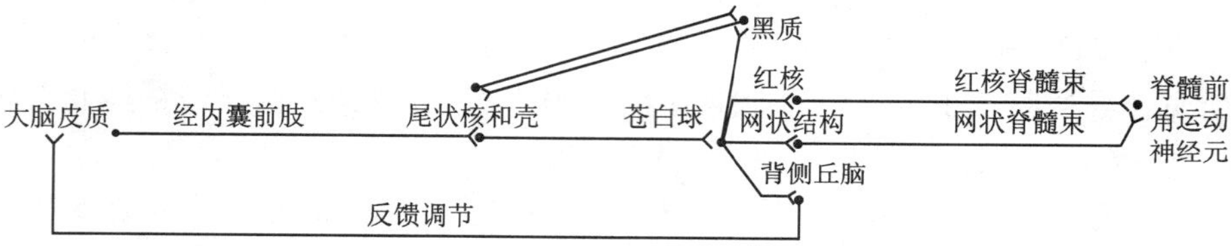

二、内分泌系统

(一) 甲状腺

观察尸体标本，结合观察陈列标本和喉模型。

翻开舌骨下肌群，可见甲状腺位于颈前部，由两个侧叶及峡部组成。侧叶位于喉和气管的两侧，峡部在第 2～4 气管软骨环前方。甲状腺肿大时，压迫气管，可致呼吸困难。

甲状腺实质表面有纤维囊包裹，称真被膜；真被膜外的颈深筋膜，称假被膜。假被膜将甲状腺固定于喉软骨上，故甲状腺可随喉的运动而上、下移动。

(二) 甲状旁腺

该器官于标本上很难找到，参考挂图和模型观察。甲状旁腺呈扁椭圆形，黄豆大小，上、下各一对，位于甲状腺侧叶后缘，真、假被膜之间。有时可埋入甲状腺实质内。

(三) 肾上腺

在显示腹后壁结构的尸体标本上找到左、右肾，然后观察肾上腺。肾上腺位于肾上内方，左为半月形，右为三角形。

肾上腺表面有纤维囊和脂肪囊（独立于肾外），但与肾共存于肾筋膜内，其不因肾下垂而改变位置。

（四）垂体

于脑的正中矢状面切瓶装标本上观察或参考挂图。垂体呈横椭圆形，为不成对的器官，位于蝶骨体背侧的垂体窝内。

（五）松果体

从脑干模型上或脑的正中矢状切瓶装标本上观察松果体，其位于丘脑后上方，为椭圆形小体，儿童时较发达。

【复习思考题】

1. 比较各感觉传导通路的胞体位置、交叉部位及投射到的中枢。
2. 比较皮质脊髓束和皮质核束的起始部位、终止点、交叉部位及功能。
3. 描述视觉传导通路不同部位（图Ⅸ-12A、B、C、D）损伤的临床表现。
4. 找出甲状腺、甲状旁腺、肾上腺、脑垂体，并说出它们的形态和位置。
5. 填图　图Ⅸ-12、图Ⅹ-1。

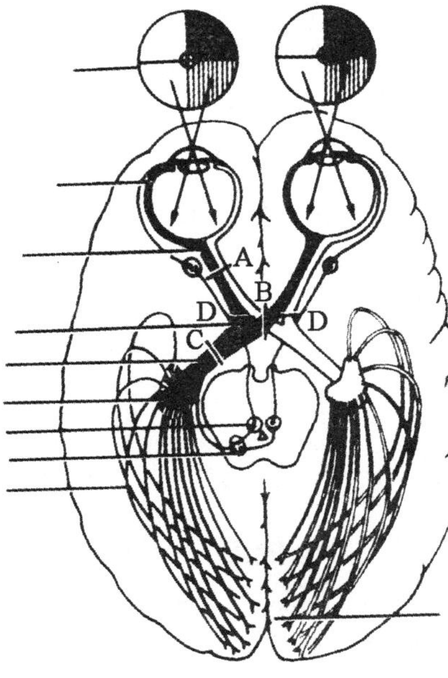

图Ⅸ-12　视觉传导通路

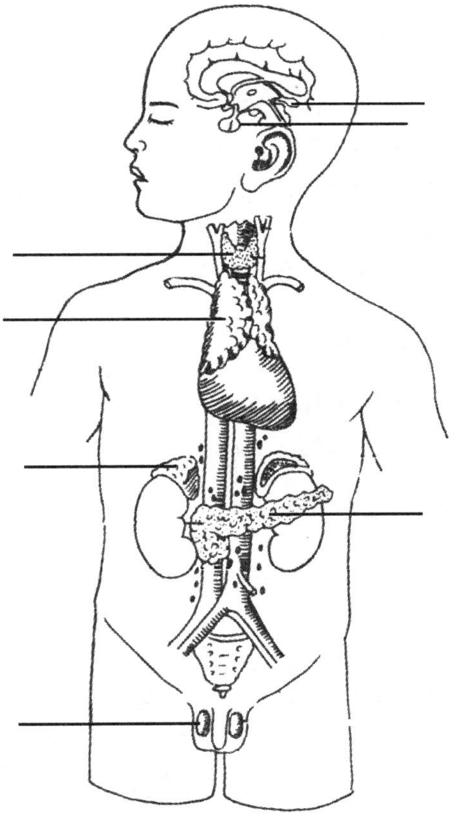

图Ⅹ-1　内分泌腺概况

（江宇贤　潘　波　闫四平）

第二部分　局部解剖学

实验一　头、面部

【目的要求】

1. 了解头部境界分区、体表标志。
2. 熟悉头部体表投影、面部层次及浅层神经血管。
3. 掌握颅顶层次结构、颅底内面观结构、腮腺咬肌区结构。
4. 掌握面部标志及体表投影。

【实验材料】

1. 整颅、颅的水平切面（去颅盖）标本。
2. 颅顶、颞区层次解剖标本。
3. 头面部解剖标本（显示浅、深结构）。
4. 模型　颅、颅的水平切面、头皮层次、头面部深、浅层模型。
5. 挂图　图Ⅸ-1、图Ⅸ-2、图Ⅸ-3、图Ⅸ- 4、图Ⅸ-8。

【注意事项】

1. 在解剖标本上辨别颅顶各层次、腱膜下间隙位置及临床意义。
2. 面部结构柔软脆弱，易损坏，观察时注意保护。

【实验内容】

一、颅的境界分区、体表标志、体表投影

参考教材复习境界分区、体表标志、体表投影。

二、颅顶层次结构的特点

头、面部界限：前眶上缘、后枕外隆凸及上项线、两侧上颞线。

1. 皮肤　厚而致密，有大量汗腺、毛发、皮脂腺和丰富血管。

2. 皮下组织　坚韧而致密，其纤维束垂直，将皮肤帽状腱膜紧密相连，故临床上将皮肤、皮下组织和帽状腱膜 3 层合称为头皮。其内有丰富的血管和神经。

3. 帽状腱膜　坚韧而厚，借皮下层与皮肤紧密相连，前与额肌、后与枕肌相连，两侧变薄附于上颞线，两上颞线之间的腱膜与颅骨外膜的连结疏松。

4. 腱膜下组织　介于腱膜与颅骨外膜之间为一层薄的疏松结缔组织，此隙范围大，一旦感染可蔓延整个颅顶，故此隙有颅顶危险区之称，通过导血管与颅内相通，导致颅内感染。

5. 颅骨外膜　薄而致密，在颅骨外表面仅借骨缝处紧密附着，其余部分易与颅骨分离，感染时仅局限于颅骨与骨外膜之间。

三、颅底

先复习颅底内面观。于颅的水平切标本上观察，可见颅前窝、颅中窝、颅后窝。

颅前窝：正中凹陷，可见鸡冠、筛板、筛孔、额骨的眶板。

颅中窝：蝶骨体上有垂体窝、交叉沟、鞍结节、鞍背等。两侧有视神经孔、眶上裂、圆孔、卵圆孔、棘孔、破裂孔。

颅后窝：最深、最大、骨质厚，容纳小脑、脑干。有枕骨大孔、内耳门、舌下神经管、横窦沟、乙状窦沟、颈静脉孔、枕内隆凸。

四、面部

在头面部解剖标本上先辨认面部标志及体表投影。

示教：面部层次。

（一）皮肤与浅筋膜

皮肤薄而柔软，富有弹性，有较多皮脂腺、汗腺、毛囊。是皮脂腺囊肿、疖肿的好发部。按真皮内胶原纤维排列方向，形成皮纹。手术切口应与皮纹一致，以免术后瘢痕明显。浅筋膜疏松，其中颊部脂肪聚集成团块状，称颊脂体。面部皮下组织少而疏松，水肿显现最早。面部血供丰富，创口愈合快，抗感染力强。

（二）深筋膜

深筋膜不明显。

（三）面肌

属于皮肌，起自面颅骨或筋膜，止于皮肤。主要位于眼裂、鼻孔、口裂周围。当收缩时使面部呈现各种表情，又称表情肌，由面神经支配，当面神经损伤时会引起面肌瘫痪。

（四）面部浅层血管、淋巴、神经

1. 血管

(1) 面动脉：起自颈外动脉，穿经下颌下三角，经下颌下腺深面至咬肌前缘，斜向前上经口角、鼻翼外侧至内眦续内眦动脉。

面动脉沿途分支：下唇动脉、上唇动脉、鼻外侧动脉。

(2) 面静脉：起自内眦静脉，与面动脉伴行，至下颌角下方与下颌后静脉前支汇合成面总静脉入颈内静脉。面静脉经眼静脉与海绵窦交通。两口角与鼻根之间称危险三角。此处静脉无瓣膜，当发生感染时，细菌或脓栓经上述途径入颅，可引起颅内感染。

2. 淋巴　浅层淋巴非常丰富，吻合成网，常注入下颌下淋巴结、颏下淋巴结。

3. 神经

(1) 三叉神经：为混合性神经，分为眼神经、上颌神经、下颌神经。

①眶上神经：由眼神经分出，与同名动脉伴行，通过眶上孔或眶上切迹，分布额部皮肤。

②眶下神经：由上颌神经分出，与同名血管伴行，经眶下沟、眶下管、眶下孔分布于眼裂以下、口裂以上和鼻外侧皮肤。

③颏神经：为下颌神经的分支，与同名血管伴行，分布于下唇及颏区的皮肤。

（2）面神经：由内耳门、面神经管躯体运动纤维穿茎乳孔出颅，向前至腮腺，分为2～3支主干，再吻合成神经丛，在腮腺前缘分为5组分支，即颞支、颧支、颊支、下颌缘支、颈支，支配面肌。

五、腮腺咬肌区

腮腺的主要毗邻关系：

1. 腮腺咬肌区　系指腮腺和咬肌所在的区域。

腮腺大部分位于下颌后窝内，上缘邻接颧弓、外耳道：下平下颌角；前邻咬肌；后缘邻胸锁乳突肌；深面邻舌咽神经、迷走神经、副神经、舌下神经和颈内动、静脉。纵行通过腮腺的结构有颈外动脉，颞浅动、静脉，下颌后静脉，耳颞神经。横行的有上颌动、静脉，面横动、静脉及面神经分支。

2. 腮腺管　自腮腺浅部的前缘经咬肌表面、咬肌前缘穿颊肌，开口于上颌第2磨牙相对的颊黏膜。

【复习思考题】

1. 叙述帽状腱下层与骨膜下血肿有何不同。
2. 穿经腮腺的结构有哪些？
3. 填图　图Ⅺ-1、图Ⅺ-2。

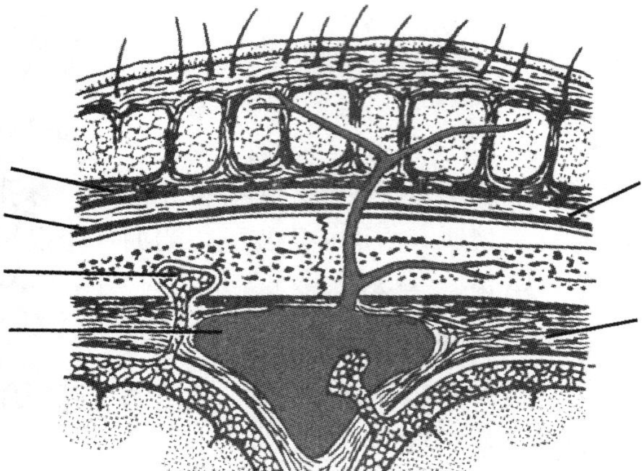

图Ⅺ-1　额顶枕区的层次

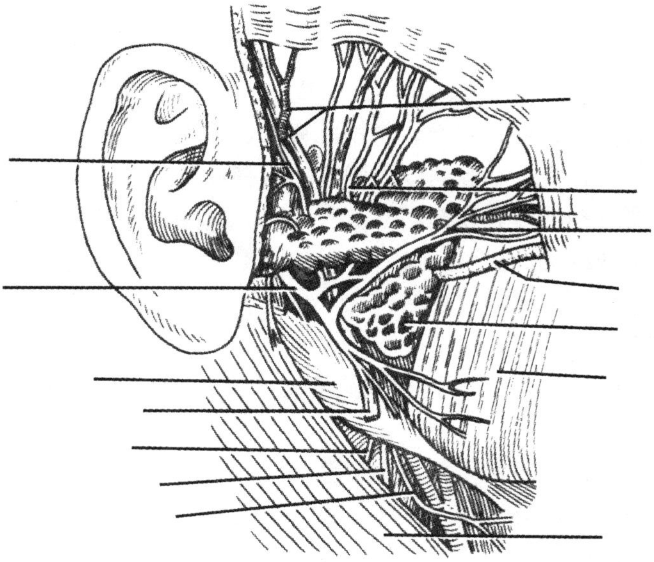

图Ⅺ-2　腮腺咬肌区结构

（郑登秀　翟娜娜）

实验二　颈　部

【目的要求】

1. 了解颈部境界、分区、体表标志及体表投影。
2. 掌握颈部的层次及甲状腺的毗邻关系。
3. 熟悉气管毗邻切开部位要点、环甲膜穿刺要点。

【实验材料】

1. 颈部横切面标本和瓶装标本、头颈部正中矢状切标本。
2. 颈前部的解剖层次标本（显示舌骨上、下肌群，甲状腺、气管和颈部大血管神经）。
3. 喉及气管的标本。
4. 模型　头颈正中矢状切面、水平切面，喉，气管模型。
5. 挂图　图Ⅸ-10，图Ⅸ-11。

【注意事项】

1. 注意气管切开部位的相邻关系。
2. 注意在标本、模型上寻找甲状腺上动脉与喉上神经及甲状腺下动脉与喉返神经的关系。
3. 颈部筋膜与筋膜间隙于颈部横切面标本上不清楚，学习时参考模型和挂图。

【实验内容】

一、复习

复习舌骨、甲状软骨、环状软骨、胸锁乳突肌、锁骨上大窝、胸骨上窝主要的体表标志和臂丛、颈总动脉、锁骨下动脉、颈外静脉、副神经、肺尖和胸膜顶的体表投影，并于活体上找到这些重要结构的体表投影。

二、颈前部的层次结构

在人体标本上分辨颈前部的层次结构

1. 皮肤薄而松软。

2. 浅筋膜内有颈阔肌及其筋膜鞘、颈丛皮支、浅静脉、浅淋巴结。

3. 颈深筋膜

（1）浅层：较致密，封闭颈项部，称封套筋膜。翻开颈阔肌可见此筋膜包绕舌骨下肌群、胸锁乳突肌、斜方肌。

（2）气管前筋膜：包绕颈部器官，位于舌骨下肌群深面，其形成甲状腺鞘、颊咽筋膜和颈动脉鞘。

（3）椎前筋膜：包绕椎前肌、斜角肌和所有项部肌肉（斜方肌除外）。由于斜角肌间隙内通过臂丛动脉、锁骨下动脉，因而此筋膜向下包绕腋血管、神经组成腋鞘。

颈部筋膜间隙

①气管前间隙：位于气管前筋膜与气管颈段之间，向下至上纵隔。

②咽后间隙：位于气管前筋膜后份与椎前筋膜之间，向上至颅底，向下经后纵隔至膈。于咽两侧称咽旁间隙。

③椎前间隙：位于椎前筋膜与颈椎、椎前肌群之间，向两侧可至颈外侧区并经腋鞘至腋窝。

三、甲状腺

1. 形态和位置　甲状腺位于颈前部正中，呈“H”形，分两侧叶和峡部，两侧叶上端达甲状软骨中部，下方至第 6 气管软骨环。峡部于第 2～4 气管软骨环前方，部分人峡部上方有锥状叶。

2. 甲状腺的被膜　甲状腺周围有两层被膜，外层为气管前筋膜形成的甲状腺鞘。内层为腺体的固有纤维膜形成的甲状腺纤维囊，两层间有甲状腺的血管和甲状旁腺。甲状腺侧叶的内面和峡部的后面，由甲状腺鞘形成的甲状腺悬韧带连于环状软骨、气管软骨环，因此甲状腺可随吞咽动作而上、下移动。这对确定颈前部肿块是否与甲状腺有关，有很大帮助。

3. 甲状腺动脉与喉的神经

（1）甲状腺上动脉与喉上神经：甲状腺上动脉由颈外动脉起始处发出，与喉上神经外支伴行向前下，在距甲状腺上极 0.5～1.0cm 处，喉上神经外支离开动脉弯向内侧，布于环甲肌。因此，甲状腺手术结扎甲状腺上动脉时，应紧贴甲状腺上极进行，以免损伤喉上神经外支。于甲状腺上极附近找到甲状腺上动脉和喉上神经的外支，注意它们的毗邻关系。

（2）甲状腺下动脉与喉返神经：甲状腺下动脉发自甲状颈干，经颈血管鞘后方至甲状腺侧叶下极再弯向上内，至侧叶后面入腺体。该动脉进入腺体处与喉返神经紧邻，喉返神经斜行于动脉前外侧，因此，施行甲状腺次全切除时，应远离甲状腺下极结扎甲状腺下动脉，以免损伤喉返神经。左、右喉返神经入喉以前经甲状软骨下角后方，故甲状软骨下角可作为寻找喉返神经的标志。

(3) 甲状腺最下动脉：约10%的人有此动脉，该动脉发自头臂干或主动脉弓，沿气管前方上升至甲状腺峡部。

甲状腺的静脉分别有甲状腺上、中、下静脉，前两者入颈内静脉，后者入无名静脉。标本上不必寻找，多已去除。

四、气管颈部

气管颈部位于颈前部正中，在第6颈椎平面高度，上接环状软骨，向下进入胸腔，在胸骨柄上缘（平第2胸椎下缘）以上。其前面由浅入深依次为皮肤、浅筋膜、颈深筋膜的浅层、舌骨下肌群及气管前筋膜等。上部位置较表浅，下部位置较深。气管第2～4气管软骨环前面有甲状腺峡部，峡部前方有舌骨下肌群。峡部下方有甲状腺下静脉、甲状腺奇静脉丛，有时还有甲状腺最下动脉。气管颈部上端两侧为甲状腺侧叶，气管后外侧有颈交感干和颈动脉鞘，内含颈总动脉、颈内静脉和迷走神经。气管的后方为食管，气管食管沟中还有喉返神经上行。

气管切开部位及层次：

1. 切开部位　常选用第3～4或第4～5气管软骨环，纵切。

2. 切口层次　皮肤、皮下组织、颈深筋膜浅层、舌骨下肌群、气管前筋膜、气管前壁。

【复习思考题】

1. 试述气管切开时的部位及层次结构。
2. 试述甲状腺周围有哪些重要血管、神经。
3. 填图　图Ⅺ-3、图Ⅺ-4、图Ⅺ-5。

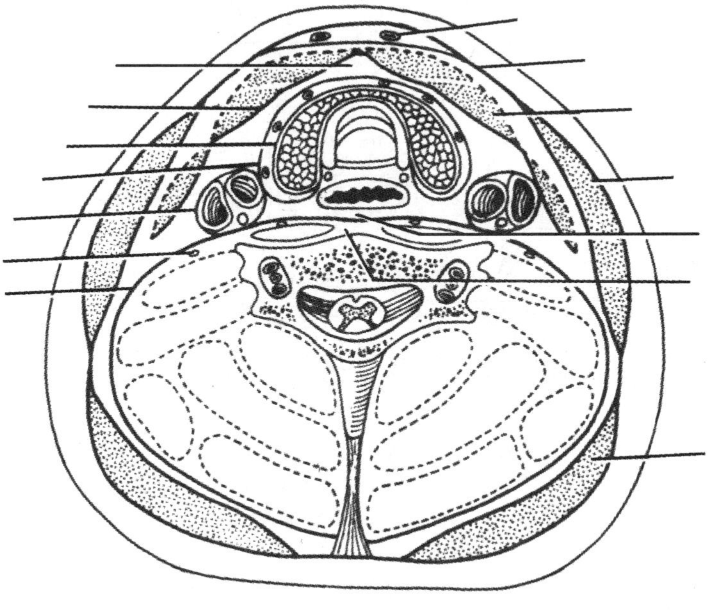

图Ⅺ-3　颈部横切面

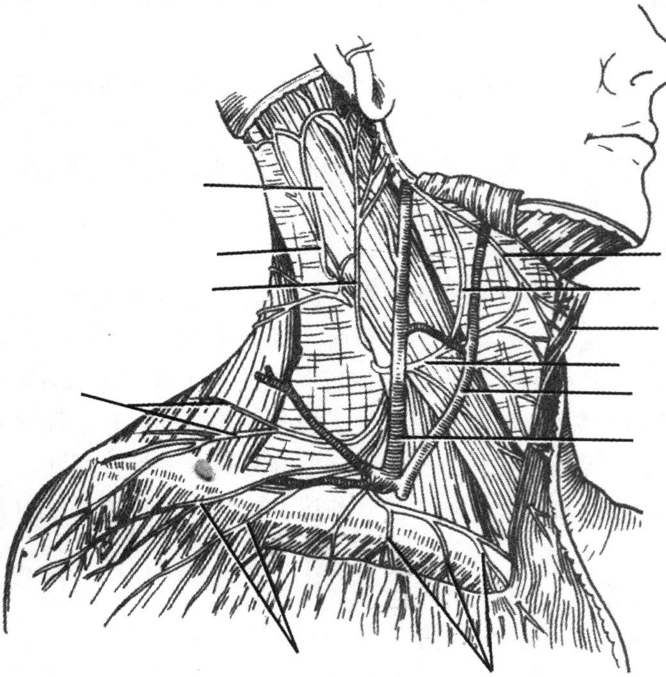

图Ⅺ-4　颈部浅层结构

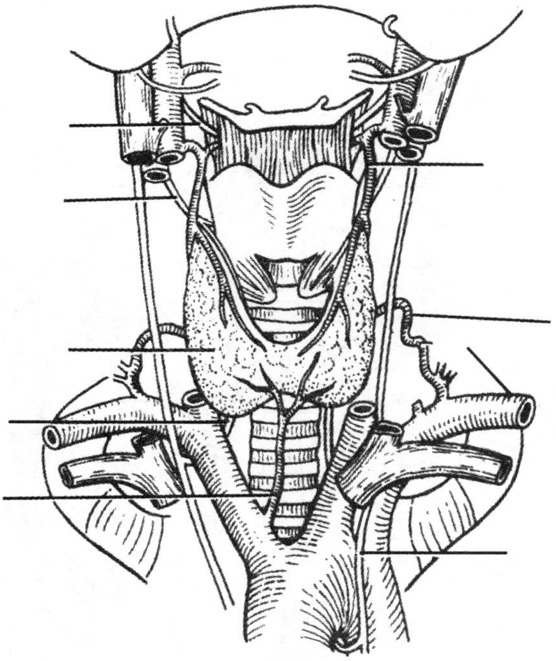

图Ⅺ-5　甲状腺动脉与喉的神经

（郑登秀　翟娜娜）

实验三　胸　部

【目的要求】

1. 了解胸壁境界和分区。
2. 掌握胸壁层次结构特点及胸膜腔穿刺和心包腔穿刺部位。
3. 熟悉胸部的体表标志和体表投影。
4. 熟悉纵隔定义，了解其分部及主要内容。
5. 掌握乳房位置、形态、结构，熟悉其淋巴引流。

【实验材料】

1. 胸壁的层次、乳房、肺、纵隔标本。
2. 骨架。
3. 模型　胸壁层次，左、右肺，透明肺，纵隔模型。
4. 挂图　图Ⅸ-13、图Ⅸ-14、图Ⅸ-15、图Ⅸ-16、图Ⅸ-17。

【注意事项】

1. 在模型、骨架或标本上观察胸壁及胸腔的境界关系。
2. 在解剖标本上观察胸壁层次。
3. 在解剖标本上寻找心包腔及心内穿刺部位，理解穿刺角度。

【实验内容】

一、胸部

参考教材复习胸部的境界和分区。

二、胸部的体表标志及体表投影

在活体触摸颈静脉切迹、胸骨角、锁骨、锁骨下窝、胸骨下角、肋弓。于尸体标本上找到心尖、肺下界、胸膜下界的体表投影部位。

三、胸壁

（一）胸壁层次

在整尸标本上或瓶装标本上观察胸壁的层次结构。

1. 皮肤　胸部皮肤各部厚薄不一，前外侧薄，背部较厚。

2. 浅筋膜　内含脂肪组织、皮神经、浅血管、淋巴管和乳腺。

3. 深筋膜和肌层　深筋膜覆盖于胸肌层表面，较致密，前有胸大肌、胸小肌及腹外斜肌上份，侧面有前锯肌，背侧有斜方肌、背阔肌、竖脊肌。

4. 肋间隙　位于相邻两肋之间，一般前部较宽，后部较窄，上部较宽，下部较窄。

（1）肋间外肌：位于肋间隙浅层，肌纤维方向从外上斜向前下方。

（2）肋间内肌：位于肋间外肌深面，肌纤维方向与肋间外肌相交，自下斜向前上。

（3）肋间最内肌：位于肋间内肌深面，起、止、肌纤维方向、功能与肋间内肌相同，肋间的神经、血管就位于两者之间。肋间最内肌薄弱不完整，仅存在于肋间隙中 1/3 部，因此在肋间隙前、后部，肋间神经、血管直接与胸内筋膜相邻（观察胸腔后壁标本），故胸膜炎时可刺激神经引起肋间神经痛。

(4) 肋间隙的血管、神经伴行于肋间隙。在肋角以前，肋间血管主干和神经穿入肋间内肌和肋间最内肌之间，其排列次序自上而下为静脉、动脉、神经。因此，在肋角前作胸膜腔穿刺时，于下一肋的上缘进针；在肋间隙前部穿刺时，应在肋间隙中点刺入。

5. 胸内筋膜　是衬贴于胸廓内面的一层致密的结缔组织膜，较薄。除在肋软骨和膈处与壁胸膜紧贴外，其它部位与壁胸膜间有一层疏松结缔组织隔开，在脊柱两侧最发达。

6. 壁胸膜　胸壁内表面，附于胸内筋膜的内面，膈肌上方、纵隔的两侧。

（二）乳房

位置：胸前外侧，皮肤与深筋膜之间，上至第 2～3 肋，下至第 6～7 肋，内至胸骨旁线、外侧腋中线，男性乳头平对第 4 肋间隙，女性略低，并偏外下。

构造：由 15～20 个乳腺叶组成，每个乳腺叶有一输乳管，末端开口于乳头。小叶之间有小叶间隔，皮肤与胸大肌之间有乳房悬韧带，对乳房起固定和支持作用。

形态：呈半球形。

乳房淋巴引流参考教材，标本上多已去除，不能看到。

常用切口：

①乳房后脓肿，应沿乳房下皱襞作弧形切开引流。

②乳晕深面，沿乳晕边缘作弧形切口引流。

③一般乳房脓肿应作放射状切口，以免切断输乳管。

四、胸腔

胸腔由胸壁和膈围成，内有心、肺、大血管等重要器官。

（一）胸膜及胸膜腔

已于系统解剖学实验中学习过，此处略。

（二）肺

位于胸腔内，纵隔两侧，膈上方，借肺根、肺韧带固定于纵隔。

1. 肺门和肺根　肺门系肺纵隔面中部的凹陷处，又称第一肺门，有主支气管、肺血管、淋巴和神经出入。

各肺叶的叶支气管、肺动脉的分支、肺静脉的属支等出入肺叶的部位，名第二肺门。于透明肺模型上观察。

肺根由肺动、静脉，淋巴管，支气管、神经被胸膜包绕而成。肺根各主要结构位置关系有一定规律，由前向后的次序左、右肺根相同，为上肺静脉、肺动脉、主支气管、下肺静脉。自上而下左肺根依次为肺动脉、主支气管、上肺静脉、下肺静脉；右肺根依次为上叶支气管，肺动脉，中、下叶支气管，上肺静脉，下肺静脉。

2. 肺根的毗邻　两肺根前方有膈神经和心包膈血管，后方有迷走神经，下方有肺韧带。

左肺根上方有主动脉弓跨过，后方还有胸主动脉。

右肺根上方尚有奇静脉弓跨过，后方奇静脉，前方上腔静脉、部分心包和右心房。

（三）纵隔

纵隔是位于左、右纵隔胸膜之间所有器官和组织的总称。前界为胸骨，后邻脊柱胸部，上界为胸廓上口，下界为膈。纵隔的分区有两种分法，即三分法和四分法，下面以四分法为例学习纵隔。以胸骨角和第4胸椎体下缘平面为界，分为上纵隔、下纵隔。

1. 上纵隔　都排列在胸骨柄后方，由前向后依次有胸腺或胸腺余件（遗迹），左、右头臂静脉、上腔静脉，主动脉弓及其三大分支。两侧有左、右膈神经、动脉、迷走神经，后方有气管、食管、胸导管、左、右胸交感干上段。

2. 下纵隔　按心包所在区域分为前、中、后纵隔，各纵隔内容首先观察模型，然后观察纵隔标本。各纵隔的主要内容是：

（1）前纵隔：内有淋巴结、胸廓内血管和疏松结缔组织。

（2）中纵隔：包括有心脏、心包、出入心的大血管根部、奇静脉上端、膈神经、心包膈血管。

（3）后纵隔：内容有食管，主动脉胸部，胸导管，奇静脉，半奇静脉，副半奇静脉，左、右迷走神经，左、右交感干胸部及内脏大、小神经，左、右肋间动、静脉，淋巴结。

3. 纵隔侧面观

（1）纵隔左侧面（又称动脉面）：以左肺根为中心，肺根上方有主动脉弓及其发出的左锁骨下动脉和左颈总动脉。主动脉弓上方有胸导管、食管上段、左迷走神经，下方有喉返神经绕过。肺根前方有心包、膈神经及心包膈血管；肺根后方有主动脉胸部及左迷走神经下段，胸交感干、肋间后动脉。

（2）纵隔右侧面（又称静脉面）：以右肺根为中心，上方有奇静脉弓右头臂静脉；前方有上腔静脉、心包、右膈神经、心包膈血管；后方有食管、右迷走神经、右交感干及内脏大神经、胸导管、奇静脉及肋间后静脉；下方有下腔静脉与食管右缘。

【复习思考题】

1. 作肋角前胸膜腔穿刺或肋间隙前部穿刺，各应在什么部位进针？经过哪些层次？
2. 纵隔的分区有几种方法？各如何进行分部？
3. 填图　图Ⅺ-6、图Ⅺ-7。

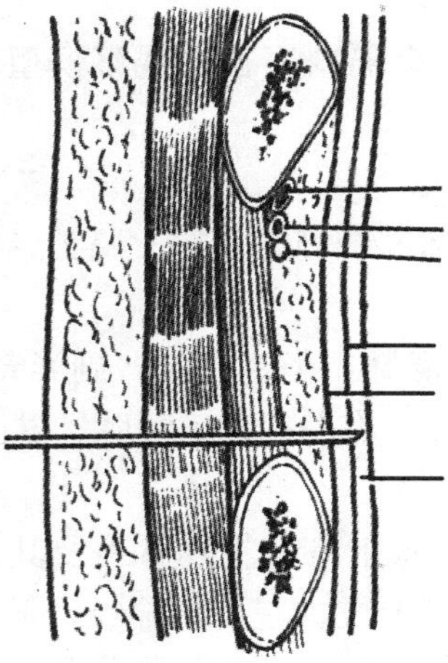

图Ⅺ-6　胸壁层次及胸膜腔穿刺

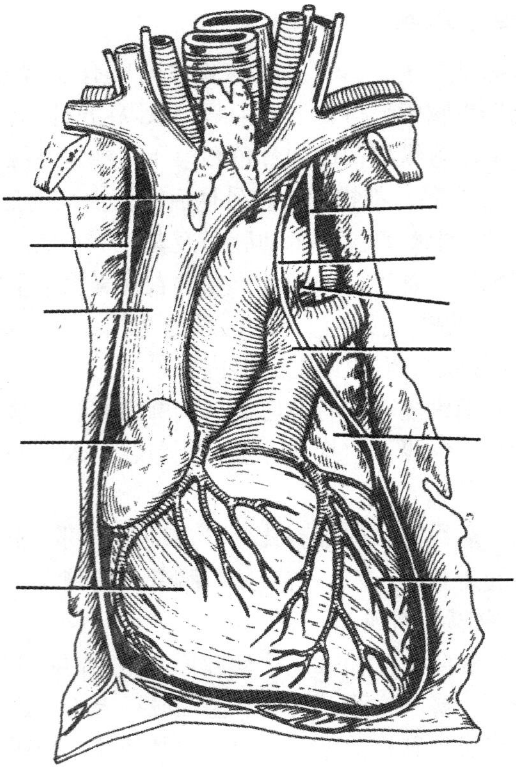

图Ⅺ-7　心的前面观

（郑登秀　廖家万）

实验四　腹　壁

【目的要求】

1. 了解腹部界限、分区，熟悉腹部脏器体表投影。

2. 掌握腹前外侧壁层次，了解腹前外侧壁血管、神经分布走行，常用的手术切口和各手术切口经过的层次。

3. 掌握腹股沟区层次结构特点，熟悉腹股沟管及腹股沟三角与腹股沟疝的关系。

【实验材料】

1. 整尸（显示腹壁层次）标本。

2. 腹股沟区、腹股沟三角及腹股沟管特制标本或瓶装标本。

3. 模型　腹股沟三角、腹股沟管。

4. 挂图　图Ⅸ-13、图Ⅸ-14、图Ⅸ-18、图Ⅸ-19。

【注意事项】

1. 腹股沟管首先在挂图和模型上熟悉，然后观察标本，观察时动作要轻柔。

2. 某些韧带如腹股沟镰、腔隙韧带、耻骨梳韧带，标本上不清楚，于挂图、模型上体会。

【实验内容】

一、腹壁界域分区、腹腔境界及腹腔内脏器的体表投影

复习腹壁界域分区、腹腔境界及腹腔内脏器的体表投影。

在标本上找到下列体表标志：剑突、肋弓、胸骨下角、耻骨联合、腹白线、髂前上棘。

腹腔各器官的体表投影见教材。

在打开腹膜腔的标本上观察，可见腹壁与腹腔不同，腹腔大于腹壁，腹腔上界在膈下，下界在骨盆上口。

二、腹前外侧壁层次

分 6 层：皮肤、浅筋膜、肌层、腹横筋膜、腹膜下筋膜、壁腹膜。

（一）皮肤

薄而有弹性，除腹白线、脐和腹股沟处与皮肤连接紧密外，其余各部与皮下组织连接疏松，故移动性大。为手术取皮瓣的部位。

（二）浅筋膜

厚薄因人而异，脐以下分浅、深两层。

浅层富有脂肪，称脂肪层，即 Camper 筋膜。在浅筋膜内可见腹壁浅静脉相互吻合成网。皮神经呈节段性分布。

深层呈膜状，称膜性层，又称 Scarpa 筋膜，向下在腹股沟韧带下方约一横指与股部阔筋膜愈着，在耻骨结节与耻骨联合之间的部分，继而向下与阴囊肉膜、浅会阴筋膜、浅阴茎筋膜相延续，致使腹壁浅筋膜深层的深面与会阴浅隙相通，在正中线附着于腹白线。

（三）肌层

1. 腹直肌　位于腹白线两侧，被腹直肌鞘包绕，外侧稍向外凸，称半月线。腹直肌有 3～4 条腱划与腹直肌鞘前层愈着紧密，与腹直肌鞘后层结合疏松，易分离。

腹直肌鞘分前、后两层。前层为腹外斜肌腱膜和腹内斜肌腱膜前层组成；后层由腹内斜肌腱膜后层和腹横肌腱膜构成，在脐以下 4～5cm 处，腹直肌鞘后层缺如，形成一凸向上的弧形游离缘，称半环线（弓状线），此线以下的腹直肌后面紧贴腹横筋膜。

2. 腹直肌两侧扁肌　由浅至深包括有腹外斜肌、腹内斜肌和腹横肌。腹外斜肌纤维自外上斜向内下，腹内斜肌纤维从外下斜向内上，腹横肌纤维呈横行向内。其排列有增强腹壁、保护内脏、防止腹壁疝发生的作用。腹部手术分离肌层时，应按纤维方向进行。

（四）腹横筋膜

腹横筋膜衬贴于腹横肌深面，上方与膈下筋膜相连，下方与髂筋膜和盆筋膜相续。上部薄，下部近腹股沟韧带处致密。与腹横肌结合较疏松，与腹直肌鞘后层结合紧密，不易分离，手术时可视为一层。

（五）腹膜下筋膜

腹膜下筋膜是填充于腹横筋膜与壁腹膜之间的脂肪组织，较疏松，易与周围组织分

离。临床上作膀胱、剖宫产手术时，可在腹膜外进行。

(六) **壁腹膜**

壁腹膜是腹前外侧壁的最内层，向上移行至膈下腹膜，向下移行盆壁腹膜，向后与腹后壁腹膜相连。在脐以下，腹前外侧壁的腹膜形成5条皱襞，位于正中者为脐正中襞，连于脐与膀胱之间，其中有脐正中韧带，是胚胎时期脐尿管遗留的痕迹；位于脐正中襞外侧者为脐内侧襞，内有脐动脉索；最外侧为脐外侧襞（腹壁下动脉襞），内有腹壁下血管。脐外侧襞内、外侧腹股沟韧带上方，分别为腹股沟内侧、外侧窝，是腹前壁的薄弱部位，腹腔内容物可由此突出形成腹股沟疝。此外，脐正中襞与脐内侧襞之间为膀胱上窝。

三、腹前外侧壁的血管和神经

(一) **血管**

1. 动脉　腹壁的动脉包括有浅、深两组。

深组包括：①腹壁上动脉，行于腹直肌与腹直肌鞘后层之间，由胸廓内动脉发出；②腹壁下动脉发自髂外动脉，行于壁腹膜与腹横筋膜之间，经腹股沟深环内侧，斜向上内入腹直肌鞘，走在腹直肌后方。腹壁下动脉的投影相当于腹股沟韧带中、内1/3交点与脐的连线；③肋间后动脉和肋下动脉，由第7～11肋间后动脉、肋下动脉于腹内斜肌和腹横肌之间，向前下方斜行入腹直肌鞘。

浅组有腹壁浅动脉、旋髂浅动脉，走在下腹部浅筋膜中，于腹股沟韧带中点下方1.5～2cm处，起于股动脉。该动脉细小，标本上不必寻找。

2. 静脉　分浅、深两组，浅组在浅筋膜内，相互吻合成网，在脐上经胸腹壁浅静脉入腋静脉，脐以下经腹壁浅静脉汇入大隐静脉。深静脉与同名动脉伴行。

(二) **神经**

腹壁由第7～11对肋间神经和1对肋下神经，与肋间后动脉和肋下动脉伴行，分布于腹壁。髂腹下神经、髂腹股沟神经斜向前下经腹横肌和腹内斜肌之间至腹股沟区皮肤和肌肉。作疝修补术和阻滞麻醉时应注意上述神经走行方向。

四、腹前外侧壁常用手术切口与腹壁层次关系

常用手术切口有正中切口、旁正中切口、经腹直肌切口、肋缘下切口和右下腹斜切口等。各切口从皮肤至腹膜腔所经过的层次，同学们在标本上自己琢磨、思考。

五、腹股沟区

先于挂图上弄清腹股沟区境界及结构特点，后观察。腹股沟区为下腹部两侧三角区，内侧界为腹直肌外缘，上界为髂前上棘至腹直肌外缘水平线，下界为腹股沟韧带。

结构特点：①腹外斜肌移行为腱膜；②腹内斜肌、腹横肌下缘未到达腹股沟韧带的内侧面，因而该部没有肌肉覆盖；③有精索或子宫圆韧带通过腹股沟管。根据以上生理特点，疝多发生在此区。

(一) **层次**

在特殊制作的腹股沟标本上观察。

1. 皮肤及浅筋膜　皮肤较薄而有弹性，浅筋膜分为两层，即脂肪层和膜性层。

2. 腹外斜肌在腹股沟区移行为腱膜，其腱膜形成下列结构：

(1) 在髂前上棘与耻骨结节之间增厚，形成腹股沟韧带；深面有股动、静脉，神经。

（2）在耻骨结节外上方形成三角形裂隙，称腹股沟管皮下（浅）环，内有精索或子宫圆韧带通过。

（3）在腹股沟韧带内侧端有纤维向外下方返折，附于耻骨梳内侧部，形成陷窝韧带，此韧带向外后继续延伸覆盖于耻骨梳形成腱膜，该腱膜名耻骨梳韧带。这些韧带在临床上行疝修补术时有重要作用。

3. 腹内斜肌与腹横肌　翻开腹外斜肌腱膜，可见腹内斜肌起于腹股沟韧带的外侧 2/3 或 1/2，腹横肌起于腹股沟韧带外侧 1/3，两肌下缘未到达腹股沟韧带内侧部，呈弓形跨过精索或子宫圆韧带的上方，内侧于腹直肌外侧缘，融合成联合腱或腹股沟镰，止于耻骨梳内侧端，两肌的下缘一部分肌纤维参与构成精索的被膜，名提睾肌。

4. 腹横筋膜　在腹股沟区较厚，在腹股沟韧带中点上方一横指处形成一漏斗状凹陷，名腹股沟腹（深）环。

5. 腹膜下筋膜　脂肪多，有腹壁下动、静脉通过。

6. 壁腹膜　为此区最内层。

（二）腹股沟管

在腹股沟韧带内侧半上方，于皮下环与腹环之间的一条斜行的肌肉筋膜间的裂隙，此管内有精索或子宫圆韧带经过。

腹股沟管有四个壁、两个口。前壁为腹外斜肌腱膜与腹内斜肌起始部；后壁外 2/3 为腹横筋膜，内 1/3 为联合腱；上壁为腹内斜肌和腹横肌形成的弓状下缘；下壁为腹股沟韧带。内口为深环；外口为皮下环（浅环）。

（三）腹股沟三角与直疝

腹股沟三角又称海氏三角，是由腹直肌外侧缘、腹壁下动脉和腹股沟韧带内侧份所围成的三角区。是腹前壁薄弱区，腹腔内容物若经腹壁下动脉内侧即腹股沟三角突出，从浅环直达皮下，名腹股沟直疝。腹腔内容物若经深环突出经腹股沟管出浅环入阴囊，称斜疝。鉴别直疝和斜疝的标志是腹壁下动脉。

（四）阴囊层次

阴囊层次与腹前外侧壁下份一致，在切开阴囊的标本上见阴囊可粗略分 3 层：皮肤肉膜为一层；精索外筋膜、提睾肌、精索内筋膜一层；固有鞘膜壁层为一层。

【复习思考题】

1. 简述腹股沟区的界域、层次、结构特点。
2. 试述腹股沟管的位置、组成及通过的结构。
3. 简述海氏三角的组成，临床上怎样区别直疝和斜疝？
4. 填图　图Ⅺ-8、图Ⅺ-9、图Ⅺ-10。

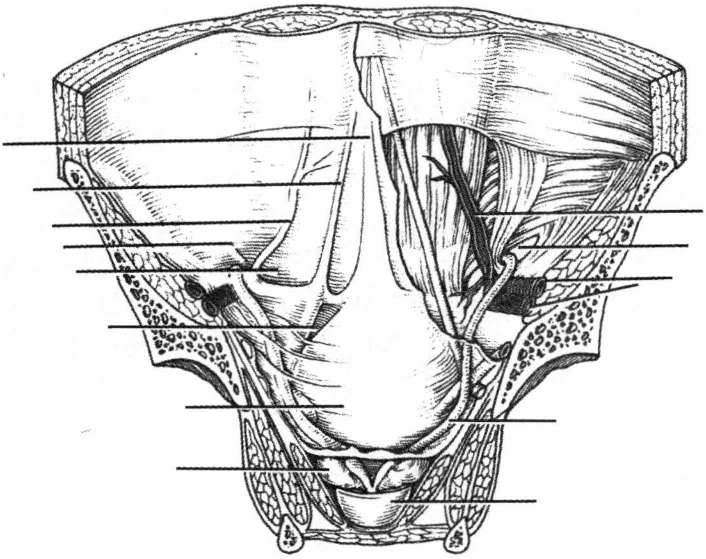

图Ⅺ-8　腹前壁下部内侧面的皱襞和陷窝

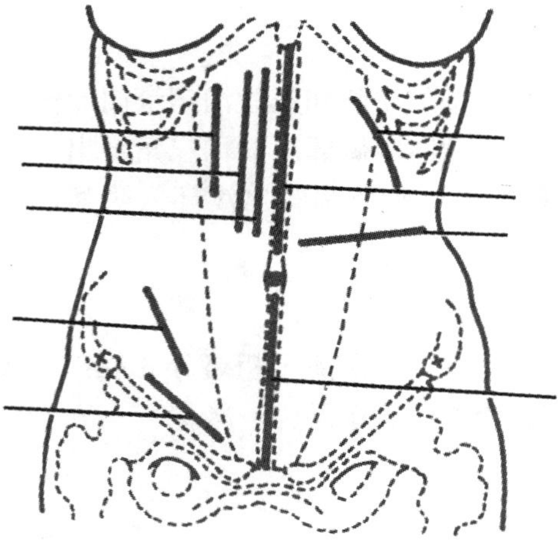

图Ⅺ-9　腹壁各种常用手术切口

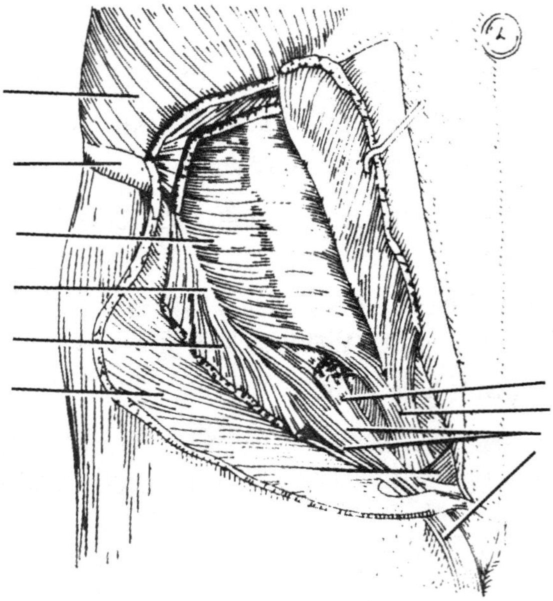

图Ⅺ-10　腹股沟管深层

（郑登秀　邝美英）

实验五　腹腔脏器

【目的要求】

1. 了解腹膜腔、腹腔及腹腔分区的概念。

2. 掌握胃的位置、毗邻、血管及神经分布。
3. 熟悉十二指肠的位置、分部及各部结构。
4. 掌握胰的位置和毗邻。熟悉胰管的行程、汇合及开口部位、血液供应。
5. 掌握肝的位置、体表投影及血管，脾的位置和毗邻。熟悉脾的韧带和血管。
6. 熟悉膈下间隙、结肠下区间隙的部位及连通。
7. 掌握回盲部的组成、位置及血管。

【实验材料】

1. 腹腔脏器原位标本。
2. 腹后壁标本。
3. 胃的血管标本和瓶装标本。
4. 离体肝、胆道和回盲部标本。
5. 模型　下半身躯干模型、示腹后壁结构模型、回盲部模型。
6. 挂图　图Ⅸ-20、图Ⅸ-21、图Ⅸ-22、图Ⅸ-23、图Ⅸ-24。

【注意事项】

1. 观察腹腔原位标本时，动作要轻柔，以免撕裂系膜、网膜和韧带。
2. 观察器官血管时，看到即可，不要强行拉扯，导致血管断裂，失去正常的解剖位置。

【实验内容】

一、腹膜腔和腹腔

腹膜腔是由脏、壁腹膜相互移行，共同围成的一个潜在性腔隙，男性为密闭腔隙，女性与外界相通。腹膜腔可分为大、小腹膜腔，小腹膜腔即网膜囊，网膜囊以外的腹膜腔，称大腹膜腔。两者通过网膜孔相通。而腹腔是指小骨盆入口以上的腹壁和膈围成的腔。腹腔以横结肠及其系膜为界分为结肠上区和结肠下区。

二、结肠上区

位于膈与横结肠及其系膜之间，有肝、胆、脾、胃、十二指肠和胰。

（一）胃

1. 胃的位置与毗邻

（1）胃的位置：大部分位于左季肋区，小部分位于腹上区。贲门于第 11 胸椎体左侧，较固定；幽门在第 1 腰椎体右侧；胃大弯位置最低，可降到脐或脐以下；幽门有时可降至第 3 腰椎水平。

（2）胃的毗邻：胃前壁的右侧有左半肝，左侧上部有膈，左半下部直接与腹前壁相贴，胃底邻膈，胃后壁隔网膜囊与左肾、肾上腺、脾、胰、横结肠及其系膜相邻，这些器官共同构成“胃床”。

2. 胃的韧带　均为双层腹膜皱襞。

（1）肝胃韧带：连于肝与胃小弯之间。

（2）胃脾韧带：连于胃底与脾门之间。

（3）胃结肠韧带：连于胃大弯与横结肠之间，胃切除时应注意勿损伤位于胃结肠韧带内的中结肠动脉。

（4）胃膈韧带：连于胃底与膈之间。

3. 胃的血管、淋巴引流和神经分布

（1）胃的动脉：直接或间接来自腹腔干的分支，位于小弯侧、小网膜两层间的有胃左、右动脉。位于大弯侧、大网膜两层间的有胃网膜左、右动脉。于胃底处还有胃后动脉和胃短动脉，共同营养胃。

（2）胃的静脉：与同名动脉伴行，直接或间接汇入肝门静脉。

（3）胃的淋巴引流：胃的淋巴结位于胃的周围，分别收集不同部位的淋巴。淋巴结包括有：①胃左、右淋巴结，在胃小弯附近；②胃网膜左、右淋巴结，位于胃网膜左、右动脉周围；③幽门上、下淋巴结，位于幽门上、下方。④脾淋巴结，沿脾动脉排列。上述淋巴结的输出管最后均归入位于腹腔干周围的腹腔淋巴结。

（4）胃的神经：来自交感神经和副交感神经。胃的交感神经发自腹腔神经节的节后纤维，副交感神经的节前纤维来自迷走神经。

（二）十二指肠

位于第1～3腰椎前方，长20～25cm，除始末两端外，均在腹膜外，呈“C”形从右侧包绕胰头，分上部、降部、水平部和升部。降部后内侧壁内有胆总管与胰管汇合在一起形成肝胰壶腹，在肠黏膜上呈现一纵行皱襞，名十二指肠皱襞，其下端有十二指肠大乳头。升部在第2腰椎左侧转向左前下方延续为空肠，转折处名十二指肠空肠曲，其被一束肌组织和结缔组织形成的十二指肠悬肌连于右膈脚，悬吊于腹后壁。其表面被有腹膜，临床称十二指肠悬韧带，是手术中确认空肠起端的标志。

（三）胰

1. 胰的位置和毗邻　胰位于腹上区和左季肋区，横过第1～2腰椎前面，属腹膜外位器官，其分部为头、体、尾。①胰头位于第2腰椎右前方，被十二指肠环抱，胰头后有胆总管和肝门静脉经过。②胰体平第1腰椎平面，前面隔网膜囊与胃后壁相邻，后面有腹主动脉、左肾、左肾上腺和胰血管。③胰尾邻脾门。脾手术时易伤及胰尾。

2. 胰管　在瓶装标本上观察，见胰管从胰尾至胰头，横贯胰全长，穿出胰头后与胆总管汇合成肝胰壶腹，开口于十二指肠大乳头。

3. 胰的血管　胰头主要由胰十二指肠上、下动脉供血，胰体的背面多由脾动脉发出的数条胰支供血，胰尾由脾动脉发出的胰尾动脉供血。胰的静脉伴随同名动脉走行，最后汇入肝门静脉。

（四）脾

1. 脾的位置　位于左季肋区，长轴与第10肋相一致，正常人下缘不超出肋弓，随呼吸可上、下移动2～3cm。

2. 脾的毗邻　脾的脏面凹陷，称脾门，脾门有脾动、静脉，神经，淋巴管出入，由被膜包裹，总称为脾蒂。脾的膈面贴膈。脏面前上份与胃底相邻；后下份与左肾、肾上腺相邻；脾门邻近胰尾。

3. 脾的韧带　脾为腹膜内位器官，脾、胃之间有脾胃韧带，内有胃短血管和胃网膜左血管通过。脾门连至左肾前面的韧带称脾肾韧带，内有脾动、静脉和胰尾。在脾与膈及横结肠之间分别有脾膈韧带、脾结肠韧带。这些韧带对脾起固定和支持作用。脾切除手术时应注意切断这些韧带。

4. 脾的血管　脾动脉由腹腔干发出，脾静脉起于脾门的属支，与脾动脉伴行，在胰头后方与肠系膜上静脉吻合成肝门静脉。

（五）肝

1. 肝的位置和毗邻

（1）肝的位置：在打开腹前壁的标本上观察。肝大部分位于右季肋区、腹上区，小部分位于左季肋区。

（2）肝的毗邻：右半肝的膈面与右肋膈隐窝、右肺底相邻，脏面与右肾、右肾上腺、十二指肠上部、结肠右曲相邻；左半肝的膈面与心的下面相邻，脏面与胃前壁相邻，后缘邻食管。

2. 肝的体表投影　可用三点作标志：第一点在右锁骨中线与第5肋的交点处；第二点在右腋中线与第10肋相交点下1.5cm处；第三点在左第6肋软骨，距正中线约5cm处。将此三点分别连接可成为肝的上界、右缘和下缘。剑突下可触及2～3cm。

3. 肝门和肝蒂　肝的脏面“H”形沟中间的横沟，称第一肝门，内有肝固有动脉、肝门静脉、肝管、神经、淋巴管出入，被结缔组织包绕成肝蒂。在肝的膈面腔静脉沟的上部有肝左、中间、右静脉注入下腔静脉，此处称第二肝门。

4. 肝的血管　肝的血供来自肝总动脉和肝门静脉。

5. 膈下间隙　膈下间隙位于膈与横结肠及其系膜之间，此间隙又以肝为界分为肝上、肝下间隙。肝上间隙可在打开腹前壁的标本上，用手伸入到膈与肝之间，系统解剖学实验已经作过，在镰状韧带两侧的称膈下左、右间隙（或左、右肝上间隙）；在肝裸区与膈之间的称腹膜外间隙，此间隙只能感觉到它的前壁，即冠状韧带前叶。肝下间隙又可分为左、右肝下间隙，将手伸入到肝右叶与右肾之间，此间隙称右肝下间隙（或肝肾隐窝）；左肝下间隙在左肝后面与腹后壁之间，此间隙被小网膜和胃分隔成左肝下前间隙与左肝下后间隙，用手伸入左肝与小网膜和胃之间，此间隙即称左肝下前间隙，左肝下后间隙即网膜囊，可将左手示指从网膜孔伸入体会。

（六）肝外胆管

1. 胆囊　位于胆囊窝内，上借结缔组织连于肝，可与肝随呼吸而移动。

（1）形态：呈长梨形，囊状器官，主要贮存和浓缩胆汁。

（2）分部：胆囊可分底、体、颈、管4部。底稍露于肝下缘，投影为右肋弓与右锁骨中线交点稍下方，炎症时常有压痛，临床上称墨菲（Murphy）征阳性。胆囊管长3～4cm，与肝总管汇合成胆总管，胆囊管内有螺旋瓣，可控制胆汁的出入。

2. 输胆管道　包括有左、右肝管，肝总管，胆囊管和胆总管。因壁内有大量弹性纤维，故结石、蛔虫、梗阻可扩张数倍而不破裂。

胆总管全程可分为4段：①十二指肠上段：为其起始部至十二指肠上部上缘之间，临床上胆总管切开探查、引流术即在此段进行；②十二指肠后段：行于十二指肠上部的后面；③胰腺段：一般于胰头后面经过，胰头癌时此段常受累而出现梗阻性黄疸；④十二指肠壁段：斜穿十二指肠降部中份后内侧壁，与胰管会合后略膨大，形成肝胰壶腹，开口于十二指肠大乳头，周围有环行肌，称肝胰壶腹括约肌，可调节胆汁和胰液的排放。

3. 胆囊三角与胆囊动脉　由胆囊管、肝总管和上方的肝共同围成的三角区，称胆囊三角。胆囊动脉由肝固有动脉的肝右支发出，经胆囊三角分布于胆囊。此动脉也有起于肝左支和胃十二指肠动脉的，手术时应注意有无变异的胆囊动脉。

三、结肠下区

于腹腔脏器原位标本上观察。

此区介于横结肠及其系膜与小骨盆上口之间。主要包括空、回肠，回盲部和结肠等。

（一）空、回肠

1. 空、回肠的位置　空肠位于左上腹部，占近侧的 2/5，回肠位于右下腹部，占远侧的 3/5，手术中为了确认空肠起始部，可先找到十二指肠悬韧带（Treitz 韧带）。

2. 肠系膜　肠系膜是将空、回肠悬于腹后壁，内含大量血管、神经、淋巴管和淋巴结的双层腹膜结构。系膜根起自第 2 腰椎左侧，止于右髂骶关节前方，长 15cm，呈扇形分布。系膜附着处的肠壁与两层腹膜围的三角形，称系膜三角。手术时吻合小肠应注意此区的缝合，以免发生肠瘘。

（二）回盲部

包括有盲肠、阑尾和回肠末段。

1. 盲肠　位于右髂窝内，长 6～8cm，上方延续于升结肠，在盲肠左侧、回肠末段入盲肠处，形成回盲瓣，防止食物倒流。后内侧壁有阑尾附着。

2. 阑尾　位于右髂窝内，长 6～8cm，阑尾根部位于盲肠的后内方，恰为 3 条结肠带的汇合点，手术时可沿结肠带追寻阑尾。其体表投影在右髂前上棘与脐连线中、外 1/3 交界处，称麦氏点，位置恒定，阑尾尖端活动性较大，位置不恒定，常见：回肠前位占 28%，位于回肠前方；盆位占 26%，阑尾尖端指向盆腔或触及闭孔内肌；盲肠后位占 24%，位于盲肠后方，髂肌前方；回肠后位占 8%，位于回肠后方，尖端指向左上方。阑尾异常：高位，在肝的下方；低位，在盆腔内。

阑尾的血管：阑尾动脉有 1～2 支，起自回结肠动脉，沿阑尾系膜游离缘走向尖端。阑尾静脉与动脉伴行注入肠系膜上静脉，最终注入肝门静脉。

（三）结肠

分部为升结肠、横结肠、降结肠和乙状结肠。结肠的血液供应来自回结肠动脉、左右结肠动脉、中结肠动脉、乙状结肠动脉。动脉弓可多到 4～5 级，从弓缘发出长、短支垂直入肠壁，结肠手术时要正确处理肠脂垂，以免切断终末动脉。结肠的静脉与同名动脉伴行，最后经肠系膜上、下静脉直接或间接入肝门静脉。

（四）结肠下区间隙

该间隙包括有：①右肠系膜窦：在肠系膜根、升结肠与横结肠系膜之间；②左肠系膜窦：在肠系膜根、横结肠、降结肠之间；③右结肠旁沟：在升结肠与腹外侧壁之间；④左结肠旁沟：在降结肠与腹外侧壁之间。

【复习思考题】

1. 叙述胃的位置、毗邻、血管分布情况。

2. 叙述胆囊三角的组成及临床意义。

3. 急性阑尾炎手术时，怎样判断阑尾根部的体表投影？从体表进入腹膜腔要经过哪些层次？术中怎样寻找阑尾？

4. 填图　图Ⅺ-11、图Ⅺ-12。

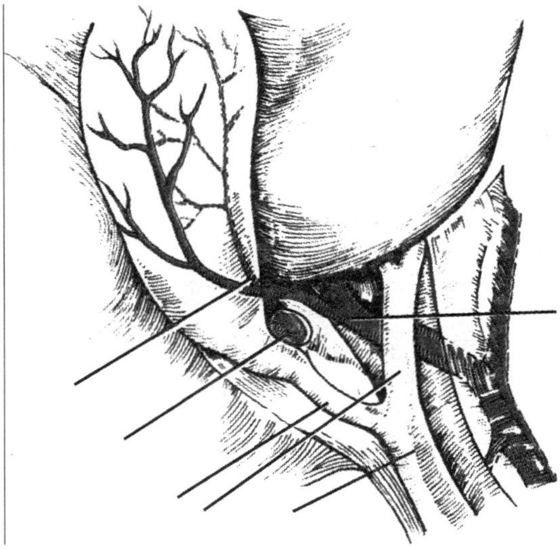

图Ⅺ-11　胆囊三角

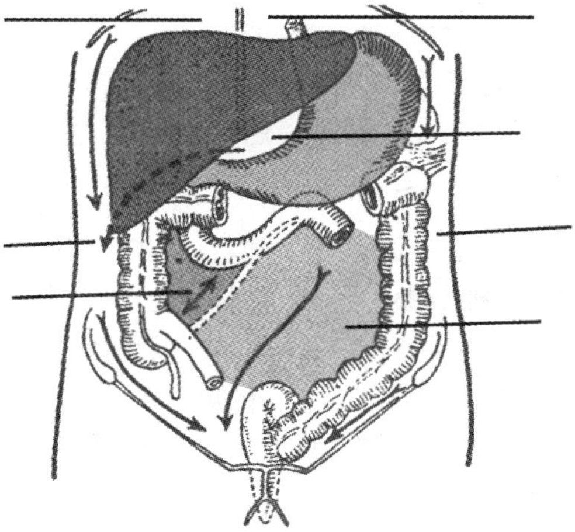

图Ⅺ-12　结肠下区间隙

（郑登秀　袁　衡）

实验六　腹膜后隙和盆部

【目的要求】

1. 掌握腹膜后隙重要器官的位置、形态和毗邻。
2. 了解盆部境界、盆部的体表标志、盆筋膜及筋膜间隙。
3. 掌握盆腔脏器的位置、形态、血管及神经分布。

【实验材料】

1. 腹后壁解剖标本、男女性盆腔矢状切面和冠状切面解剖标本。
2. 骨性骨盆、泌尿生殖系统原位、盆腔器官原位瓶装标本。
3. 模型　腹后壁人体模型、盆腔矢状切面模型。
4. 挂图　图Ⅸ-25、图Ⅸ-26、图Ⅸ-27

【注意事项】

1. 观察腹膜后隙时，不要将各器官位置挪动，更不能将器官与腹后壁分离，以免正常位置发生变化。

2. 在直肠镜检时应注意直肠矢状面弯曲及肠腔内 3 个直肠横向皱襞，以免损伤肠壁。

3. 盆腔的筋膜、筋膜间隙标本上不太清楚，于模型和挂图上体会。

【实验内容】

一、腹膜后隙

于腹后壁人体模型或腹后壁标本上观察腹膜后隙。

腹膜后隙是指腹后壁的壁腹膜与腹内筋膜之间的间隙，其上方至膈，下达骶骨岬、骨盆上口处。该间隙上与后纵隔相通，下与盆腔腹膜后隙延续，故腹膜后隙内的感染可向上、下扩散。

腹膜后隙内有肾、肾上腺、输尿管、胰、腹部血管、神经、淋巴结等，并有大量疏松结缔组织。上述器官的手术，常采用腰腹部斜切口，经腹膜外入路。

（一）肾

1. 肾的位置　位于脊柱两侧，紧贴腹后壁。左肾上端相当于第 11 胸椎下缘，下端平第 2 腰椎下缘，第 12 肋斜越左肾中部。右肾相当于第 12 胸椎上缘，下端平第 3 腰椎上缘，第 12 肋斜越右肾上部。成人肾门约平第 1 腰椎，相当于第 12 肋下缘与竖脊肌外缘的交角处，此角称肾区或脊肋角。

2. 肾的毗邻　两肾后面的毗邻相同，上 1/3 借膈与肋膈隐窝相邻，做手术时应注意勿伤及膈，下 2/3 由内向外贴腰大肌、腰方肌、腹横肌。两肾前面的毗邻不同，左肾上部邻胃后壁，中部有胰横行，下部为结肠左曲及空肠袢。右肾上部是肝右叶，下部为结肠右曲，内侧为十二指肠降部。故左、右侧肾手术时注意勿伤及这些结构。

3. 肾的结构

（1）肾门：肾内侧缘中部凹陷处，称之为肾门，是肾血管、肾盂、神经或淋巴管出入肾的部位。

（2）肾窦：由肾门深入实质内的腔隙，内有肾动脉及分支、肾静脉及属支、肾盂、肾大盏、肾小盏、神经、淋巴、脂肪组织。

（3）肾蒂：由出入肾门的肾血管、肾盂、神经和淋巴管等结构被结缔组织所包裹，称为肾蒂。在标本上观察肾血管、肾盂、神经的排列，由前向后依次为肾静脉、肾动脉和肾盂；由上向下依次为肾动脉、肾静脉和肾盂。

4. 肾动脉和肾段　肾动脉至第 1～2 腰椎间盘高度由腹主动脉发出横行向外，经肾门入肾，左肾动脉短、右肾动脉长，进入肾门前分为前、后干。前干分出上段动脉、上前段动脉、下前段动脉、下段动脉。后干延续为后段动脉，每一段动脉分布的肾实质区域，称肾段。

肾段共有 5 个，即上段、上前段、下前段、下段和后段。

（二）输尿管

1. 行程与分段　输尿管起于肾盂，沿腰大肌前面下行跨髂血管入盆腔，终于膀胱，全长分 3 段，即腹段、盆段、壁内段。

2. 狭窄　输尿管的狭窄只能于标本上观察狭窄所处大致位置，其全长有 3 处狭窄：①位于肾盂与输尿管连接处；②小骨盆入口处或髂总动脉分叉处；③穿膀胱壁处。

3. 动脉　输尿管血供是多源性的，其中腹部来自内侧的肾动脉、睾丸动脉、髂总动脉，盆部来自髂外动脉、膀胱下动脉。故腹部输尿管手术应在外侧进行，盆部输尿管手术应在其内侧进行较安全。

（三）腹部的大血管

于腹后壁标本上观察。

1. 腹主动脉　在第 12 胸椎经膈的主动脉裂孔与胸主动脉相续，向下至第 4 腰椎下缘分左、右髂总动脉。腹主动脉前方有胰、十二指肠下部、肠系膜根，右侧有下腔静脉，左侧有左交感干腰部。

2. 下腔静脉　由左、右髂总静脉在第 5 腰椎高度合成下腔静脉，沿脊柱右前方腹主动脉右侧上升至膈，穿腔静脉孔入胸腔。其前方自上而下有肝、胰、十二指肠下部、肠系膜根，后方有右膈脚、右交感干。

（四）腰交感干

左、右腰交感干位于脊柱与腰大肌之间的沟中，由 3～4 个腰交感神经节及节间支构成。左腰交感干靠近腹主动脉外侧缘，两者相距 0.5～2cm，右侧腰交感干被下腔静脉掩盖。腰交感神经节的位置和数目常有变异，但第 2 及第 4 腰椎水平的两个神经节较恒定。在行腰交感神经节切除术时，不可单纯切除交感神经节，必须同时切除其交通支，否则达不到治疗目的。

二、盆部

盆部由盆壁、盆腔及盆腔内器官组成。盆腔由骨盆、盆壁肌、盆底肌及其筋膜围成，盆腔器官主要包括泌尿系统器官、生殖器、消化器官的盆内部分。在观察中参阅挂图和模型。

（一）盆筋膜、盆筋膜间隙

1. 盆筋膜　为腹内筋膜的直接延续，按其部位不同可分为：

①盆壁筋膜：覆盖于盆壁内面，位于骶骨前方的部分称骶前筋膜；位于梨状肌表面的部分称梨状肌筋膜；位于闭孔内肌表面的部分称闭孔内肌筋膜。盆壁筋膜在耻骨盆面至坐骨棘之间增厚，称盆筋膜腱弓（或肛提肌腱弓）。

②盆膈上、下筋膜：盆膈上筋膜为盆壁筋膜向下的延续，覆盖于肛提肌、尾骨肌上面的部分，该筋膜向盆内器官周围移行而成盆脏筋膜。盆膈下筋膜又称盆膈外筋膜，位于肛提肌、尾骨肌下面，是臀筋膜向会阴的直接延续。

③盆脏筋膜：是盆膈上筋膜向器官的延续，是包绕器官表面的结缔组织，在器官周围分别形成筋膜鞘、筋膜隔及韧带，具有支持、连接和固定脏器的作用。如前列腺鞘，直肠鞘，膀胱鞘，子宫鞘，子宫骶韧带、主韧带等。

2. 盆筋膜间隙　在盆壁筋膜与盆脏筋膜之间，形成许多筋膜间隙，较重要的有以下几种：

（1）耻骨后隙：也称膀胱前隙，位于耻骨联合与膀胱之间。耻骨骨折易引起血肿，膀胱前壁损伤引起尿潴留。

（2）骨盆直肠隙：位于盆底腹膜与盆膈之间，后方为直肠。前方在男性为膀胱及前列腺，在女性为子宫及阴道上部，此隙宽大。

（3）直肠后隙：位于直肠筋膜与骶前筋膜之间，又称骶前间隙。此隙向上通腹膜后隙，因此腹膜后隙的注气造影术，即经尾骨旁进针至骶骨前方，气体沿直肠后隙上升达肾周围的脂肪囊内。若此隙发生感染，可向上蔓延。

（4）膀胱阴道隙：位于膀胱筋膜与阴道筋膜之间。膀胱膨出修补术即在此隙进行。

（5）膀胱宫颈隙：是膀胱阴道隙向上的延续部分，位于膀胱筋膜与宫颈筋膜之间，是一个很容易分离的潜在性间隙。

上述筋膜间隙相互连通，因此筋膜间隙内的脓肿、血肿、尿外渗等可相互蔓延。

（二）盆腔脏器

盆腔脏器较多，包括有膀胱、直肠、前列腺、子宫及子宫附件等。

1. 膀胱

（1）位置和毗邻：膀胱位于盆腔前部，耻骨联合后方，男性膀胱后面有直肠、精囊腺和输精管壶腹；女性膀胱后面有子宫和阴道上部。小儿膀胱的位置较成人高，排空时仍超出耻骨联合之上。成人膀胱位于骨盆内，当膀胱充盈时，在耻骨联合上缘上方进行膀胱穿刺或膀胱手术，不会损伤腹膜。你知道为什么吗？

（2）形态：呈锥体形，分膀胱尖、体、底、颈。膀胱颈下方男性邻前列腺；女性邻尿生殖膈。

（3）血管：膀胱上、下动、静脉。

2. 直肠

（1）直肠的位置、形态：位于盆腔后部、骶骨前方，上平第3骶椎高度续接乙状结肠，下续肛管。直肠的矢状面上有骶曲和会阴曲，骶曲与骶骨弯曲一致，会阴曲绕尾骨尖转向后下。女性直肠前壁贴子宫颈、阴道后穹，临床上产妇临产时可经直肠指检，了解子宫口开大情况。直肠的冠状面上有左、右侧弯，但不恒定。直肠腔下部明显膨大，称直肠壶腹。直肠腔内有3个半月形的直肠横襞，其中右前方者较恒定。

（2）直肠的血管：①直肠动脉来自直肠上、下动脉，肛门动脉。直肠上动脉来自肠系膜下动脉的分支；直肠下动脉来自髂内动脉的分支。肛门动脉来自阴部内动脉的分支。②直肠静脉与同名动脉伴行，在直肠壁内形成静脉丛，直肠上静脉回到肠系膜下静脉、直肠下静脉回到髂内静脉、肛门静脉回到阴部内静脉，阴部内静脉注入髂内静脉，髂内静脉注入髂总静脉。

（3）直肠的神经：齿状线以上为内脏神经；齿状线以下为躯体神经。

（4）直肠的淋巴回流：直肠的淋巴多伴随相应的血管回流，直肠上部的淋巴管沿直肠上血管向上注入肠系膜下淋巴结；直肠下部的淋巴管向两侧沿直肠下血管注入髂内淋巴结；部分淋巴管向后注入骶淋巴结。直肠与肛门的淋巴管彼此相互吻合。通过淋巴转移是直肠癌主要的扩散途径，手术时要彻底清除。

3. 前列腺

（1）前列腺的位置和毗邻：位于耻骨联合后方、膀胱下方包绕尿道的起始部，下端固定在尿生殖膈之上，其前面与耻骨联合之间有前列腺静脉丛、结缔组织，两侧为肛提肌，后邻直肠壶腹，前列腺后面正中有前列腺沟，肛门指检时可根据此沟是否存在及硬度，来协助诊断前列腺疾病，并可行前列腺按摩。

（2）前列腺的结构和分叶：前列腺表面有两层被膜：内层为前列腺囊，坚韧的纤维膜贴于前列腺表面；外层为盆筋膜形成的前列腺鞘。在囊和鞘之间有静脉丛、动脉及神经的分支。在进行前列腺切除术时，应由囊内取出前列腺，不可在囊与鞘之间操作。

前列腺可分为前、中、后叶及两侧叶。老年人前列腺中叶、侧叶常肥大，从而压迫尿道引起排尿困难，而引发急性尿潴留。

4. 子宫

（1）子宫的位置和毗邻：子宫位于盆腔中部、膀胱与直肠之间。正常位置成年女性呈前倾前屈位。子宫的正常位置的维持，有赖于盆底肌及子宫周围的韧带所固定和承托。

（2）子宫的韧带：固定子宫的韧带有：①子宫圆韧带；②子宫阔韧带；③子宫主韧带；④子宫骶韧带。这些韧带因分娩时损伤、发育不良者可引起子宫脱垂。

（3）子宫的血管、淋巴回流和神经

①子宫动脉：起于髂内动脉，沿盆腔侧壁向前内下方入子宫阔韧带基底部，在距子宫颈外侧约 2.5cm 处，横向越过输尿管盆段的前上方，至子宫颈侧缘迂曲上行，沿途分支进入子宫壁，主干行至子宫角处分输卵管支及卵巢支，向下分阴道支。在行子宫切除术结扎子宫动脉时，应注意其与输尿管的解剖位置，以免损伤输尿管。

②子宫静脉：起于子宫两侧静脉丛，汇入髂内静脉。

③子宫的淋巴：子宫底、子宫体上部的大部分淋巴管随卵巢血管上行入腰淋巴结，部分淋巴管沿子宫圆韧带至腹股沟浅淋巴结；子宫体下部、子宫颈的淋巴管沿子宫血管上行注入髂内或髂外淋巴结，一部分向后注入骶淋巴结或髂总淋巴结，故盆腔淋巴管之间广泛吻合，患子宫癌者可广泛转移。

④子宫的神经：来自盆丛发出的子宫阴道神经丛，随子宫血管分布于子宫和阴道上部。

5. 子宫附件

（1）卵巢：位于髂总动脉分叉处，卵巢上端近输卵管腹腔口，借卵巢悬韧带固定于盆腔侧壁，下端借卵巢固有韧带固定于子宫，前缘借卵巢系膜连于子宫阔韧带，后缘游离。

卵巢由腹主动脉发出的卵巢动脉及髂内动脉发出的子宫动脉的分支卵巢支供血。卵巢静脉出卵巢后先形成静脉丛，再逐渐汇合成两条卵巢静脉，左侧汇入左肾静脉，右侧注入下腔静脉。

（2）输卵管：位于子宫阔韧带上缘内，长 10～12cm，由内侧向外侧分为 4 部：子宫部、输卵管峡、输卵管壶腹和漏斗部。输卵管峡部腔窄、壁厚，发生炎症时易堵塞。该部位置较固定，为输卵管结扎的常用部位。

输卵管血供：由子宫动脉的输卵管支和卵巢动脉的分支供应。静脉一部分汇入卵巢静脉，另一部分汇入子宫静脉。

【复习思考题】

1. 描述肾的位置和毗邻关系。
2. 简述盆筋膜及筋膜间隙。
3. 试述子宫的位置及毗邻。维持子宫正常位置的韧带有哪些？
4. 填图　图Ⅺ-13、图Ⅺ-14。

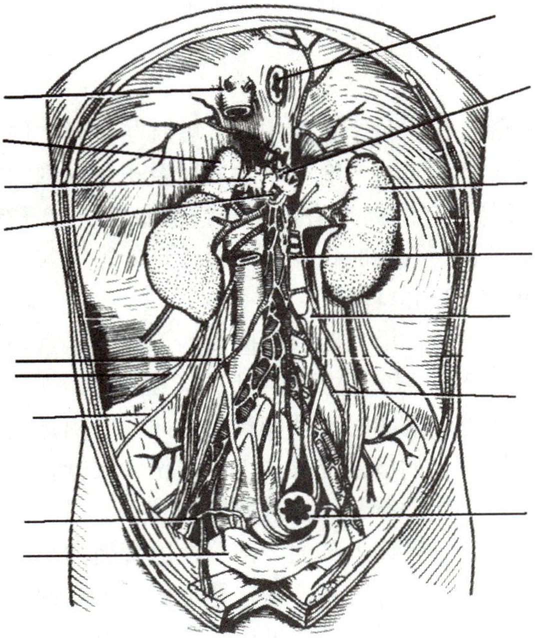

图Ⅺ-13　腹膜后隙

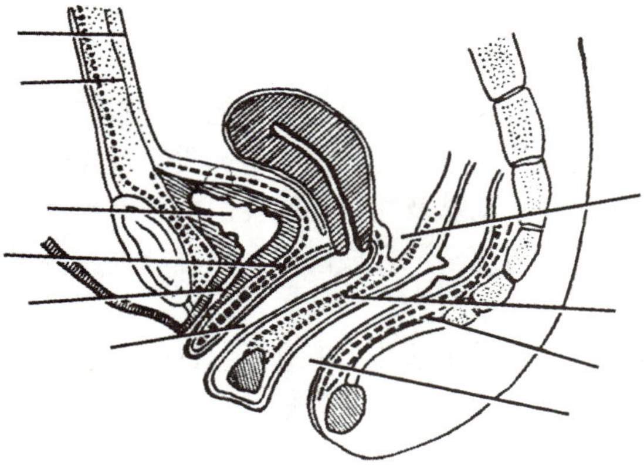

图Ⅺ-14　女性盆腔冠状切面

（郑登秀　廖家万）

实验七　会阴部和背区

【目的要求】

1. 了解会阴部的境界及分区。
2. 掌握尿生殖区的筋膜层次及筋膜间隙，熟悉肛区的结构特点。
3. 了解背区的境界、分区。
4. 熟悉背区的体表标志及层次结构。

5. 掌握椎管内容物，了解椎管穿刺要经过的层次。

【实验材料】

1. 男、女性会阴标本和瓶装标本。
2. 背部浅、深层标本。
3. 腰部水平切面标本。
4. 模型　男、女性会阴模型，盆腔冠状切面模型。
5. 挂图　图Ⅰ-31、图Ⅰ-32、图Ⅸ-28、图Ⅸ-29。

【注意事项】

1. 会阴部的浅会阴筋膜、深筋膜及形成的间隙，标本上不清楚，请参考模型和挂图。
2. 背部最深层肌在标本上可能没有完全显露，参考挂图。

【实验内容】

一、会阴部

在会阴部标本或模型上观察。会阴系指盆膈以下封闭骨盆下口的所有器官及全部软组织的总称。以两侧坐骨结节之间的连线分为前方的尿生殖区和后方的肛区。

（一）盆底肌

于女性盆部模型上观察。

盆底肌包括肛提肌、尾骨肌、会阴深横肌和尿道括约肌等。

1. 肛提肌　为一对宽的薄肌，起自小骨盆腔前壁和外侧壁的内侧面，纤维向后下和内侧止于阴道壁、直肠壁、会阴中心腱和尾骨尖。作用是加强和提起盆底，承托盆腔器官。

肛提肌与被覆其上、下面的盆膈上、下筋膜共同构成盆膈。男、女性有直肠通过。

2. 会阴深横肌　位于小骨盆下口的前下方，肌束横行，张于两侧坐骨支之间，收缩时加强会阴中心腱的稳固性。

3. 尿道括约肌　位于尿道周围，由会阴深横肌前方肌束环绕尿道膜部而成。在女性，此肌环绕尿道和阴道，称尿道阴道括约肌，可起括约尿道、阴道的作用。

（二）尿生殖区

又称尿生殖三角，男性有尿道通过，女性有尿道、阴道通过。

1. 皮肤及浅筋膜　会阴皮肤薄，有阴毛，含大量汗腺和皮脂腺。

浅筋膜分浅、深两层，浅层为脂肪层，深层为膜性层，又称浅会阴筋膜。此筋膜续于阴囊肉膜、阴茎浅筋膜以及腹前壁的浅筋膜深层，两侧附着于耻骨弓、坐骨结节下缘，向后在会阴浅横肌后缘与深筋膜愈合。

2. 深筋膜　分浅、深两层，分别称为称尿生殖膈下筋膜和尿生殖膈上筋膜。上、下两层筋膜包裹会阴深横肌和尿道膜部括约肌，构成尿生殖膈，与盆膈共同封闭骨盆下口。

3. 筋膜间隙

（1）会阴浅隙：位于浅会阴筋膜与尿生殖膈下筋膜之间，又称会阴浅袋。此隙向前方开放，其内除有会阴浅横肌、球海绵体肌、坐骨海绵体肌、阴部神经、动脉分支及其伴行的静脉外，男性尚有阴茎脚、尿道球及其内的尿道，女性尚有尿道、阴道下部、阴蒂脚、前庭球和前庭大腺。

（2）会阴深隙：位于尿生殖膈上、下筋膜之间，又称会阴深袋。其内除有会阴深横肌、阴部神经、动脉分支及其伴行的静脉外，男性尚有尿道膜部、尿道球腺，女性尚有尿道及阴道下部。

男性当尿道球破裂时，因浅会阴筋膜与阴囊肉膜、浅阴茎筋膜以及腹前壁的浅筋膜的深层相续，尿外渗先入会阴浅隙内，使阴囊肿胀。然后，继续发展，可沿会阴浅筋膜蔓延，使会阴、包皮等处皮下肿胀，向上至腹壁浅筋膜深层的深面形成尿潴留，但不能入盆腔内。当尿道膜部断裂时，尿外渗入会阴深隙，此隙为封闭的间隙，故尿液不易扩散。

4. 女性狭义会阴　指阴道口与肛门之间的软组织，又称产科会阴，分娩时，会阴承受压力最大，要保护此区，以免造成会阴撕裂。

5. 会阴中心腱（或称会阴体）　在盆腔矢状位标本或模型上观察。男性位于肛门与阴茎根之间，女性位于肛门与阴道前庭后端之间，在矢状位上呈楔形，尖朝上，底朝下，深3～4cm。会阴中心腱上有许多肌附着，具有加固盆底、承托盆内脏器的作用。

（三）肛区（肛门三角）

1. 坐骨直肠窝　是位于肛提肌、尾骨肌下面两侧与闭孔内肌、臀大肌之间的一对尖向上的楔形凹陷。前界为会阴浅横肌和尿生殖膈的后缘；后界为骶结节韧带与臀大肌下缘；内侧壁为肛提肌与盆膈下筋膜；外侧壁为坐骨结节、闭孔内肌及其筋膜。坐骨结节上方约 3cm 处有一筋膜鞘，称阴部管，管内有阴部内血管、阴部神经通过。临床上阴部神经麻醉时，可在坐骨结节与肛门连线中点进针，朝向坐骨棘下方作扇形浸润。此窝内脂肪多，血供差，易感染形成脓肿或肛瘘。

2. 肛管的齿状线　肛管的齿状线又称肛皮线，是由肛柱下端、肛瓣的边缘连成的锯齿状环形线。此线上、下覆盖的上皮、血液供应及神经分布完全不同。齿状线稍下方的环形隆起的光滑区，称肛梳或痔环。肛梳的皮下组织和肛柱黏膜下，有丰富的静脉丛，由于各种病因引起静脉曲张而突起，称为痔。齿状线以上的为内痔，齿状线以下的为外痔。

3. 肛门括约肌　肛门括约肌环绕肛管周围，可分为肛门内、外括约肌两部分。于模型和挂图上观察。

肛门内括约肌为直肠壁环行肌增厚而成，无括约作用，可协助排便。肛门外括约肌环绕肛管，按纤维所在的位置分皮下部、浅部和深部。肛门内、外括约肌，肛提肌的耻骨直肠肌，直肠下段纵行肌等共同围绕肛管形成一个肌性环，称肛门直肠环。此环具有括约肛管、控制排便的作用。手术中不慎损伤，易引起大便失禁。

二、背区

于背部标本上观察背区的境界、分区、体表标志及背区层次结构。

（一）皮肤

厚而移动性小，有丰富的毛囊和皮脂腺。

（二）浅筋膜

致密而厚，含有较多脂肪，有许多纤维束与深筋膜相连。项区上部浅筋膜坚韧，腰区的浅筋膜含脂肪多。

（三）深筋膜

项区深筋膜分浅、深两层，包裹斜方肌，属颈深筋膜的浅层封套筋膜的一部分。浅层覆盖在斜方肌表面；深层在该肌深面，称项筋膜。

胸背区和腰背区的深筋膜分浅、深两层。浅层位于斜方肌和背阔肌浅面；深层较厚，包绕竖脊肌，称胸腰筋膜。

（四）肌层

由背肌和部分腹肌组成。

由浅入深分为四层：第一层有斜方肌、背阔肌、腹外斜肌后部；第二层有夹肌，肩胛提肌，菱形肌，上、下后锯肌，腹内斜肌后部；第三层有竖脊肌、腹横肌后部；第四层有枕下肌、横突棘肌和横突间肌。

（五）深部的血管、神经

1. 血管

项区：主要由枕动脉、颈浅动脉、肩胛背动脉和椎动脉等供血。

胸背区：由肋间后动脉、胸背动脉、肩胛动脉供血。

腰区：由腰动脉、肋下动脉供血。

骶尾区：由臀上、下动脉供血。

静脉与同名动脉伴行，血液回流入相应静脉。

2. 神经　背区的神经主要由 31 对脊神经的后支、副神经、胸背神经分布。

（六）椎管及内容物

1. 椎管　由单个椎骨的椎孔和骶管连成，上接枕骨大孔，下达骶管裂孔而终。

2. 内容物　有脊髓及其被膜、血管等。

脊髓上端平枕骨大孔连延髓，下端平第 1 腰椎下缘（小儿平第 3 腰椎），向下以终丝附于尾骨体后面。

脊髓表面被覆三层被膜，由外至内为硬脊膜、蛛网膜、软脊膜。各层膜间有间隙，该处间隙包括有硬膜外隙、硬膜下隙、蛛网膜下隙。

（七）背部的应用解剖

1. 听诊三角　位于斜方肌外下方、肩胛骨下角的内侧与背阔肌上缘之间的一肌间隙，谓之听诊三角。其表面为皮肤、浅筋膜，三角的底为薄层脂肪组织和第 6 肋间隙。背部常于此处听诊。

2. 腰上三角　位于背阔肌深面、第 12 肋的下方。三角的内侧界为竖脊肌外侧缘，外下界为腹内斜肌后缘，上界为第 12 肋。三角的底为腹横肌起始部的腱膜，腱膜深面有 3 条与第 12 肋平行排列的神经，经腹膜外肾手术时应防止损伤。且此区薄弱可形成腰疝。此区相当于肾门的体表投影点肾区。

3. 腰下三角　位于腰上三角的外下方，由髂嵴、腹外斜肌后缘和背阔肌下缘围成。盲肠后位阑尾炎时，此处有明显压痛。

4. 腰椎穿刺　部位于第 3～4 或第 4～5 腰椎棘突间。层次由浅入深依次为皮肤、浅筋膜、棘上韧带、棘间韧带、黄韧带达硬膜外隙。脑脊液抽取，除上述层次外还要穿过硬脊膜及蛛网膜至蛛网膜下隙。

【复习思考题】

1. 简述子宫的位置及毗邻，维持子宫正常位置的韧带有哪些？
2. 腰椎穿刺的部位常选何处？从皮肤进入硬膜外隙和蛛网膜下隙要通过哪些层次？
3. 试述坐骨直肠窝的边界及其内容。
4. 当尿道球部破裂及尿道膜部破裂时，尿液渗透有何不同？
5. 填图　图Ⅺ-15、图Ⅺ-16。

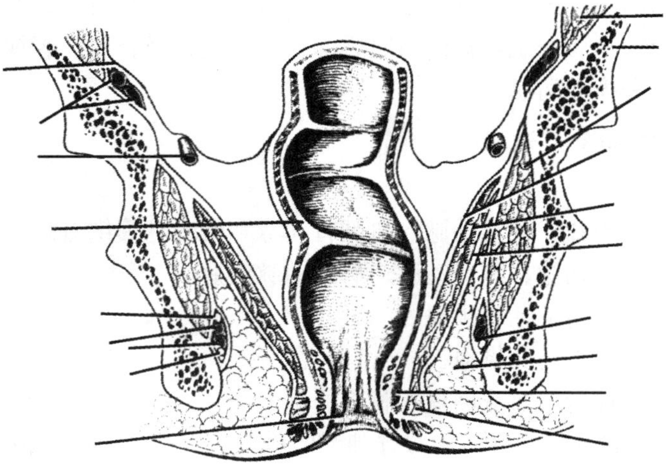

图Ⅺ-15　坐骨直肠窝

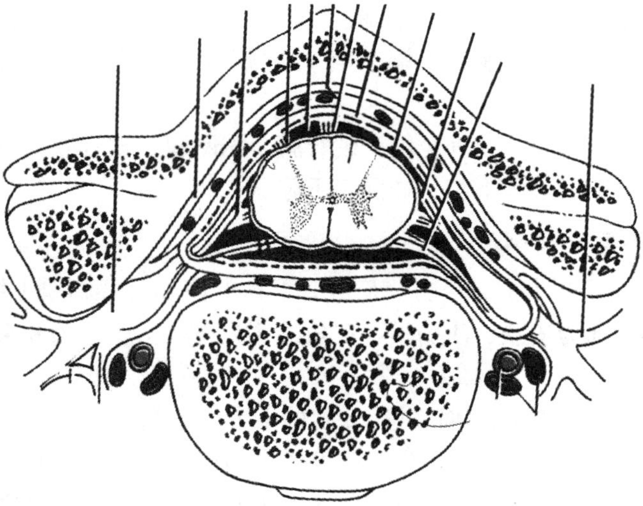

图Ⅺ-16　脊髓被膜和被膜腔隙

（郑登秀　王坤龙）

实验八　上肢、下肢

【目的要求】

1. 了解腋窝壁的组成，掌握腋窝内容物的结构及毗邻关系。
2. 掌握手掌的层次结构、手掌筋膜间隙。熟悉腱滑液鞘的结构。
3. 掌握股三角和内容物、臀部层次及结构。
4. 掌握大隐静脉的位置、走行以及属支。
5. 了解腹股沟淋巴结的排列及足底一般构造。

【实验材料】

1. 腋窝、肘窝、腕管标本。
2. 手掌的浅、深层的解剖标本，手掌横切面标本及掌浅弓、掌深弓及手指结构标本。
3. 股前部的标本（显示股三角及内容物、股管的结构）和腘窝标本。
4. 下肢浅层结构标本、踝管标本。
5. 骨架。
6. 模型　手掌筋膜间隙、股三角模型。
7. 挂图　图Ⅸ-32、图Ⅸ-35、图Ⅸ-38、图Ⅸ-39、图Ⅸ-40、图Ⅸ-42、图Ⅸ-43、图Ⅸ-44、图Ⅸ-45、图Ⅸ-46、图Ⅸ-47、图Ⅸ-48、图Ⅸ-53、图Ⅸ-54、图Ⅸ-55、图Ⅸ-57、图Ⅸ-59、图Ⅸ-61、图Ⅸ-65。

【注意事项】

1. 腋窝、腹股沟淋巴结多已去除，参考挂图。
2. 手掌结构于横切面上不太容易区别，界限也不太清楚，参照挂图学习。

【实验内容】

一、上肢

于挂图和骨架上观察上肢的分区、体表标志、体表投影。

（一）腋窝

于胸上肢标本上观察。腋窝位于肩关节下方、臂部上方与胸上部之间，是一肌筋膜围成的锥体形腔隙。腋窝由1顶、1底和4壁组成。

1. 腋窝的组成　腋窝由一顶、四壁、一底组成。①顶于骨架上观察，其由锁骨中1/3段、第1肋外缘和肩胛骨上缘围成。②前壁由胸大肌、胸小肌组成；③后壁由肩胛下肌、大圆肌和背阔肌组成；④内侧壁由前锯肌的上数个肌齿和肋骨及肋间隙组成；⑤外侧壁由肱骨近侧端的内侧面、喙肱肌和肱二头肌组成；⑥底由皮肤、浅筋膜和腋筋膜构成。

2. 腋窝内容物　腋窝的内容主要有臂丛，腋动、静脉，淋巴结群和疏松结缔组织。

（1）腋动脉：沿腋窝外侧壁下行，以胸小肌为标志分为3段：

第一段：位于胸小肌内侧，位置最深，前方有胸大肌和锁胸筋膜覆盖，内侧有腋静脉伴行，外侧与臂丛相邻。

第二段：位于胸小肌后方，臂丛包绕在腋动脉周围。该段主要分支有胸肩峰动脉和胸外侧动脉。

第三段：位于胸小肌下缘以下，位置较浅，有臂丛分支包绕。该段腋动脉分支为旋肱后动脉和肩胛下动脉。

(2) 腋静脉：其与腋动脉伴行，位于动脉的前内侧，由于腋动、静脉被共同包绕在腋鞘内，此处血管外伤时易发生腋动、静脉瘘。

(3) 臂丛：在腋窝，臂丛围绕腋动脉形成内侧、外侧和后三束。内侧束可分为正中神经内侧头及尺神经。外侧束可分为肌皮神经和正中神经外侧头。后束居腋动脉后方，有桡神经、腋神经的分支。

(4) 腋淋巴结群：大部分沿腋动、静脉排列，分5群。在标本上大多已去除，不必寻找，参考模型和挂图。

①前群（胸肌群）沿胸外侧动脉排列，在胸前壁外侧深居胸小肌下缘。

②后群沿肩胛下动脉及胸背神经排列。

③外侧群沿腋静脉远侧段排列。

④中央群于腋底部中央。

⑤内侧群（尖群）沿腋静脉近侧排列，其输出管汇合成锁骨下干。右侧注入右淋巴导管，左侧注入胸导管。各群淋巴结收集范围参考教材。

（二）肘前区

在特制的标本上观察肘前区。肘前区位于肘关节前方，其上、下界为通过肱骨内、外上髁连线上、下各两横指的水平线，内、外侧界分别是肱骨内、外上髁的垂线。

1. 浅层结构　皮肤薄而柔软，浅筋膜疏松，其内有浅静脉和皮神经。在肱二头肌肌腱外侧有头静脉和前臂外侧皮神经，内侧有贵要静脉和前臂内侧皮神经。头静脉与贵要静脉主要有两种吻合形式：一种是头静脉向上内吻合于贵要静脉，称肘正中静脉；另一种是前臂正中静脉在肘前分为内、外两支，呈“Y”形分别吻合于头静脉和贵要静脉。

2. 深层结构　深筋膜上续臂筋膜，下连前臂筋膜，并有肱二头肌腱膜参与，它与肱二头肌腱交界处，是触及肱动脉搏动和测量血压的听诊部位。肘窝底为肌。肱二头肌腱内侧主要有肱动脉、正中神经，肱二头肌腱外侧有前臂外侧皮神经和桡神经。当肱骨髁上骨折时可压迫或损伤肱动脉、肱静脉和正中神经，造成前臂缺血性挛缩或感觉障碍和瘫痪。

（三）手掌的层次结构

1. 皮肤和浅筋膜　于手掌横切面标本上进行观察。

(1) 手掌侧面皮肤很厚而致密，有丰富的汗腺，无毛囊和皮脂腺。浅筋膜内有较厚的脂肪垫，并有很多垂直的纤维隔将皮肤与掌腱膜相连，防止皮肤过于滑动有利于握拳。

(2) 手背皮肤较薄，移动性大，皮下有丰富的静脉网及皮神经，易损伤。

2. 手掌深筋膜　手掌深筋膜可分为3部分。两侧部较薄弱，分别覆盖鱼际和小鱼际肌；中间部浅层增厚形成掌腱膜，深层位于骨间肌前面，称骨间掌侧腱膜。

(1) 掌腱膜：呈三角形，厚而坚韧，为纵、横纤维交织而成的腱性结构。其近端与掌长肌腱相连，远端纵行纤维分为4束，分别止于第2～5指近节指骨底两侧。横行纤维位于纵行纤维的深面。掌腱膜可协助屈指。

(2) 屈肌支持带：又称腕横韧带，为手掌深筋膜在腕前部增厚所形成。其桡侧附着大多角骨和手舟骨；尺侧附着于豌豆骨和钩骨。腕管由屈肌支持带与腕骨沟共同围成，管内有指屈肌腱和正中神经通过。该神经容易受到屈肌支持带的压迫而形成腕管综合征。

3. 手掌骨筋膜鞘与手掌筋膜间隙　手掌深筋膜的浅、深两层与掌内、外侧肌间隔围成3个骨筋膜鞘，即外侧鞘、中间鞘、内侧鞘。手掌筋膜鞘位于手中间鞘内，浅层为指深屈肌腱、蚓状肌、屈肌总腱鞘，深层为骨间肌及其筋膜，由掌中间隔将此间隙分为外侧鱼际间隙和内侧掌中间隙。

(1) 掌中间隙位于第3、4、5指屈肌腱和屈肌总腱鞘等结构与骨间肌及其筋膜之间。

(2) 鱼际间隙位于示指屈肌腱与拇收肌及其筋膜之间。

4. 手掌侧腱滑液鞘　通过腕管进入手掌的拇长屈肌腱和指浅/深屈肌腱，分别被腱滑液鞘包绕，在桡侧称拇长屈肌腱鞘（桡侧囊），远侧与拇指腱鞘相续，在尺侧有屈肌总腱鞘（尺侧囊），仅与小指腱鞘相续。拇指或小指发生化脓性腱鞘炎时，可分别波及到拇指屈肌腱鞘或屈肌总腱鞘。两腱鞘近侧部相互贴近而偶可互通，故可扩散呈“V”形感染区。

（四）手指

先从外面辨认甲床、甲沟、甲根、甲廓。在标本上观察指掌侧固有动脉、神经、腱纤维鞘及腱纽结构。

二、下肢

对照教材，于挂图上观察下肢的境界、分布、体表标志和投影。

（一）股前区

1. 皮肤和浅、深筋膜　股前区内皮肤较薄，翻开皮肤可见浅筋膜，在腹股沟韧带下方一横指浅筋膜分为两层：脂肪层和膜性层。股部的深筋膜特别坚强，范围广阔，又称阔筋膜。在股的外侧面可见阔筋膜特别增厚成一强带为髂胫束；于腹股沟韧带中、内1/3交界处的下方约一横指处，阔筋膜有一卵圆形薄弱区，称隐静脉裂孔（卵圆窝）。有大隐静脉经此处入股静脉。

2. 大隐静脉的属支　在卵圆窝处寻找大隐静脉根部，此根部可见5个主要属支汇入：①腹壁浅静脉：来自脐以下腹前壁浅层。②旋髂浅静脉：来自腹股沟外侧部。③阴部外浅静脉。以上3条常与腹股沟部的浅动脉伴行。④股内侧浅静脉：由股内侧部和股后部上行。⑤股外侧浅静脉：由股外侧部和股前部上行。

当大隐静脉曲张而行高位结扎手术时，要同时结扎上述5个属支，以防止静脉曲张的复发。

3. 腹股沟浅淋巴结　可分为两群：上群沿腹股沟韧带下方排列，收集脐以下腹前壁、臀区、外生殖器、会阴等处的淋巴；下群沿大隐静脉上端排列，收集下肢沿大隐静脉而来的淋巴。

腹股沟浅淋巴结的输出管注入腹股沟深淋巴结。

4. 股三角　位于股前区的上部，呈三角形，上界为腹股沟韧带，外侧界为缝匠肌内侧缘；内侧界为长收肌内侧缘；前壁为阔筋膜；后壁凹陷，由肌构成。

股三角的内容，在腹股沟韧带深面，从外侧至内侧依次为股神经、股动脉、股静脉、腹股沟深淋巴结群和股管。

股神经：于股动脉外侧入股部下行，距腹股沟韧带 2.5cm 处分若干肌支和皮支。

股动脉：腹股沟韧带中点稍内侧续髂外动脉，经腹股沟韧带后方下行至股三角尖，在腹股沟韧带下方 2～5cm 处分出股深动脉。

股静脉：居股动脉内侧，在股三角尖较居股动脉后方，接纳股深静脉。

股鞘：为腹横筋膜及耻骨肌筋膜经血管腔隙向下延伸并包绕股动脉、股静脉周围的筋膜鞘，呈漏斗形，长 3～4cm。股鞘内有两个纵向的纤维隔将股鞘分为三部分：外侧份容纳股动脉、中份容纳股静脉、内侧份容纳股管。

5. 股管及股环　股管为股鞘内侧一个潜在性盲囊，长 1.5cm 的盲管称股管，其上口为股环，与腹腔相通，内为结缔组织和 1～2 个腹股沟深淋巴结所充填。股环呈卵圆形，前界为腹股沟韧带，后界为耻骨梳韧带，外侧界为股静脉，内侧界为陷窝韧带。当腹压增高时，腹腔内容物经股环至股管突出于隐静脉裂孔，称股疝。

（二）臀部

1. 层次　臀部由浅至深分别为皮肤、浅筋膜、臀筋膜和肌层。其中肌层分为 3 层：第 1 层为臀大肌和阔筋膜张肌；第 2 层为臀中肌和梨状肌；第 3 层为臀小肌。梨状肌从坐骨大孔穿出，将分为梨状肌上、下孔。梨状肌上孔位于梨状肌上方。从此孔穿出的结构由外侧至内侧依次为臀上神经，臂上动、静脉，在臀部误伤臀上动脉后，该动脉可回缩入盆腔内引起严重出血。梨状肌下孔位于梨状肌下方。经此孔穿出的内容物由外侧至内侧依次有坐骨神经，股后皮神经，臀下神经，臀下动、静脉，阴部内动、静脉和阴部神经。

2. 在臀部肌肉注射应于臀部外上 1/4 处进针为安全，注意坐骨神经从梨状肌下孔穿出后，一般在股中、下 1/3 交界处，分为胫神经和腓总神经，而变异型坐骨神经从盆腔内即分为胫神经和腓总神经为多见，其中胫神经从梨状肌下孔穿出，腓总神经则经梨状肌上孔穿出或贯穿梨状肌而下行，当梨状肌痉挛时可压迫腓总神经而产生疼痛，临床上称为梨状肌综合征。

（三）踝管

于特殊制作的踝管标本上观察。踝管位于内踝后下方，是小腿后区通向足底的重要通道，它由内踝、跟骨内侧面与屈肌支持带共同围成。屈肌支持带又名分裂韧带，由局部深筋膜增厚形成，连于内踝与跟结节之间。分裂韧带向深部发出 3 个纤维隔，将踝管又分隔成 4 个骨纤维管，由前向后依次通过：①胫骨后肌腱；②趾长屈肌腱；③胫后动、静脉及胫神经；④踇长屈肌腱。上述各肌腱均被有腱鞘。小腿和足底的感染，可经踝管相互蔓延。踝关节内后方的外伤出血也压迫踝管内容物，引起踝管综合征。

【复习思考题】

1. 叙述腋窝的组成及内容物。
2. 叙述大隐静脉的属支及临床意义。
3. 简述股三角的位置、组成及主要内容物。
4. 何谓股管和股环？有何临床意义？

5. 填图　图Ⅺ-17、图Ⅺ-18。

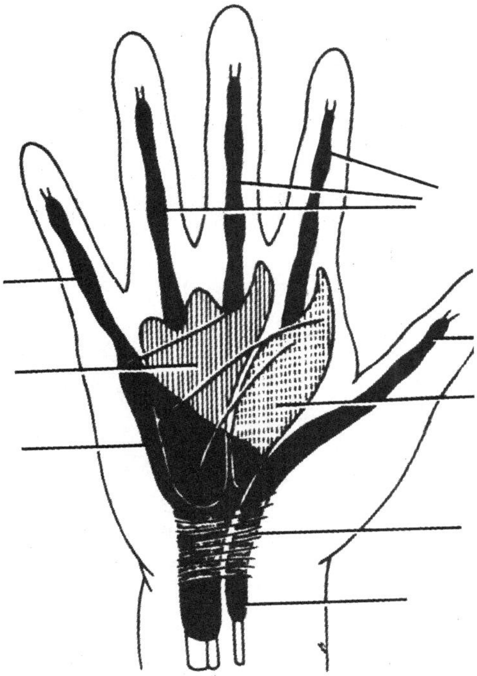

图Ⅺ-17　手掌腱鞘及筋膜间隙

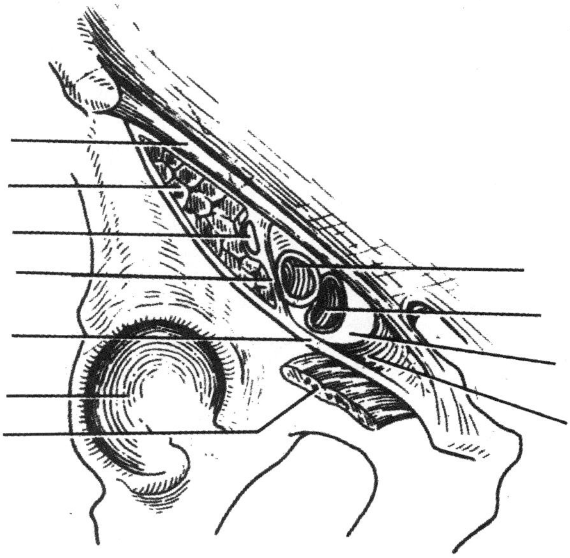

图Ⅺ-18　肌腔隙和血管腔隙

（郑登秀　王坤龙）